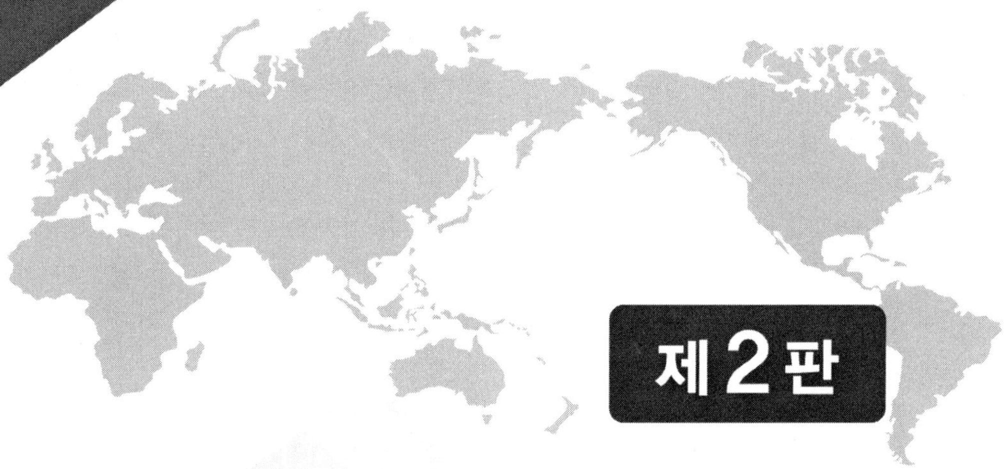

제 2 판

환경과 산업보건

Environmental and Industrial Health

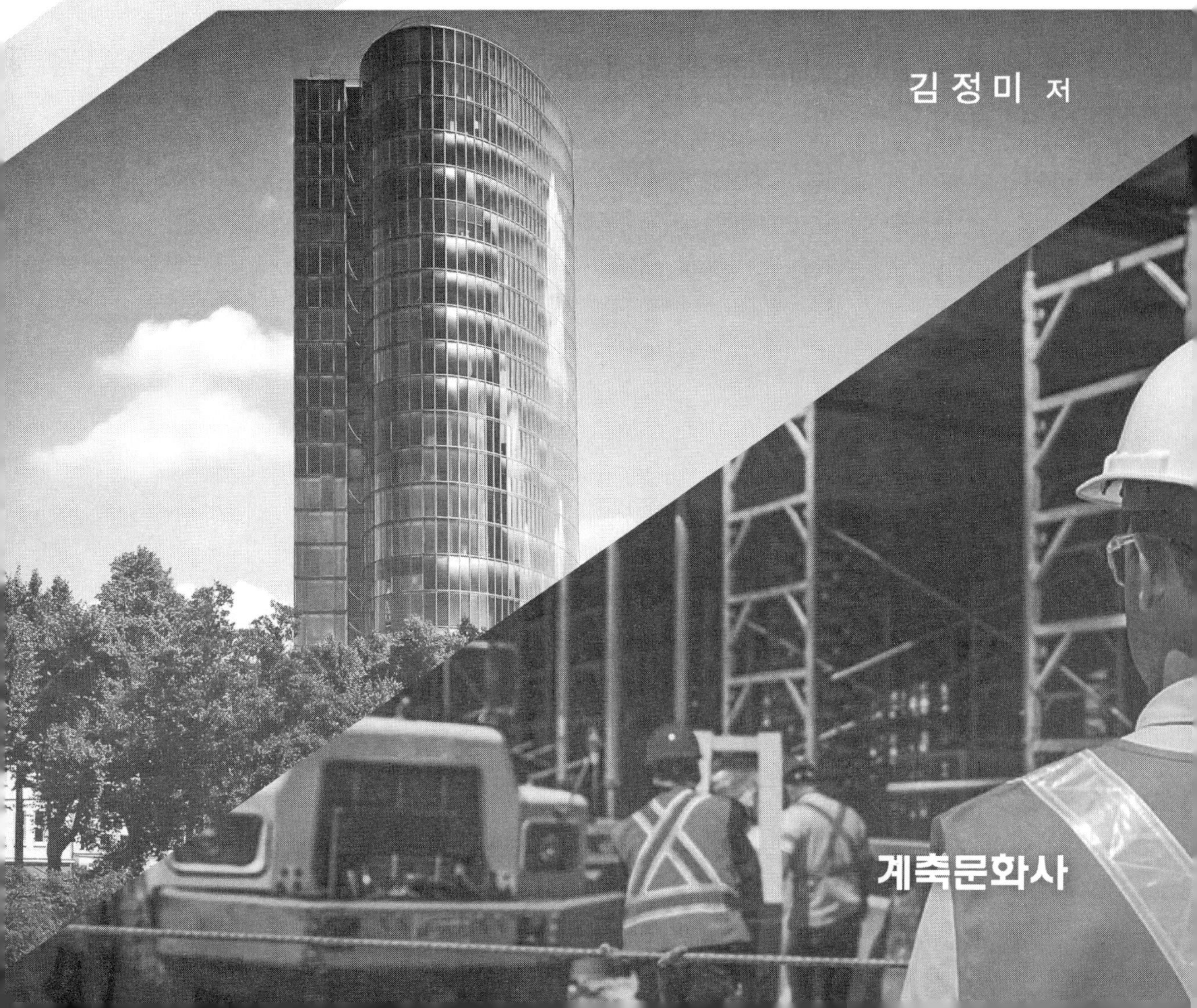

김정미 저

계축문화사

머리말 Preface

환경문제는 지금 우리들의 삶 속에서 빼놓을 수 없는 핵심문제로 나타나고 있습니다. 시대가 지날수록 인간과 환경이 서로 밀착되어 그 문제가 일상생활 속 깊이 작용하고 있고, 개발은 과학 문명의 발전을 가져다주었지만 그로 인한 환경의 변화는 오염으로부터 야기된 커다란 치명적인 영향을 주고 있습니다. 환경변화는 지구온난화를 넘어 다양한 기상이변으로 지구는 지금 기상 재앙에 직면하고 있습니다. 환경문제의 가장 큰 원인 중에는 산업체 및 교통기관의 배기가스에서 나온 화학물질로 인해 산업 환경뿐만 아니라 대기로 흘러 나와 결국은 인간에게 유해한 영향을 끼치게 되었다는 점입니다. 최근 산업보건은 직업건강으로 직종중심의 건강요인으로 확대됨으로써 그 관심은 산업 전반에 걸쳐 확대되어 융・복합으로 진행되고 있습니다. 그와 마찬가지로 환경 역시 따로 분리할 수가 없습니다.

산업보건체제는 환경보호와 산업보건을 염두에 두고 체계적으로 이루어져야 합니다. 지금은 산업체 직업건강을 중심으로 조직간 의사소통이 크게 적용되어 전반적인 산업보건 역할을 할 수 있고 산업재해예방 뿐만 아니라 경영촉진에도 도움을 주므로 기본적으로 가장 중요하다고 볼 수 있습니다. 산업보건 사업을 좀 더 넓고 포괄적인 시야로 접근하기 위한 환경의 내용과 직업건강을 통해 보건관리자의 역할을 충분히 수행할 수 있도록 전반적으로 실무에 중점을 두고 산업보건의 내용을 실었습니다.

직업건강에 관심 있는 취업준비생을 포함하여 간호학생 및 보건 관련학과 학생들을 위해 기초를 둔 입문서로서 써진 책입니다. 일반 환경과 산업체 보건업무를 중심으로 구성되어 있으므로 이해하는데 많은 도움이 될 것입니다. 환경관련 직업건강은 지금 우리가 알고 있어야 하는 현실임을 잊지 말아야겠습니다.

2023년 2월

김 정 미

차 례 Contents

제1부 환경

제1장 | **환경위생학** ····· 13

1. 환경(Environment) 정의 ····· 14

제2장 | **공기** ····· 21

1. 대기환경 ····· 21
2. 공기의 작용과 구성 ····· 23
3. 기후와 인간생활 ····· 30
4. 기후의 변화 ····· 35

제3장 | **대기오염** ····· 41

1. 대기오염물질과 영향 ····· 41
2. 대기오염물질의 분류 ····· 44
3. 대기오염물질 ····· 44
4. 오존(O_3) ····· 62
5. 대기경계층의 일상생활에 미치는 중요성 ····· 64
6. 환경기준 및 배출기준 ····· 65
7. 연료의 대체 ····· 68
8. 자동차 배출가스 대책 ····· 69

제4장 | **물** ····· 73

1. 물의 특징 ····· 73

2. 물의 자정작용 ········· 74
3. 물(원수) 정수처리 ········· 74
4. 도시지역의 지하수 오염원인 ········· 79
5. 물의 순환 ········· 82
6. 호 소 ········· 84

제5장 | **수질오염** ········· **89**

1. 수질오염의 정의 ········· 89
2. 물의 순환과정 중 수질오염 ········· 90
3. 수질오염의 검출 및 종류 ········· 90
4. 수질검사 항목 ········· 92
5. 수돗물 정화(염소소독) ········· 94
6. 염소화합물 생성 ········· 97
7. 수질오염지표 ········· 100
8. 부유물질 SS(Suspended Solids) ········· 105
9. 부영양화(Eutrophication) ········· 105
10. 적조현상(red-tide) ········· 106
11. 수질오염의 대책 ········· 107

제6장 | **토양오염** ········· **109**

1. 토양오염의 특징 ········· 110
2. 토양오염의 원인 ········· 111
3. 토양오염 종류 ········· 115
4. 오염 결과 ········· 118
5. 토양오염의 방지대책 ········· 118

제7장 | **해양오염** ········· **121**

1. 물과 해양 ········· 122

제8장 | **하 폐수 처리** ···································· 133

1. 하수처리 ···································· 134
2. 폐수처리 공정 ···································· 137
3. 고도처리 ···································· 138
4. 생물학적 본처리(Biological processes 2차 처리) ···································· 141
5. 화학적 처리기술 ···································· 144
6. 미생물 고정화에 의한 폐수처리 ···································· 146
7. 고급산화법(Advanced oxidation process) ···································· 147
8. 청정기술(Clean Tech) ···································· 147

제9장 | **폐기물처리** ···································· 149

1. 폐기물 발생과 처리 ···································· 149
2. 폐기물의 분류 ···································· 151
3. 재활용 제도 ···································· 154
4. 폐기물 소각처리와 여열 회수 ···································· 155
5. 쓰레기 및 감염성 폐기물 처리 지침 ···································· 156

제10장 | **환경호르몬 or 내분비계 장애물질** ···································· 161

1. 환경호르몬 정의 ···································· 161
2. 환경호르몬의 생태계 영향 및 종류 ···································· 162
3. 환경호르몬의 대책 및 주의사항 ···································· 163

제2부 산업보건

제1장 | **직업건강** ···································· 167

1. 산업보건의 의사소통 ···································· 167
2. 역사적 변천 ···································· 176
3. 산업보건 조직 ···································· 179
4. 산업체 안전보건의 구성요소 ···································· 180

5. 산업보건관리자의 자격 및 직무 ······ 181
6. 산업보건관리자의 활동영역 ······ 183
7. 보건관리자의 역할 ······ 184
8. 보건관리자의 일반적인 보건 활동 ······ 187
9. 산업보건 심리와 상담 ······ 192
10. 기업별 보건관리자의 역할 ······ 198
11. 보건교육 ······ 201
12. 보건계획 ······ 205
13. 환경안전보건(Environment, Safe, Health) 위원회 ······ 207

제2장 | **근골격계 부담작업 유해요인조사** ······ 219
1. 근골격계 유해요인조사와 인간공학적 자세 ······ 219
2. 유해요인 기본조사표와 증상조사표 ······ 230
3. 근골격계 부담작업이 미치는 영향 ······ 243

제3장 | **작업환경 관리** ······ 245
1. 공업중독 ······ 245
2. 유기용제 ······ 253
3. 국소배기장치의 설치 및 관리 ······ 257
4. 보호구 ······ 262
5. 소 음 ······ 264
6. 진 동 ······ 267
7. 고 온 ······ 270
8. 조 명 ······ 271
9. 분 진 ······ 272
10. 밀폐공간 ······ 273

제4장 | **작업환경측정** ······ 275
1. 작업환경측정 계획 ······ 275
2. 작업환경측정 횟수 대상 ······ 276
3. 작업환경의 측정방법 ······ 277

4. 작업환경측정 유해인자 대상 ······ 278
5. 유기용제를 취급하나 적용대상 제외 작업 ······ 279
6. 산업보건 허용기준(Occupational health standards) ······ 279
7. 작업환경측정의 결과 보고 ······ 283
8. 위반 시 벌칙사항 ······ 283

제5장 | **물질안전보건자료** ······ **285**
1. 유해물질의 유해성 관리 ······ 285
2. MSDS작성비치(작업장 게시판 게시) 내용 ······ 291
3. 작업환경개선의 공학적 대책 ······ 292

제6장 | **건강진단** ······ **295**
1. 특수건강진단 ······ 296
2. 일반건강진단 ······ 309
3. 생애전환기 건강검진 ······ 312
4. 배치 전 건강진단 ······ 313
5. 수시건강진단 ······ 313
6. 임시건강진단 ······ 314
7. 종합건강진단 ······ 315
8. 건강진단결과의 보고 ······ 315

제7장 | **사업장 건강증진** ······ **317**
1. 건강증진사업의 다양성과 도출과정 ······ 317
2. 컴퓨터(VDT) 작업과 관련된 유해요인 현황분석 ······ 319
3. 조사결과 및 고찰 ······ 325
4. 결 론 ······ 329
5. 제 언 ······ 330

제8장 | **산업재해와 직업병** ······ **335**
1. 산업재해의 원인 ······ 335

2. 산업피로 ………… 337
3. 산업재해의 대책 ………… 339
4. 산업재해와 직업병 구분 ………… 341
5. 직업병의 건강장해 ………… 346
6. 유기용제 중독 건강장애 ………… 350
7. 중금속 중독 ………… 351
8. 직업과 관련한 정신질환 ………… 352
9. 직업병 관련법 ………… 353

부 록 ………… 355
제1장 뇌·심혈관질환 발병위험도평가 ………… 357
제2장 직무스트레스 요인 ………… 367
제3장 전자파 유해성에 대한 해외연구결과 ………… 375

참고문헌 ………… 377
찾아보기 ………… 379

Environmental and Industrial Health

제1부

환 경

제1장 환경위생학

제2장 공기

제3장 대기오염

제4장 물

제5장 토양오염

제6장 수질오염

제7장 해양오염

제8장 하 폐수 처리

제9장 폐기물 처리

제10장 환경호르몬 or 내분비계 장애물질

제 1 장 환경위생학
(Environmental Hygienics)

인간은 자연에 의존하여 살아오면서 인구, 경제 활동, 법 제도, 사회적 규범, 문화 등 우리 생활에 직접적으로 영향을 끼치는 것들이 많다. 근대에 들어서면서 자연 앞에 당당히 서게 된 계기가 기술과 산업이 발달하기 시작하면서 부터다. 수공업을 통해 발달해 온 기술은 기계발명을 통해서 대량생산이 가능해지고, 자연은 인간의 기술발달에 이용되는 하나의 도구로 전락하면서 자연환경은 많은 변화를 가져왔다. 인간과 동식물 그리고 모든 자연현상들은 함께 살아가고 서로 영향을 미치면서 공존한다. 햇빛, 대기, 물을 비롯한 모든 비생물권과 모든 동・식물들이 서로 상호작용하면서 생활터전으로서의 생태환경을 이룬다. 즉 환경은 모든 생활권과 우주를 포함한 자연현상들이 생태질서를 이루며 존재하는 모든 요소들의 실체를 의미한다.

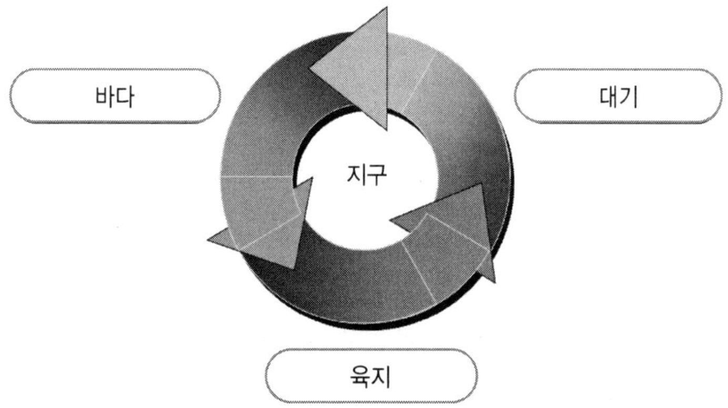

[그림 1-1] 지구 환경의 흐름

1 환경(Environment) 정의

환경은 모든 생물을 둘러싸고 있으면서 특히 인간생명체에 영향을 미치는 외부 요소를 말한다. 과학기술의 발달은 유한한 양의 에너지와 자원의 착취와 파괴로 이어져 결국은 인간과 자연환경의 균형이 깨어지기 시작하였다. 즉, 내부환경의 물리, 화학적 상태가 일정하게 유지되는 항상성(Homeostasis)에서부터 균형이 깨어지기 시작하였다. 생명체는 내부환경 개개의 세포 활동에 적합한 상태로 유지되어야만 생존이 가능하다. 인간은 외부환경의 끊임없는 변화에 적응하는 한편 생존을 위하여 새로운 환경을 만들어 내려고 노력해 왔다. 그 결과 단순하게 시작한 객체에서 환경을 변화시키고 지배하는 새로운 환경의 창조자가 되어 인간에 의해 생태계가 변화되었다. 특히 20세기 과학기술에 의한 지속적인 진보는 인구증가와 더불어 급속하게 변화를 겪게 되면서 심각한 상황에 놓이게 되었다. 인간은 거대한 생태계 안에서 그저 주어진 자연을 남용해 왔던 행동들이 환경파괴로 인한 피해를 가져온다는 사실을 깨닫고, 더 커다란 환경 재앙이 오기 전에 복원 준비를 시작하고 있다. 그러나 기후 온난화를 비롯하여 잦은 기후변화에 긴장하고 있다.

자연 환경을 대하는 인간의 인식이나 태도에 따라 생태계의 생존이 달려있기 때문에 무심코 하는 행위도 심각한 환경문제를 발생시킬 수 있으므로 지구 안에 사는 모든 인류가 함께 현실을 인식하고 대처해나가는 방법이 무엇보다 절실하다. 어떤 인식을 가지고 있는지에 따라 자연환경을 유지하거나 파괴할 수 있다.

우리는 지구에 있는 자원으로 집, 공장, 도로 등을 건설하거나 물건을 만들어내는데 무분별하게 남용했음을 알고있다. 자연의 지나친 이용과 개발은 생태계를 훼손하여 환경을 파괴시키고, 그로 인한 영향이 다시 인간에게 되돌아온다는 사실을 인지하며 인간은 지구환경을 떠나서는 살아갈 수 없음을 깊이 깨달아 가고 있다. 환경의 범위는 내가 사는 집 주변에 머무르지 않고 지역과 나라, 나아가서는 지구라는 점을 우리는 어렴풋이 알고는 있지만 아직 우리에게 영향이 크게 미치지 않는 것을 다행으로 생각하지는 않는지 스스로 자문할 필요가 있다.

즉, 환경위생이란 자연환경의 오염을 방지하여 인위적인 환경들이 자연환경에 피해를 입히지 않도록 지구를 보호하여 지속 가능하게 보전하고 관리하는 것이다.

1) 자연환경과 생활환경

환경의 훼손은 자연환경으로부터 뿐만 아니라 우리가 만들어 낸 생활환경으로 부터도 영향을 받고 있으므로, 자연환경과 생활환경은 우리의 생활을 통하여 변화하면서 서로 관계를 맺고 있다. 자연환경에는 지하, 지표 및 흙, 공기, 물 등과 이들로 이루어진 지형, 하천과 해양 등으로 이루어져 있으며, 동・식물도 여기에 속한다.

생활환경은 사람들이 살면서 인위적으로 만들어낸 환경을 말하며 집, 공장, 도로, 철도, 댐 등과 같은 시설들에 의해 생긴 폐기물, 소음, 진동, 악취 등 일상생활과 관련되는 환경이다.

2) 비생물 환경과 생물 환경

살아 숨 쉬는 아름다운 지구에는 대기, 해양, 육지, 빙하 등이 있으며 이를 터전 삼아 인간을 비롯한 많은 동식물들이 함께 어우러져 살아가고 있다.

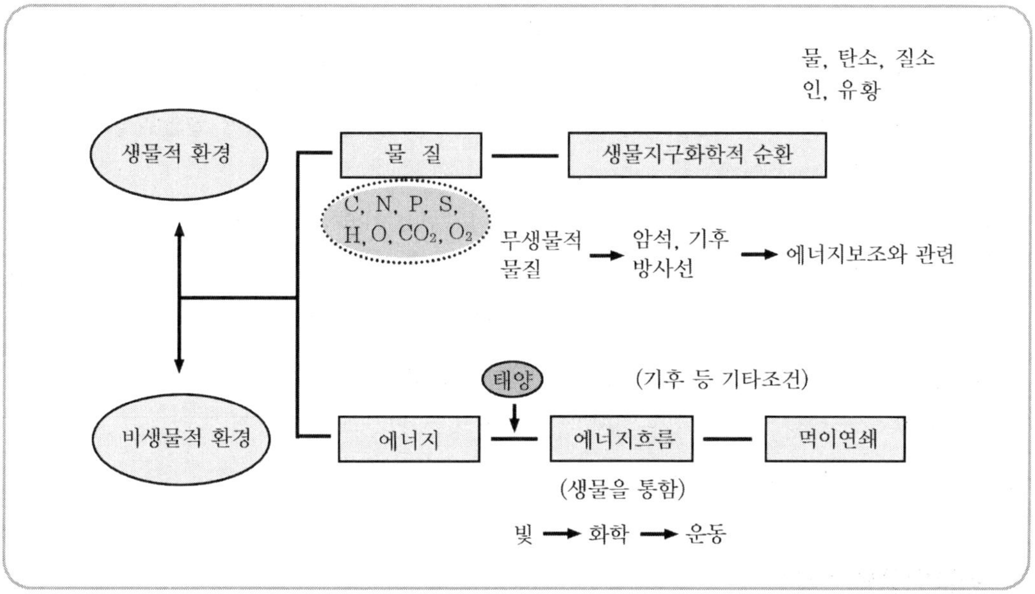

[그림 1-2] 환경생물학의 이론적 배경

살아있지 않은 비생물 환경요소와 살아있는 생물 환경요소는 다음과 같이 구분할 수 있다. 비생물 환경요소는 물, 흙, 공기, 빛, 온도 등으로 이화학적 환경에 속하며, 생물 환경요소는 모기, 파리 등의 동물, 식물, 미생물 등을 말한다. 비생물 환경과 생물 환경 등 환경을 구성하는 모든 요소들은 각각 독립적으로 존재하는 것이 아니고 서로 영향을 주고받으며 순환하는 복잡한 관계를 맺고 있다.

3) 환경위생학의 발달 및 정의

위생이라는 말의 어원은 희랍 신화에 나오는 태양의 신 아폴로의 아들이 의술의 신 Aesculapius의 딸 중 건강의 여신으로 불리었던 Hygiea에서 Hygiene(위생)이 유래되었다. 동양에서 이 어휘는 많이 사용되었지만 오늘날에는 같은 의미는 아니지만 'health' 또는 'sanitation'이라는 말을 더 많이 사용하고 있다.

환경위생은 'Environmental sanitation' 혹은' Environmental health' 등으로 사용하며 인간집단이나 지역사회를 대상으로 하는 위생문제로 폭넓게 해석되고 있다.

환경위생학이 학문으로서 체계를 갖추게 된 것은 19세기 후반 독일 Munchen대학의 생화학 교수였던 Max von Pettenkofer(1818~1901)에 의해서 시작되었다.

당시 유럽의 각 도시민의 비위생적 생활습관 때문에 장티푸스가 만연되었으며, Munchen대학에 위생학 교실이 창설됨으로써 공기와 식수위생 및 주택환경문제 등 이화학적 환경위생의 기반을 다지는 계기가 되었다. 그 후 전염병퇴치와 세균학을 접목시켜 실험위생학이 본격적으로 발달되기 시작하였다.

환경위생학의 정의는 인간과 환경과의 관계에 있어서 인간을 주체로 한 위생문제를 다루는 학문으로서 우리가 생활하는 여러 환경에서 우리의 전체적인 건강을 유지・증진시키는데 필요한 지식과 기술을 연구하는 자연과학의 한 분야이다.

WHO(World Health Organization)에서 말하는 환경위생이란 '인간의 생체적 발육, 건강 및 생존에 유해한 영향을 미치거나 미칠 가능성이 있는 인간과 이화학적 환경요인 모두를 관리하는 것이다'라고 정의하고 있다.

4) 환경위생의 역사

오랜 인류역사 속에서 생물학, 물리학, 화학을 비롯하여 의학이나 보건학 등 많은 학문들과 내면적인 관계를 유지하면서 오늘날의 환경위생학을 이해하는 과정은 필연적이다.

(1) 고대(BC~AD. 500)

고대는 오늘날 고대의 유적이나 기록을 통해 생활상을 유추해 볼 수 있다. 이집트 시대에는 함무라비 법전에 기록된 의사의 지위 및 의료제도에 관한 기록을 통해서 알 수 있다. 메소포타미아 시대에는 급수시설의 흔적이 있고, 희랍시대에는 히포크라테스(BC. 460~377)와 그의 제자들에 의해 환경과 질병에 관한 내용 및 오염된 공기에 의해 질병이 전파된다는 장기설(miasma theory)을 주장하기도 하였다. 로마에는 급수시설, 하수시설, 공중 목욕탕시설 등이 있었고 공공단체가 있어 공의제도를 두었으며 군대에는 위생조직을 두었다.

(2) 중세(AD. 500~1000)

중세기는 그리스 문명이 이어갈 뿐 특별한 업적이 없었던 암흑시대로서 질병은 죄에 대한 신의 벌로 생각하는 신앙적 활동이 성행했고, 비로소 1383년에 이르러서야 검역법이 제정되어 페스트 유행지에서 오는 자는 40일간 격리시키는 검역소가 생겼다.

(3) 근세(1500~1850)

근세시기에는 중세봉건사회가 붕괴된 문예부흥시대(1453~1600)로 근대과학이 시작하는 단계로 육안으로 볼 수 없는 종(seed)이 존재한다고 주장했고 현미경 발명과 직업병에 대한 산업위생의 기틀이 마련되었다. 산업혁명(産業革命) 이후 영국에서는 영아사망률이 증가됨에 따라 산과위생을 강조하여 산욕열을 예방하는데 공헌하였다. 그 외 의료관리조직을 위한 위생행정의 필요성과 위생경찰제도, 도시위생 및 위생 감시제도, 매연공해 대책, 위생교육 등이 이루어졌다.

(4) 근대(1850~1900)

근대 19세기 후반에 전염병이 돌아 물에서 콜레라균이 있음을 밝혀 역학조사를 최초로 실시하였고 독일 뮌휀대학에서 세계최초로 위생학 강좌가 개설되어 공기난방이나 주거의 환기 등을 과학적으로 규명하여 위생학을 확립시키는 계기를 만들었다. 환기, 채광, 난방, 상・하수, 영양, 의복 등 위생 각 분야에 관한 실험실 분석 등 위생관계를 연구하는 실험위생학이 확립되었다. 무균수술법으로 산욕열의 발생을 억제하고, 석탄산 살균법의 발견으로 소독과 멸균이 질병발생을 억제한다는 사실을 입증하였다. 또한, 여러 세균체의 발견으로 세균학적 발전의 성과를 올렸다.

멸균법, 저온소독법이 발전하면서 예방의학에도 많은 발전이 이루어졌다.

20세기에 들어와서는 미국을 중심으로 위생학이 지역사회 단위의 보건학적 개념으로 발전되어 하버드 대학에 예방의학부가 설치됨으로써 보건대학원이 설립되는 등 보건학이 크게 발전되었다.

제2차 세계대전 후에 미국의 Donora사건 이후 연방대기오염방지법(1955년) 제정, 영국의 대기청정법 제정(1956), WHO의 발족(1948)으로 국제보건관계 기구들이 발족되어 생물에 의한 DNA합성(1970) 등 유전공학적으로까지 발전이 이루어졌다.

환경오염 문제에 있어서는 공해문제에서부터 산성비, 오존층 파괴, 지구온난화 현상을 국제회의를 통해 각 나라에 오염배출로 인한 환경파괴에 대한 문제의 심각성이 제기되었다. 오늘날의 국제사회는 환경오염문제를 해결하기 위하여 오염물질의 배출규제와 국제환경협약을 통하여 환경을 보호하기 위해 국가별 의무와 노력을 규정하고 있다.

5) 환경요인과 변화

오늘날 과학기술의 발전과 더불어 급격한 인구 증가는 자연자원의 소모량 증가와 함께 환경을 오염시키고 동시에 산업화와 도시화를 촉진시켜 대량생산과 대량소비 및 배기가스가 환경오염을 가중시키고 있다. 결과적으로 산업화는 자원 소모의 증대와 각종 오염물질을 대량으로 배출하였다. 대기, 수질, 토양오염을 자연상태의 지형과 표토의 상태를 크게 훼손 변형시키고, 무분별한 벌목과 난개발에 의한 대기의 자연적 순환과정의 변형을 가져 왔으며, 물과 식량 및 기타 생활용품의 대량소비에 의한 많은 오염물질을 발생시키고 있다.

지구상의 자연자원은 크게 물, 대기, 토지로 분류되며 여러 가지 형태의 물리적 현상, 화학적 현상 및 생물학적 현상으로 시간에 따라 끊임없이 서로 연관성을 가지고 변화되고 있다.

풍족하고 편리한 생활환경을 만들기 위한 무절제한 인간의 욕구는 무분별하게 자원을 이용함으로써 생태계의 균형을 변화시키고, 지구상의 모든 식물과 동물의 상호보완관계에 악영향을 끼치고 있다.

토지, 물, 공기 등 자연자원에 대한 이용방식은 오직 인간에 필요한 용도로만 고수해왔다.

6) 환경오염의 원인

(1) 경제개발
(2) 인구증가
(3) 도시화
(4) 과학기술의 발달
(5) 환경보전의 인식부족

환경오염의 시간적 변화는 인구증가 추세의 경향과 밤보다 배출량이 많은 낮의 주기성분, 그리고 기타의 통계적 분석으로 인한 모든 확률성분이 상호작용을 하면서 변화된다.

산업과정에서 필연적으로 발생하는 중금속 오염이나 인구증가, 도시화로 인한 교통수단의 증가 등 근본원인 제공은 전 인류가 해결해야 하는 시급한 과제로 나타나고 있다.

특히 자동차 및 산업체오염은 미량의 화학성분으로도 인체에 매우 해롭게 작용하므로 환경보건에 심혈을 기울여야 한다.

제2장 공 기

1 대기환경

1) 대기권(atmosphere)

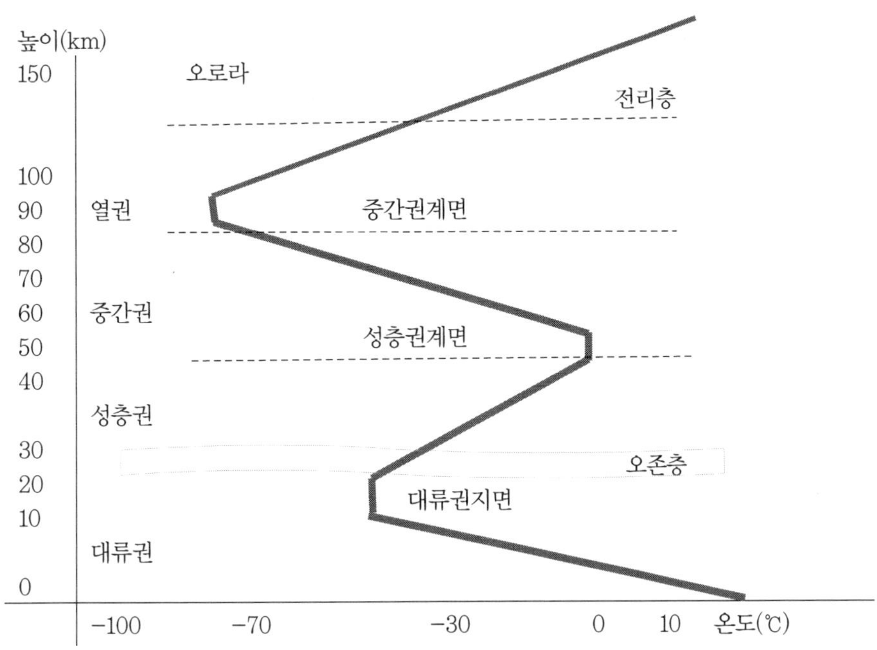

[그림 2-1] 대기의 구조

대기권은 지구를 둘러싸고 지구의 열 평행을 유지하고 보호해주는 역할을 하며 지상 약 1,000km까지의 고도를 말한다. 대기층은 대기의 조성뿐만 아니라 온도나 그 밖의 물리적인 성질이 고도에 따라 다르며 다시 몇 개의 층으로 나누어 기온 분포에 따라 대류권, 성층권, 중간권, 열권 등으로 나눈다.

그 밖에도 성층권(stratosphere)에 있는 오존층, 열권(thermosphere)에 있는 전리층 등도 있다. 대기권의 최하층을 이루는 층은 대류권(troposphere)이다. 대류권은 태양광선 중 적외선은 지면을 바로 데우기 때문에 지면에 인접한 대기는 위로 상승하고 상승된 공기는 복사열의 영향이 적어지므로 온도가 낮아진다. 지면에서 대류권까지는 100m 올라갈 때마다 0.65~0.98℃씩 낮아진다.

대류권 권계면부터 하부 성층권까지는 기온이 거의 같거나 약간 높아지는 경향이 있다. 이후 점점 높아져 고도 약 50km인 성층권계면에 이르면 기온은 약 0℃로 극대가 된다. 이렇게 성층권 하부 기온이 높아지는 까닭은 오존이 태양광선으로부터 자외선을 흡수하여 가열되기 때문이다. 중간권(the mesosphere)에서는 고도가 상승함에 따라 기온이 다시 내려가며, 고도 80~90km의 중간권계면에 이르면 −90℃로 가장 낮은 기온을 나타낸다. 이는 지표면으로부터 아주 멀리 있기 때문에 복사열을 받을 수 없고 태양과도 거리가 멀기 때문이다. 태양과 거리가 가장 가까운 열권은 기온이 고도에 따라 급상승하며 상층부에서 기온은 2000°k 이상에 달한다.

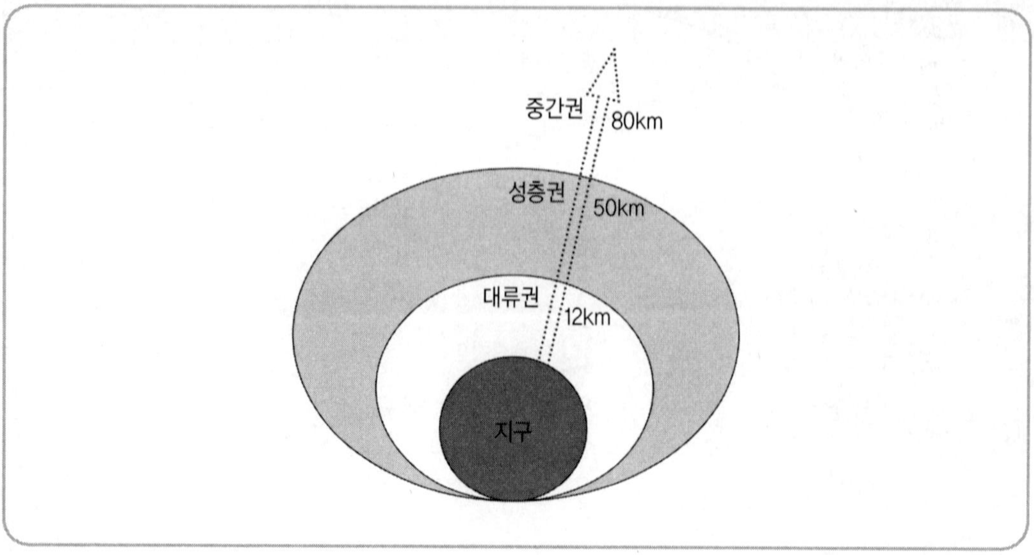

[그림 2-2] 대기의 구성

대기는 지구를 둘러싸고 있는 각종 기체로 이루어진 공기를 말하는 것으로 공기 중의 질소와 산소 등의 각종 기체의 성분비는 거의 변화되지 않는다.

이것은 공기의 대류운동 등에 의한 현상이며 지상으로부터 80km까지 공기층이라 하고 그 이상의 대기가 존재하는 한계까지를 이질층이라고 한다.

공기는 지구 생명체에 필요한 물질을 공급하며 물질의 평형을 유지하게 하는 구실을 한다.

공기 중에는 순수한 건조공기, 수증기 이외에도 액체, 고체의 불순물이 섞여있다. 순수건조공기는 질소, 산소, 아르곤, 탄산가스, 기타의 기체가 일정한 비율로 혼합되어 있으며 그 조성은 지표 부근으로부터 지상 약 80km 부근의 고도까지 특별한 성분을 제외하면 거의 변하지 않는다. 약 80km의 고도까지 대기의 연직 성분비가 대체로 일정한 것은 공기의 혼합과 확산 작용 때문이며, 고도가 80km 이상으로 증가하면 중력의 영향이 적어져 조성 성분비가 달라진다. 공기의 밀도는 기체의 법칙과 중력에 의하여 고도가 상승함에 따라 현저하게 감소하며 지표로부터 30km 이내에 전체 공기의 99%가 존재한다.

대기는 고도에 따라 온도분포 특성과 공기의 구성 성분이 달라지므로 이를 구분하여 지표면에서 고도 약 12km까지를 대류권, 상부 50km까지를 성층권, 상부 약 80km까지를 중간권 그 이상을 열권이라고 한다.

2 공기의 작용과 구성

1) 공기의 자정작용(Self purification of Air)

공기의 자정작용은 공기가 자체적으로 스스로 깨끗해지려고 하는 작용을 말한다. 인간이나 동물이 호흡하면서 내뿜는 탄산가스, 자동차 배출가스, 산업체에서 나오는 매연과 각종 가스, 분진, 방사선 등 여러 가지 오염원에 의해서 공기가 탁해지지만 공기 스스로 정화작용이 계속 일어나서 다시 정상성분으로 복원된다. 즉, 오염원이 자연적인 현상으로 광역적으로 분산되거나 확산되어 농도가 낮게 되어 공기 중에 산화되거나 강우에 의해 토양에 흡수되거나 해수에 혼합되어 자정작용(Self purification)이 일어나게 된다. 즉 대기 중에 존재하는 오염물질을 대기 스스로 제거하는 능력이 있으나 오염원이 심해서 자정작용이 원활하지 않으면 대기 중에 오염물이 쌓이게된다.

(1) 자정작용

① 공기의 자체 바람으로 희석작용

② 강우, 강설 등에 의한 분진이나 용해성 가스의 세정작용

③ 산소, 오존, 산화수소 등에 의한 산화작용

④ 태양광선 중 자외선에 의한 살균작용

⑤ 식물의 탄소동화작용에 의한 CO_2와 O_2의 교환작용

2) 공기의 구성요소

[표 2-1] 정상 공기의 화학적 조성

구분	화학조성	체적 백분율(%)
질소	N_2	78.08
산소	O_2	20.95
아르곤	Ar	0.93
이산화탄소	CO_2	0.03
네온, 헬륨	Ne, He	0.00182

(1) 산소(O_2)

산소는 대부분 광합성작용으로 4분의 3 정도는 대양의 식물성 플랑크톤과 조류에 의해 나타나며 나머지는 육상식물에 의해 만들어진다. 공기 중에 산소는 거의 21%이고 질소 다음으로 많은 양을 지니고 있다. 모든 생물체는 산소가 있어야 에너지를 생산할 수 있고 에너지가 없으면 세포도 살 수 없다.

고도 7,000m 이상의 고산지대는 낮은 산소 분압에 의해 고산병을 일으켜 근육통, 관절통, 이명, 현훠, 난청 등의 증상을 보이며 사망에 이를 수 있다. 산소결핍현상은 금속산화, 철분산화(탄광내, 선창, 지하 작업장)가 일어나며 야채를 저장하는 지하창고 등에서 많이 나타난다.

산소중독은 정상공기보다 높은 산소농도(50%) 이상이나 산소분압 2기압 이상 장시간 노출될 때 폐기종, 충혈, 호흡억제, 흉통, 이(耳)통, 수족의 동통, 근육경련, 오심, 구토증이 발생하며 심하면 의식상실, 사망을 초래할 수 있다.

[표 2-2] 산소(O_2) 농도와 영향

농도	영 향 내 용
21~23%	산소농도 증가에 따른 운동능력증가(산소 30% 농도로 운동능력 10% 상승)
20.9%	대기의 표준산소농도
20.5%	건축기준법에 의한 환기량의 기준치
19~20%	불완전 연소에 의한 CO 급증, 답답함
18%	안전위생 기준최저치, 가스렌지 불 꺼짐, 약간의 두통
15~16%	현기증 증상, 호흡수증가
12%	단시간 위험
7%	사망

(2) 질소(N_2)

질소는 공기 중에 약 78%를 차지하며 호흡 시 단순히 기도를 출입할 뿐이며 고기압이나 급격한 기압 강하 시에는 인체에 영향을 주게 된다. 생물체내에 고정된 질소는 생물체의 분해, 탈질산화 작용, 박테리아 작용으로 질산으로 대기에 환원되어 순환이 일어난다. 질소는 대기에서 N_2(질소 가스)로 안전하지만 아주 높은 온도 등 분자를 불안정하게 해 주는 환경이 될 경우에 반응이 잘 일어난다. 공기 중의 질소는 반응을 하지 못하지만 온도가 굉장히 높은 자동차엔진 내부에서는 산소 등과 반응하여 이산화질소가 생긴다.

산, 염기상태의 경우에는 매우 약하게 반응하지만 액체질소의 경우에는 비등점이 매우 낮기 때문에 주의해야 한다. 질소는 불활성가스이나 고기압상태(4기압 이상)에서는 체내의 지방조직에 용해되어 중추신경계에 영향을 미쳐 마취, 환각, 의식상실 등이 나타난다.

고기압상태에서 정상기압으로 갑자기 복귀할 때에는 체지방 조직에 용해되어 있는 질소가 급격한 감압에 의하여 기포화하여 신체 각 장기에 공기 전색을 일으킴으로써 잠함병(Caisson disease)이 발생한다.

특히, 잠함병에 폭로되는 장소는 터널굴착, 잠수작업, 고공비행에서 생기며 증상은 신체 각 부위의 통증 특히, 사지 관절통, 피부소양감, 뇌 내 혈액순환장애가 있다. 예방으로는 단계적 감압(1기압 감압에 20분 이상)으로 감압 후 적당한 운동으로 혈액순환을 촉진시키고 잠수 시에는 공기 대신 헬륨이나 산소혼합기를 사용한다.

[표 2-3] 질소의 화학적 형태

분자식	분류
NH_3	암모니아로 주요영양분 상태
NH_4	물에 용해된 암모니아
NH_2^+	아미노기
N_2	질소 가스
N_2O	아산화질소
NO	연소부산물
NO_2	이산화질소
NO_2^-	아질산 이온으로 질소 순환연결고리
NO_3	질산이온으로 주요 영양분

(3) 이산화탄소(CO_2)

이산화탄소는 생물에게는 매우 중요하지만 대기에서는 산업혁명의 시작과 함께 화석연료의 급격한 사용으로 인해 대량으로 끊임없이 대기로 방출되어 왔다. 그 결과 엄청나게 CO_2의 증가가 나타나지만 65% 정도는 대양과 광합성 생물에 의해 제거된다. 무색, 무취의 가스로 약산성을 나타내며 실내공기의 허용한계는 0.1%이다. 실내공기의 오염도가 증가하면 이산화탄소 함량도 증가한다.

[표 2-4] 이산화탄소(CO_2) 농도와 영향

농도	영 향 내 용
1%	호흡속도가 소량 증가함
2.5%	1시간 호흡에 영향이 없다
3%	호흡 증대와 안면온감, 일상 호흡속도보다 2배 빨라지고, 동작이 느려지며 난청, 두통 및 심장박동과 혈압 상승
4~5%	두통, 충혈, 안면홍조, 혈압상승, 눈,귀 자극 호흡속도가 평소보다 4배 증가하며 중독 증상이 나타나고 숨쉬기 곤란
6%	피부혈관의 확장, 구토
7~8%	정신활동의 장애, 호흡곤란 호흡이 매우 느려지며 두통, 시각 장애 및 판단력이 흐려지며 수 분내 의식불명
10% 이상	무호흡, 무의식, 사망 질식으로 인한 사망사고가 발생할 수 있음

이산화탄소의 농도가 인체에 미치는 영향은 공기 중의 이산화탄소 농도가 4% 이상으로 상승하면 폐에서의 이산화탄소 배출이 장해를 받게 된다. 이산화탄소 농도가 4%까지는 인체에 위험한 영향은 없으나 이산화탄소를 배출시키기 위해 여유에너지(호흡수, 호흡량의 증가)를 사용해야 한다.

(4) 일산화탄소(CO)

일산화탄소의 위생학적 허용한계는 8시간 기준 0.01%(100ppm)이다. 산업위생학적 노출기준은 30ppm으로 되어 있다.

무색, 무미, 무취의 가스로서 독성이 강하고 비중이 공기와 거의 같으므로 혼합하기 쉽고 호흡을 통하여 혈중에 흡수되며 혈액중의 헤모글로빈과 결합하여 CO-Hb(카복시헤모글로빈)을 형성한다. 일산화탄소와 헤모글로빈의 결합력은 산소에 비하여 250~300배 강하여 헤모글로빈과 산소의 결합을 방해하고 해리를 촉진하여 조직세포에 산소부족을 초래하여 조직저산소증(Cellular hypoxia)을 일으킨다.

$$O_2\text{-}Hb + CO \rightarrow CO\text{-}Hb + O_2$$

3) 군집독(Crowd poisoning)

군집독(Crowd Poisoning)은 밀폐된 공간에 많은 사람이 장시간 모여 있으면 호흡에 의한 탄소가스가 실내에 노출되어 공기와 물리 화학적 변화를 일으켜 불쾌감, 두통, 오심, 권태, 구토 및 식욕부진 등의 증상이 발생한다. 군집독은 여름철 날씨가 덥고 습도가 높을 때 증상이 심해지며 겨울철에는 문을 닫고 난방을 할 경우 CO_2의 양이 증가하여 실내공기가 혼탁할 때 발생하기도 한다.

(1) 실내공기 오염 종류

① 실내 활동 증가

② 실내 건축자재에 대한 오염

③ 냉각탑의 레지오넬라의 오염

④ 실외 공기오염 유입

⑤ 빌딩증후군

⑥ 새집증후군

(2) 실내공기에 대한 문제인식

① 도시인의 경우 80% 실내에서 활동

② 제한된 공간에서 생활

③ 새로운 건축자재 및 생활용품으로부터 발생되는 오염물질

④ 에너지 절감화에 따른 건물의 밀폐화

4) 온열 조건

사람들은 체내의 열을 열 생산과 체외로 방열함으로써 일정 체온을 유지하게 되는데 방열 작용에 영향을 주는 온열 인자는 기온, 기습, 기류, 복사열, 이를 4대 온열 인자 또는 온열 요소라 하고 이들의 종합적인 상태를 온열 상태라고 한다,

(1) 기온의 변화

기온의 측정기준은 관측한 값을 평균하여 구한다. 지상의 기상관측을 매일 한 번만 하는 경우에는 기온은 9시의 값을, 하루의 평균기온은 6시간마다(3, 9, 15, 21시), 4시간마다 (2・6・10・14・18・22시), 3시간마다(0・3・6・9・12・15・18・21시) 시행하여 구한다.

식물의 생육과 기온의 관계일 경우에는 어느 일정 기간의 기온 관측 값을 합한 적산온도 (작물의 생육에 필요한 열량을 나타내기 위한 것으로서 생육일수의 일평균기온을 적산한 값)가 사용되기도 한다.

(2) 기온의 일교차와 연교차

최저기온은 일출 30분전이고 최고기온은 오후 2시경으로 그 온도의 차를 일교차라 한다. 산악의 분지에서 수목이 우거진 곳에서는 복사열의 영향으로 기온 차가 작으며 대륙은 해안보다 일교차가 크다. 또한 연중 최고와 최저의 기온을 연교차라고 한다.

(3) 습도(기습)

일정온도의 공기 중에 포함될 수 있는 수분량으로 온도의 상승에 따라서 공기 중의 수증기량은 최대 한계량인 포화습도보다는 낮기 때문에 이를 백분율로 표시하여 상대습도 또는 비교습도라고 한다. 대기 중 습도는 성층권(지상 50km) 이하에서만 존재하지만 주로 대류권(지상 12km) 이하에 다량 존재하여 구름을 형성한다. 기습은 낮에는 태양열을 흡수하여 대지의 과열을 막고 밤에는 지열복사를 차단하여 기후변화를 완화시키는 작용을 한다.

① 사람에게 가장 쾌적한 기습은 40~70%
② 15℃에서는 70~80%
③ 18℃에서는 60~70%
④ 24℃에서는 40~60%

(4) 기류

기류는 바람이며 기압과 기온의 차이에 의해서 형성된다. 바람의 강도를 풍속이라 하며 0.1m/sec는 무풍, 0.5m/sec이며 이하는 불감기류라 한다.

실내에서 쾌적한 기류 : 0.2~0.3m/sec, 실외 : 1m/sec

발열체 주위에서는 실제 온도보다 온감을 더 느끼게 되는 것은 복사열이 작용하기 때문이다. 복사열은 거리의 제곱에 반비례한다.

5) 온열 요소의 작용

인간이 정상체온을 유지할 수 있는 건 음식물의 섭취로 열량을 얻어 열을 생산하는 화학적 조절과 수분증발이나 열전도, 열대류, 열복사 등으로의 이화학적 조절과 시상하부의 체온조절중추에 의한 조절, 말초혈관의 수축과 확장, 한선의 발한작용, 골격근의 열 생산에 의한 조절, 각종 호르몬의 작용으로 조절된다.

(1) 쾌감대(Comfort zone)

성인이 안정 시 적당한 착의상태에서 쾌감을 느낄 수 있는 온도는 19~22℃이고 습도는 60~65%이다. 온도와 습도에서 여름철의 쾌감대가 겨울철에 비하여 높은 것은 인체의 순응에 의한 것이며, 쾌감대는 체류시간 및 작업 강도 등에 따라 약간 달라질 수 있다.

(2) 감각온도

온도의 감각은 온도, 습도, 기류의 3인자가 종합된 작용으로 이루어지는데 체감을 기초로 하여 Houghton, Yaglou, Miller 등에 의해 도표를 통하여 얻어진 온도감각을 감각온도, 체감온도 또는 실효온도라고 하였다. 최후 감각온도는 겨울철 66℉, 여름철 71℉로서 여름보다 겨울이 낮은데 이러한 현상은 기후에 대한 순화현상의 결과이다.

(3) 불쾌지수(Discomfort index)

대부분 불쾌지수가 70이면 10% 정도의 사람이 불쾌하게 느끼고, 75 이상이면 50%의 사람이, 79% 이상에서는 거의 모든 사람이 불쾌감을 느끼게 된다. 86% 이상에서는 견딜 수 없는 상태에 이른다.

(4) Kata냉각력

Kata 냉각력은 체감도를 표시하는 척도의 하나로 기온, 기습, 기류의 3인자가 클 때는 인체의 체열 발산량이 증가할 때 이때 열을 뺏는 힘을 그 공기의 Kata냉각력이라 한다. 건구, 습구, 고온 kata온도계가 각각 사용된다.

일반적으로 정상체온은 평상시 36.5℃를 유지하며 조직이나 단백질 및 효소가 37℃에서 가장 안정되기 때문이며 42℃ 이상 되면 불가역전인 변화를 일으켜 신경조직의 기능마비가 일어나고 30℃ 이하로 떨어지면 각 기관의 기능이 상실되어 회복불능의 상태가 될 수 있다.

3 기후와 인간생활

기후는 인간생활과 밀접한 관계를 맺고 있어 기후 환경에 적응해온 전통 생활 풍습에도 큰 영향을 미쳤다. 다양한 적응을 통하여 개인적 순응에는 연령, 성별, 체질, 생활양식에 따라 개인별로 다르다.

종족적 순응은 영국인들은 한대에 순응성이 높고 이탈리아, 스페인, 포르투갈인들은 열대에 순응이 높으며 중국인과 유태인들은 여러 기후에 순응하는 확률이 높다. 사막에 사는 사람들은 기온은 높지만 습도가 낮아서 천으로 태양을 가리고 다니면 직사광선을 피하고 습도는 낮아 땀이 잘 나지 않는다.

수동적 순응은 기후변화에 따라 순응하는 형태로 아프리카와 북극지방에서 기후에 따라 생활의 패턴이 다름을 볼 수 있다. 또한 날씨가 흐린 날 신경통이 심해지거나 뇌졸중이나 우울증이 더 악화되는 영향도 기후나 기상의 변화에 따라 저기압일 때의 압력변화와 관련이 깊다. 노인들의 신경통은 날씨가 추워지거나 흐려지면 관절액의 점도가 떨어진다. 관절액은 관절과 관절 사이를 매끄럽게 해주는 역할을 담당하는데 점도가 떨어지면 관절 사이가 뻑뻑해져 통증을 느끼는 경우가 많다는 것이다.

기후와 전염병은 한대지방보다는 온대지방이나 열대지방에 많고, 열대는 1년 내내 전염병에 노출되어 있다. 더운 지방은 세균성 이질, 아메바성 이질, 장티푸스, 콜레라, 일본뇌염, 말라리아가 유행하고 봄, 가을에는 유행성출혈열, 홍역, 겨울에는 감기, 결핵 등의 호흡기 질병이 잘 생긴다.

기후 환경의 변화로 산업화 및 도시화는 대기오염 및 산림을 파괴하고 가뭄, 홍수 등의 이상 기후 현상은 파키스탄의 홍수나 러시아의 폭염으로 인한 인재와 온난화로 북극해의 얼음이 녹고 작은 섬들이 잠기는 현상이 곳곳에서 일어나고 있다. 인공댐 건설은 주변 지역의 안개 일수 증가 및 지역에 따라 겨울 기온 저하를 가져온다.

1) 기후(Climate)

기후는 위도, 수륙분포, 지형, 해발고도, 해류에 따라 영향을 받는다.

① **기후** : 어느 장소에서 장기간에 걸쳐 관측된 대기의 종합적인 평균 상태

② **기후 요소** : 기온, 강수량, 바람, 일사량, 습도, 운량(cloud cover) 증발량 등

③ **기후 인자** : 기후 요소에 영향을 미치는 지리적 요인은 위도는 열대 20℃ 이상과 온대 0℃~20℃, 한대 0℃로 나누고 일반적으로 고도가 상승하면 기온이 하강하여 공기의 밀도는 줄어든다.

기후는 수륙분포에 따라 대륙기후와 해양기후 등이 있으며, 지형 및 해발고도에 따라 영향을 받는다. 동적 요인으로는 태양이 지표면에 비치면 따뜻한 공기는 상승하고 차가운 공기는 밀도가 높아져 하강하는 성질에 의해 기단, 전선, 대기의 대순환을 이룬다.

일반적으로 기후는 대류권내에서의 온도가 고도에 따라 감소하는 것이 보통이다. 건조단열감률(Dry adiabatic lapse rate)은 기단이 외부와 열을 주고받음이 없거나 수증기의 응결을 일으키지 않는 상태에서 팽창 또는 수축할 때에 생기는 온도 변화의 비율이며 기단이 100m 상승할 때마다 섭씨 1도 정도가 내려가는 현상이다.

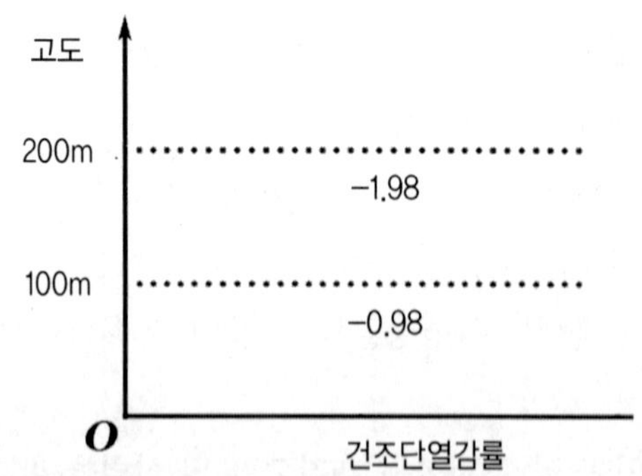

[그림 2-3] 건조단열감률과 해발고도와의 관계

기온역전은 상층부의 기온이 하층부의 기온보다 높은 현상을 말한다. 지형성 역전, 복사성 역전, 침강성 역전, 전선성 역전 등이 있다. 기온역전(Temperature inversion)층은 건조단열감률(Dry adiabatic lapse rate)과 반대되는 현상이다. 이러한 역전층이 형성되면 대부분 인근 산업체와 내연기관에서 배출된 오염물질이 대기 중에 확산된다. 대기오염은 기온역전층을 통과하지 못하고 장시간 대기가 정체되어 환경오염의 피해가 크게 나타날 수 있다.

(1) 복사성 역전(Radiational inversion)

복사성 역전은 1차 오염으로 지면과 접해 만들어지는 접지역전층(Surface invrersion)에서 나타나며 낮과 밤의 기온차로 밤 동안에 비열에 의해 지표의 복사냉각이 심하게 일어나 지표의 공기가 상공의 공기보다 더 냉각되는 현상이다. 태양의 복사열에 의해 지표는 대기보다 쉽게 가열되고 낮에 충분히 가열됐던 지표가 야간에 냉각되면서 지표부근의 대기 온도가 상층의 대기보다 낮아져 역전층을 형성하게 된다. 복사성 역전층에서는 오염물질이 확산되지 못하고 하층에서 정체된다. 주로 발생 시기는 맑은 날 해가 진 후부터 새벽녘에 잘 생기며 지표에서부터 수백 m 고도까지 발달하며 특히 겨울철에 특히 잘 생긴다.

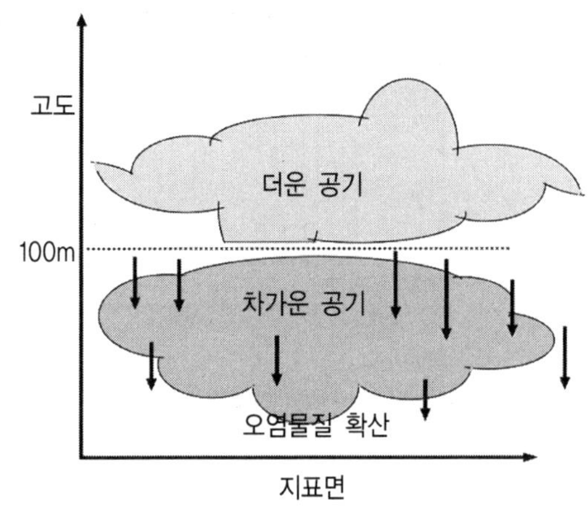

[그림 2-4] 복사성 역전(Radiational inversion)

(2) 침강성 역전(Subsidence inversion)

침강성 역전은 고기압에서 상층부의 공기가 서서히 하강하여 생기는 기온역전현상이다. 고도 600m ~ 1200m에서 발생하는 고기압은 비교적 넓은 지역에 걸쳐 이동이 느리고 지속적으로 상부 공기층 전체가 단열압축으로 하강하는 현상이 일어난다. 하강하는 공기층에 의해 압력이 증가하여 상부의 난류성기류와 고도 600m 이하의 한냉성기류와 만나 안정화를 이루어 공기가 움직이지 않게 된다. 이 층은 대게 지표상층부에서 발생되며 대기가 매우 안정하여 하층의 대기에 대하여 덮개 역할을 함으로써 오염물질의 확산이 억제된다. 공기정체가 일어나 그 지역의 대기환경오염을 야기시킨다. 순식간에 동·식물의 호흡기에 피해를 주며 침강성 역전이 머무는 시간에 따라 그 지역의 피해는 엄청날 수도 있다.

그 예로 LA 스모그 사건은 기온역전이 발달한 상태에서 자동차에서 발생되는 질소산화물, 탄화수소 등 대기오염으로 인한 호흡기 질병을 발생시켜 수 천명이 피해를 입은 사례가 있다. 보통 아침에 해가 뜬 후 복사열에 의한 지표면이 가열되면서 기온역전은 소멸되기 시작한다.

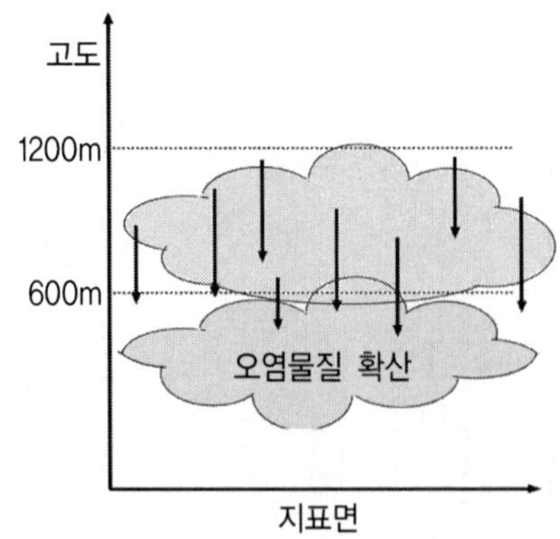

[그림 2-5] 침강성 역전(Subsidence inversion)

(3) 지형성 역전

산악기후는 고도와 지형의 복잡성으로 인하여 기온, 기압, 풍속, 일사량의 차가 평지에 비해 크다. 무겁고 찬 공기가 계곡의 사면을 따라 완만하게 저지대로 흘러 들어오면, 밀려난 계곡 내 따뜻한 공기는 상층으로 올라가 기온역전층을 형성하며 계곡 내 역전층을 이룬다.

일반적으로 산 정상의 고도가 높아질수록 기온은 내려오고 중력에 의해 공기밀도도 낮아진다.

낮에는 산등성이가 골짜기보다 더 빨리 가열되어 공기의 밀도 차가 생기므로 바람이 골짜기에서 산 위쪽으로 올라간다.

이때 밀도(단위부피량 질량) 차가 클수록 강한 바람이 분다.

산 정상에서는 가열된 공기가 위로 상승하여 때로는 적란운(수직 방향으로 높이 솟아오른 구름으로 지표 부근에서부터 지상 10~13km까지 성장)이 발달하는 경우도 있다.

골짜기에서 산 쪽으로 바람이 낮에 주로 부는데 골짜기에서 불어온다고 곡풍이라 하고, 밤에는 복사에 의해 산 정상 지표면 쪽이 먼저 냉각되기에 공기가 무거워 내려오므로 산에서 골짜기로 바람이 분다고 해서 산풍이라고 한다.

이러한 기후조건에 최근 우리나라에는 우후죽순으로 공장과 가축농장이 들어섰다.

골짜기마다 공장 폐수와 가축의 분뇨 등으로 수질오염이나 토양오염뿐만 아니라 농작물에도 피해를 주고 있다. 이러한 지역은 하수처리 정화장치가 많이 개선 되어도 날씨와 바람에 따라 대기오염 문제로 야기될 수 있다.

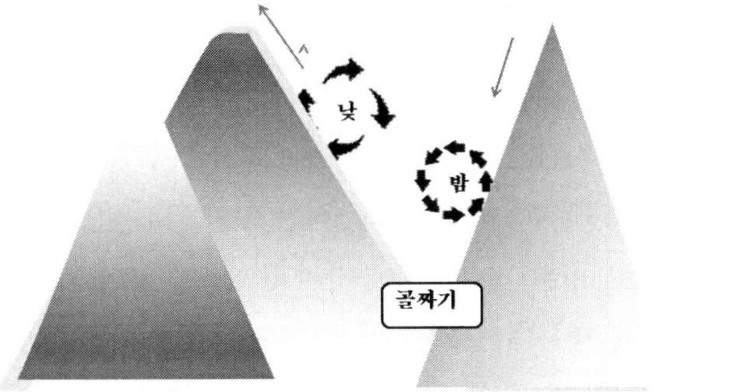

[그림 2-6] 산풍과 곡풍

(4) 해륙풍에 의한 역전현상

비열의 차에 의하여 낮에는 바다 쪽에서 육지로 바람이 부는 해풍이 불고, 밤에는 육지에서 바다로 바람이 부는 육풍이 분다. 낮에 해변에 가면 물이 더 시원한 걸 느낄 수 있지만 밤에 해변에 가면 물이 따뜻한 것을 느낄 수 있다. 해풍에서 육풍으로 또는 육풍에서 해풍으로 변할 때 역전현상이 발생하기도 한다.

(5) 전선성 역전

계절과 지형 구분 없이 발생하며, 따뜻한 공기가 차가운 공기 위를 타고 위로 올라가고, 아래는 낮은 공기가 차서 그 경계면에 대기가 정체되어 기온역전층을 발생한다.

4 기후의 변화

1) 고기압과 저기압

지구상에 나타나는 열적 불균형과 지구의 자전, 지표면과의 마찰 때문에 고기압과 저기압이 생긴다. 북극은 기온이 낮을수록 공기가 수축되어 저기압의 찬 공기가 제트기류(Z stream)를 형성하여 중위도로 나오지 못하게 막아주는 역할을 한다. 최근 온난화로 북극의 얼음이 녹으면서 찬 공기의 강도가 약해지면서 제트기류도 약해져서 북위 35도 이하로 내려오는 경우가 잦아지고 있다. 겨울철에는 북위 35도에 위치하다가 여름철에는 북위 50도로 이동한다(서울은 북위 37.5도, 부산은 북위 35도).

사방으로부터 불어 들어온 저기압은 중심 부근에서 상승하여 수 km 상층으로 올라간 후 밖으로 불어 나간다. 여기에 지구 자전에 의해 회전하는 힘이 가해지면 소용돌이가 생기게 된다.

이 상승기류는 단열팽창에 따른 냉각과 수증기의 응결을 통해 구름과 비를 가져온다. 비열(어떤 물질 1g을 섭씨 1도 올리는데 필요한 열량)이 육지(0.2kcal)가 바다(0.94kcal)보다 작으므로 낮에는 빨리 가열되어 고기압은 올라가며 저기압이 빈자리를 채우고 고기압과 저기압이 순환작용을 한다.

태양이 내리 쬐어도 비열에 따라 가열되는 정도가 달라지기 때문이다. 비열이 큰 물(바다)은 투명하기 때문에 서서히 가열되므로 아직 미지근하나 비열이 작은 불투명한 흙, 모래(육지)는 금방 뜨거워진다.

따라서 두 지역에서 가열되는 정도의 차이가 생기는데 이러한 현상을 부등가열이라고 한다.

부등가열이 되면 뜨거워진 곳에서는 공기가 가벼워져 위로 올라가는 상승기류가 생기고 공기가 위로 올라가 버리면 그 곳은 주변보다 공기량이 줄어들므로 저기압이 채워서 주변은 상대적으로 공기가 많으므로 고기압이 된다.

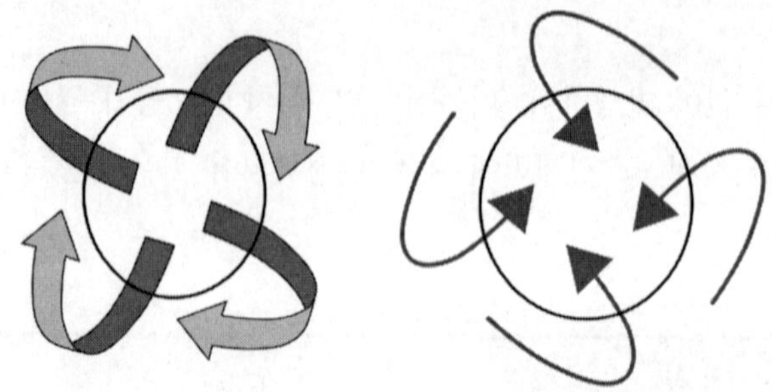

[그림 2-7] 고기압과 저기압

고기압은 저기압과 반대인데 바람은 고기압 중심에서 바깥으로 향하며, 수평적인 이동을 보충하기 위하여 대기 상층에서부터 공기의 하강이 일어난다. 고기압의 중심부근에서의 약한 기압경도는 보통 바람이 매우 약하며, 하강하는 공기는 압축되어 단열적으로 온도가 증가한다. 그 결과 하강하는 공기는 침강역전을 야기하며 하강에 따른 단열압축에 의해서 상대습도가 낮아지고, 하늘은 보통 맑으며 복사역전을 초래하여 대기가 안정한 상태를 나타낸다. 구름이 없는 맑은 하늘은 야간에 지표면에서 복사역전이 잘 형성되어, 혼합층의 높이는 침강역전으로 인하여 제한된다. 이때 도심이나 산업체에서 품어내는 오염이 확산되지 못하고 지표 내에 머무르게 되면 결국 인체에 유해한 영향을 미치게 된다.

기압의 배치가 남고북저형인 여름철의 경우는 비열의 차로 인하여 대륙이 해양보다 먼저 가열된다. 북쪽에 있는 대륙은 기온상승으로 인하여, 상승 기류가 발생하여 저기압이 되고, 상대적으로 남쪽의 바다 쪽은 고기압이 된다.

대륙의 동쪽에 위치한 우리나라의 여름철 기후는 바다에서 육지로 바람이 불어오는 고온다습한 북태평양기단의 영향을 받는다.

북만주에 위치한 고온 건조한 기단과 온도가 높고 습기가 많은 북태평양기단이 상호작용하여 여름철에는 덥고 습한 기후가 나타나는 것이다. 여름철의 장마는 북태평양기단의 세력 확장으로 오호츠크해 기단과 만나서 전선이 움직이지 않고 그 자리에 머무는 정체전선이 형성된다.

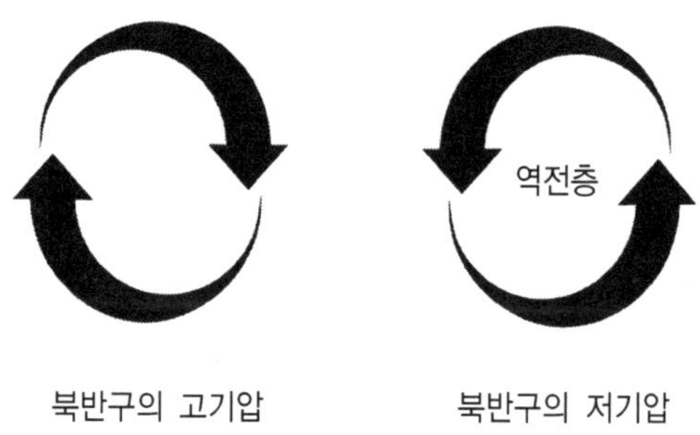

[그림 2-8] 고기압과 저기압

온대지역에서 발생하는 저기압을 온대저기압이라고 하며, 열대지역에서 발생하는 저기압을 열대저기압이라고 한다.

저기압세력권에서 구름을 많이 동반된 대기는 낮부터 밤까지 대기 안정도에 있어 변화가 적기 때문에 바람에 의한 환기가 잘 일어나지 않는다.

안개가 자주 끼는 해안에서 인구가 밀집되어 있고 제조업체 등 산업체가 들어선 곳이 많으면 공기의 유동이 적을 때 대기오염이 형성될 수 있으므로 안개 낀 해안이 단지 낭만적인 부두로 생각해서는 안 될 것이다.

결론적으로 오염에 의해 기후가 생태계의 정교한 질서에서 이탈되면 지구상의 생태계에 직·간접으로 기후변화에 영향을 주게 된다.

또한 산업체에서 뿜어내는 매연이나 배출가스를 핵으로 하여 공기 중 수증기가 한데 엉겨 황산염, 질산염 및 기타 입자상 물질에 의해 안개생성 빈도가 증가한다. 입자상 오염물질(화산재, 검댕, 매연 황사) 등이 많은 경우에 미세입자는 구름형성의 핵이 되어 강수량이 증가할 수 있다.

대기오염은 지구의 온도를 변화시키고 광화학반응도 하지만, 태양광을 차단하고 에너지가 지상에 도달하는 것을 방해하여 지표면 온도의 하강을 초래하는 차단효과(Blocking effect)를 가져오므로 광합성을 하지 못해 식물이 말라가고 병충해가 생길 수 있는 원인을 제공한다.

2) 지구온난화(Global Warming)로 인한 기상이변

지구온난화의 정의는 온실기체에 의해 지구의 평균기온이 올라가는 현상이다. 지구온난화를 야기시키는 가장 중요한 요소는 이산화탄소이다. 이산화탄소는 온실가스의 50%를 차지하며 그 외 프레온가스는 오존층 파괴물질로 금지를 하고 있지만 오존, 수소불화탄소(HFCs), 과불화탄소(PFCs), 육불화황(SF_6), 아질산 등이 온실효과 상승에 영향을 준다.

대기를 통과한 자외선은 지구를 가열시켜, 지구는 새로운 에너지를 복사한다. 이 복사에너지는 대기 중의 수증기와 이산화탄소가 흡수되기 때문에 대기가 가열된다. 이산화탄소는 화석연료의 사용량 증가와 식물의 광합성을 방해하는 산림의 벌채로 인하여 대기 중에 축적된다. 소와 개미의 되새김질도 메탄(CH_4)을 방출하여 이산화탄소 양보다는 적지만 20배 이상 강한 온실효과를 상승시킨다. 축산으로 대기 중에 배출하는 메탄은 약 1억 톤으로 전 세계 메탄 배출량의 30%가 넘는다.

대기 중의 탄산가스는 지표로부터 복사하는 적외선을 흡수하여 열의 방출을 막고 흡수한 열을 다시 지상에 복사하여 지구기온을 상승시켜 지표에서 태양열을 흡수하여 지구의 열평형 파괴가 일어난다. 이런 무절제한 온실효과 요소로 인하여 온난화 현상이 일어나고 기온상승으로 극지방의 빙하 녹음과 해수면 상승이 일어난다. 얼음이 녹아버리면 태양으로부터 들어온 에너지는 반사되지 못하고 그대로 바다와 지면에 직접적으로 영향을 미치며, 바다의 온도는 높아져 산호가 죽게된다. 그러면 식물성플랑크톤의 증가로 동·식물 생태계의 먹이사슬에 큰 영향을 미치게 된다. 또한 해양의 열염순환이 느슨해져 기상이변 현상이 기후 재앙으로 나타나고 있다.

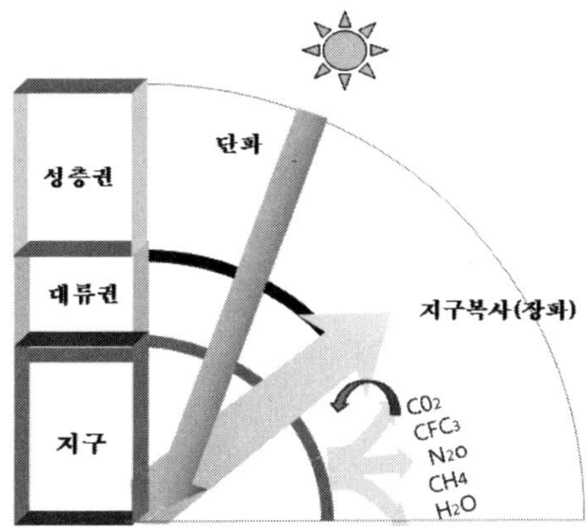

[그림 2-9] 대기층의 열 복사

3) 일광(Sunlight)

일광은 복사성 에너지로 전파하며 감마선, X선, 자외선, 가시광선, 적외선, 전파의 파장으로 이루어져 있으며 전자기파라고도 불린다.

전자기파는 대기층을 통과하면서 많은 양이 흡수되고 지상 15~30km의 오존층이나 대기 중의 수증기, 분진, 가스 등이 흡수하거나 산란되어 각 파장마다 물리적 성상 및 생물학적 성상이 다르게 나타난다.

(1) 자외선

① UV-A(320~400nm)는 오존층에 흡수되지 않는다. 혈액재생, 신진대사 촉진 등의 장애가 일어난다.

② UV-B(280~320nm)는 대부분 오존층에 흡수, 일부는 지표면에 도달한다. 자외선이 부족하면 비타민 D 형성 부족으로 소아의 구루병장애가 생기고 자외선이 과잉될 때는 홍반, 색소침착, 피부비후, 피부암, 각막염, 결막염이 나타난다.

③ UV-C(100~280nm)는 오존층에 완전히 흡수되고 살균, 각막염, 결막염, 피부암 등의 장애가 있다. 수술실, 무균실, 조리실, 제약실, 냉장고 소독에 살균을 한다.

(2) 가시광선

빛이 대기 중 입자와 부딪치면 에너지를 받은 입자들이 방출하면서 빛이 사방으로 흩어져 산란하여 보라, 남, 파랑, 초록, 노랑, 주황, 빨강색으로 이루어져 보인다.

이는 공기 중 입자에 수증기가 산란하면 빛이 굴절하여 반사과정을 거쳐 물방울이 밖으로 나가면서 다채로운 빛깔을 드러낸다.

보라색이 파장이 가장 짧고 빨강이 가장 길다. 빛의 분산(프리즘 등에 의해 빛이 굴절되어 파장 별로, 색깔 별로 나눠지는 현상)이나 빛의 산란(빛이 공기 중의 물방울 등에 의해 사방으로 반사되어 나가는 현상)을 통해 노을, 무지개, 푸른 하늘을 볼 수 있다.

인체의 장애로는 유전장애, 광알레르기성 장애가 있고, 조명부족일 때는 안구진탕증이 생기며, 조명과다일 경우에는 시력장애, 시야협착, 망막변성 등의 장애가 나타난다.

(3) 적외선

적외선은 700~760nm로 근적외선 파장부위에서 투과력이 가장 크다.

1400nm가 넘으면 피부, 안과, 두부장애 초래와 피부화상, 만성 폭로 때에 적외선 백내장, 두통이 나타난다.

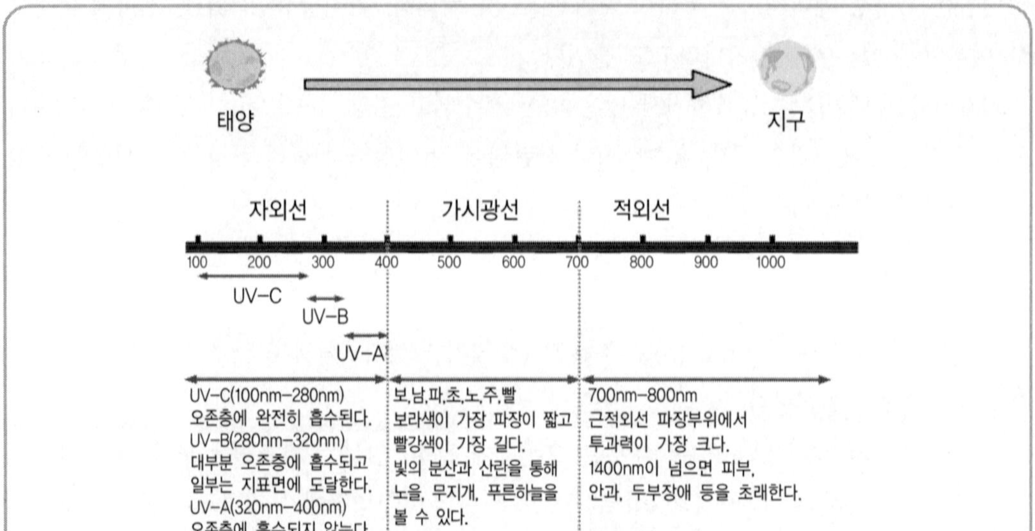

[그림 2-10] 전자파의 종류

제3장

대기오염
(Air Pollution)

1 대기오염물질과 영향

산업체 대기오염의 발생은 여러 제품을 생산하기 위한 전 과정에서 산업공정에서 발생되는 것이 주류를 이루고 있다. 산업연료의 연소에 의해서 발생하는 오염물질에는 황산화물, 질소산화물, 일산화탄소, 분진 등이 있다. 산업생산 공정에서 발생하는 오염물질은 산업의 종류, 제조, 방법, 원료, 제품 등에 따라 기체 및 액체, 고체 등 다양한 형태로 스모그현상을 초래하기도 한다. 대기오염물질은 산업체의 배출물, 자동차 배기가스, 그리고 가정 연료 등으로 인하여 아황산가스와 먼지, 그리고 오존 등이 발생된다. 이러한 오염물질들은 인간에게 호흡기 및 폐질환과 안질환 등을 유발시켜 인체에 심각한 피해를 줄뿐만 아니라 산성비로 인하여 생태계를 파괴하고 식물성장을 저해한다.

WHO의 정의에서 대기오염이란 옥외의 대기 중에 인공적으로 노출된 물질의 농도나 지속시간이 어떤 일정한 지역의 주민 중에서 상당히 많은 사람들에게 불쾌감을 일으키거나, 넓은 지역에 걸쳐서 공중보건상의 해를 주고, 동식물의 생활을 방해하도록 되어 있는 상태를 말한다.

1) 인위적인 배출 사건과 역사

(1) 영국 에드워드 1세는 1300년 석탄사용 금지

(2) 산업혁명 후 연료사용 증가로 대기에 매연으로 인해 태양광선이 차단되어 인체에 비타민 D 합성 억제로 구루병 발생

(3) 벨지움 뮤즈벨리 1930년

(4) 일본 요코하마 1946년
(5) 미국 도라노 1948년
(6) 런던 스모그 1952
(7) L.A 스모그 1954년
1956년 영국에서 대기청정법 제정

2) 우리나라 정책

(1) 1963년 공해방지법 처음 공포
(2) 1973년 환경보전법
(3) 1990년 환경정책기본법을 제정

우리나라에서는 90년대 초 수돗물의 발암물질 파동과 낙동강 페놀방출 사건 등이 발생하면서 국민들이 환경문제에 관심을 가지게 되었으며 환경관련 민간단체의 활동도 활발하게 진행되었다.

대기환경 문제가 가장 많이 나타나는 곳은 대부분 개발도상국과 인위적으로 만든 도시 때문이다. 또한 유해 폐기물의 국가 간 불법이동이 환경오염의 중요한 원인으로 부각되었다.

대기오염 문제를 일으키는 요인으로 먼지와 황산화물은 석탄과 중금속물질을 사용하는 후진국에서 많고, 매연기관의 배출가스와 질소산화물・일산화탄소・오존은 선진국에 많이 나타난다. 배출된 오염물질이 과다하여 기후가 자정작용 능력을 잃었을 때 대기환경 문제를 일으키게 된다.

특히 중국은 공업발전의 가속도로 화석연료사용과 산업생산과잉, 자동차증가, 에너지시장 독점 등으로 베이징을 비롯한 동부지역에는 대기오염이 급증하여 우리나라까지 피해의 영향이 미치고 있다.

3) 열섬현상

대도시의 밀집된 대형건물, 인구집중, 차량활동, 공장 등에서 바람을 차단시켜 스모그로 인하여 따뜻한 공기와 오염물이 동반하여 도심주위를 빠져나가지 못하고 변두리보다 온도가 약 5℃ 상승한 변화를 보이며, 도심전체가 탄화수소와 질소산화물의 광화학 변화와 더불어 먼지 기둥 형태를 만든다. 특히 도넛모양의 순환은 도시지역 위로 순환하며 열섬을 이룬다.

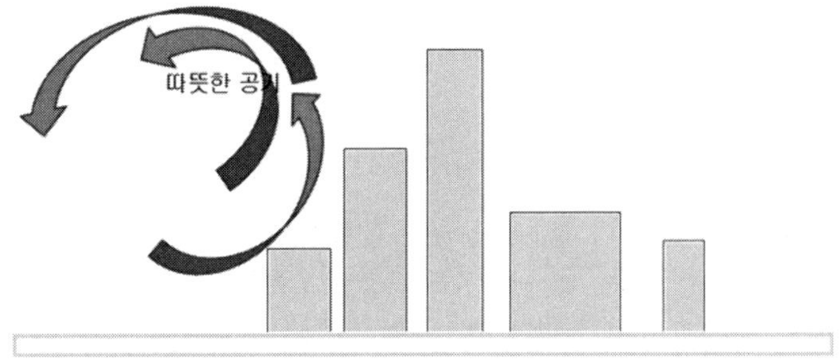

[그림 3-1] 도시열섬현상

4) 도심에서의 기온과 외곽지역에서의 기온 차

도심지역과 외곽지역은 서로 다른 열적 특성을 가지고 있으며 도심지역의 아스팔트, 콘크리트, 강철들은 교외지역의 토양과 식물에 비해 빨리 가열되고 높은 열을 함유하는 능력이 있으며 다른 지역보다 더 덥고, 저장된 열의 재 방출을 하기에 충분한 조건을 가지고 있다. 공기는 도시의 가장 따뜻한 부분위로 상승하고 그 주위로부터 차가운 공기를 끌어들인다. 도시는 일반적으로 주변 지역보다 기온은 높고 습도는 낮으며, 건물과 같은 방해물로 인하여 풍속이 약해 오염물질이 많아 안개가 자주 발생한다.

때로는 도시지역에서는 100m까지는 거의 같은 기온이며, 농촌지역에서는 복사에 의해 접지역전층이 형성되었음을 볼 수 있는데 특히, 도시의 야간에는 아스팔트와 건물 등에 축적되어 있는 열이 많이 발생한다.

2 대기오염물질의 분류

1) 대기오염의 물리적 성상

(1) 입자상 물질 : 총 분진(TSP), 미세먼지(PM_{10})
ex) 분진, 매연, 검댕

(2) 가스상 물질 : 물질의 연소, 합성, 분해, 물리적 성질에 의한 기체상의 물질
ex) 아황산가스(SO_2), 일산화탄소(CO), 일산화질소(NO), 탄화수소(HC), 오존(O_3) 등

2) 대기오염의 화학적 성상

(1) 1차 오염물질 : 대기로 직접 배출된 물질 등의 황산화물, 질소산화물 등, 분진, 악취

(2) 2차 오염물질 : 1차오염이 광화학적인 변화로 2차적으로 생긴 물질
ex) 오존, 황산염, 질산염, 암모늄, 탄소성분(유기탄소, 원소탄소), 금속화합물 등

3) 대기오염의 특정대기물질

미량의 원소라도 사람의 건강, 재산, 동・식물의 생육에 발암물질 등 해를 주는 물질
ex) 납(Pb), 수은(Hg), 카드뮴(Cd) 등 총 35종

3 대기오염물질

1) 입자상 물질(0.1mm~10mm)

입자상 물질이란 물질의 파쇄・선별・퇴적・이적 등 기타 기계적 처리 또는 연소・합성・분해 시에 발생하는 고체상 또는 액체상의 미세한 물질을 말한다. 입자의 크기가 물질의 성

질에 큰 영향을 미치는데, 대기 중에 존재할 때는 시정장애를 일으키기도 하고, 일부 미세한 흡입분진은 인체의 폐나 호흡기에 들어가 치명적인 피해를 입히기도 한다. 또 식물의 잎에 쌓이면 햇빛을 막아 탄소동화작용을 방해하여 생육에 나쁜 영향을 준다. 해로운 화학적 성분이 식물에 침전되면 이들 식물을 먹이로 하는 동물에도 피해를 주는 등 간접적 피해를 일으킨다. 먼지는 대기 중에 떠다니거나 흩날려 내려오는 입자상 물질이며 매연은 연소 시에 발생하는 유리탄소를 주로 하는 미세한 입자상 물질로 태양광선의 자외선으로 인해 광화학반응으로 2차오염물질인 PM 2.5를 생성하기도 한다.

대기 중에 존재하는 입자들은 크기·발생원·성상에 따라 다음과 같다.

(1) **먼지**(Dust) : 대기 중에 떠다니거나 흩날려 내려오는 물질
(2) **매연**(Smoke) : 불안전 연소 시에 발생하는 유리탄소가 주로 하는 매연과 안개로 1μm 이하 미세한 입자
(3) **검댕**(soot) : 연소 시에 발생하는 유리탄소, 타르가 응결하여 입자의 지름이 1μm 이상 입자
(4) **안개**(fog) : 액체인 눈에 보이는 연무질을 뜻하며 응축에 의해 생기며 습도는 100%에 가깝고 시정거리는 1km 이하
(5) **연무**(mist) : 가스, 증기의 응축 또는 화학반응에 의해 생성되는 2~200μm입자로 시정거리는 1km 이상이며 액체의 큰 입자가 낮은 농도
(6) **박무**(haze) : 시야를 방해하는 입자상 물질로서 수분, 오염물질 및 먼지 등으로 구성되어 있고 크기는 1μm보다 작고 습도는 70% 이하
(7) **훈연**(fume) : 금속산화물의 가스상 물질이 휘발성 기체로 승화, 증류하여 화학반응에서 응축될 때 생성되는 고체입자, 입자의 크기는 0.03~0.3μm
(8) **미세먼지**(PM 10, PM 2.5) : PM 2.5는 1차 오염에도 있지만 2차 오염으로 생성된 경우가 60% 이상이다.

미세먼지(PM 10, PM 2.5)의 성분과 과정

입자상 물질인 미세먼지 PM 2.5는 직경이 2.5㎛ 이하인 먼지이며, 미세먼지 PM 10은 직경이 10㎛ 이하인 먼지이다. 일반적으로 사람 머리카락 두께와 비교할 때 미세먼지 PM 2.5는 1/20~1/30, 미세먼지 PM 10는 1/6~1/7일 정도로 매우 작다. 미세먼지는 주로 산

업시설, 자동차, 난방 및 에너지 사용 등으로 인해 직접적으로 1차 배출되기도 하고, 황산염, 질산염과 같이 대기 중 반응에 의해 2차 오염으로 생성되기도 한다.

> SO_3 + H_2O → H_2SO_4(황산)+ NH_3(암모니아)→ $(NH4)_2SO_4$(황산암모늄)
> 흐린 날 습도가 높을 때 부식성이 가장 많고, 황산이 암모니아와
> 화합하면 황산암모늄의 초미세먼지(PM 2.5) 형태로 2차 오염이 생성된다.

미세먼지(PM 10, PM 2.5)가 우리 몸에 끼치는 영향

입자상 물질인 미세먼지가 문제가 되는 것은 초미세먼지로 불리우는 PM 2.5의 크기가 너무 작아 쉽게 기도와 폐포 속으로 들어갈 수 있고 여기에 포함된 각종 중금속과 오염물질 때문이다. 미세먼지 PM 10은 지름이 10㎛(마이크로미터, 1㎛=1000분의 1㎜) 이하로 우리 눈에 보이지 않을 정도로 작기 때문에 피부 트러블의 원인이 되기도 하고 눈병과 알레르기를 악화시킬 뿐만 아니라 흡입했을 때 입자가 미세하여 코 점막을 통해 걸러지지 않고 기도까지 침투한다. 그러나 미세먼지 PM 2.5는 PM 10보다 작아 호흡기 깊은 곳까지 침투해 각종 호흡기 질환, 천식과 같은 호흡기계 질병을 악화시키고, 폐 기능의 저하를 일으킨다. 또 심장질환, 혈액과 폐의 염증 반응을 초래하고 뇌 속에 침투해 알츠하이머 치매를 유발하여 조기 사망률을 불러일으킨다. 특히, 미세먼지 PM 2.5는 그 크기가 미세하여 한번 몸에 들어오면 좀처럼 빠져나가지 않고 몸속에서 대부분 잠복기가 길지 않고 나타나기 때문에 더욱 주의를 요하는 것이다. 더욱이 대기오염물은 개인의 혼자관리가 될 수 없기 때문에 정부에서 일기예보를 해주고 있다.

오염물질은 폐 속에서 입자의 움직임은 운동 역학적 특성에 따르는데, 이 특성은 입자의 크기와 모양, 밀도 등과 관계가 있다. 호흡기 계통의 각 부분에서 입자의 침착은 입자의 크기에 따라 다르다. 폐포까지 침투하는 입자는 침착한 장소에서 유해성이 나타난다. 미립자가 폐까지 도달하는 조건도 입자의 크기는 물론 입자의 밀도에 따라 다르고 폐포에 도달하는 입자물질의 침착률은 크기가 0.5~5.0μm인 것이 가장 높다. 또한 입자상 물질의 경우, 주로 그 성분이 문제가 된다. 광산의 경우 규산입자로 인하여 규폐증을 일으킬 수 있고, 석면입자는 폐에 침입하여 섬유화를 일으켜 호흡작용을 저하시킬 뿐 아니라 진폐증을 유발시킨다. 도시에서의 폐암 발생률이 높은 것은 다양한 대기오염물질로 인해 나타난다.

[표 3-1] 가스, 훈연(fume), 미스트(mist), 입자상 물질의 인위적 발생 형태 분류

구분	내용
연소	연료, 원료의 처리, 폐가스 또는 폐기물의 소각 등
제련	철강, 비철금속의 제련, 배소, 소결 등
증발	석유제품의 정제, 저장, 처리, 유기용제의 처리 등
파쇄 · 선별	건식분쇄기, 파쇄기 등 또는 물리적 선별, 계량, 포장 등
합성 · 분해	화학공장에서의 화학반응 등
누수 · 살포	가스공업, 화학공업에서의 유해가스 누출, 농약살포 등
마모	자동차 주행에 따른 타이어 및 아스팔트 마모, 브레이크의 페드마모 등
제거	건축물, 공작물의 제거 등
야적 운반	광석, 석탄, 토사 등의 야적 또는 컨베이어벨트, 트럭에 의한 운반
사고	화재, 폭발, 가스방출, 소화제 살포

2) 가스상 물질

가스상 물질은 어떤 물질의 연소 · 합성 · 분해 때에 발생하거나 물리적 성질에 의하여 발생하는 기체상 물질을 말한다. 승화된 고체나 액체가 기화하여 대기 중으로 확산된다.

종류는 황산화물, 질소산화물, 산화물, 탄화수소, 불소화합물, 일산화탄소, 이산화탄소, 암모니아, 염화수소, 염소, 황화수소, 이황화탄소, 악취 등이 있다.

(1) 황산화물(SOx : Sulfur oxides)

황산화물에는 아황산가스(SO_2), 삼산화황(SO_3), 아황산(H_2SO_3), 황산(H_2SO_4), 황산동($CuSO_4$), 황산칼슘($CaSO_4$), 황산마그네슘($MgSO_4$) 등의 황산염 등이 포함되나 배기가스 내에서는 주로 아황산가스, 삼산화황 형태가 주를 이룬다. 그 중 아황산가스가 대부분이므로 배기가스에 주로 많고, 대기오염에서는 광화학반응이나 촉매반응에 의하여 다른 오염물질과 반응하여 삼산화황, 황산, 기타 황산염 등의 2차 오염물질을 형성한다.

대기의 습도가 높을 때는 pH가 낮은 산성우와 반응하여 아황산이나 황산반응 등의 aerosol(대기 중에 부유하는 고체 또는 액체상의 작은 입자로 크기는 0.001~100μm 정도)을 생성시켜 시야의 감소와 빛의 분산, 금속 및 재료의 부식, 농작물 피해, 인간과 물고기 등에 위해를 끼치고 지층으로 흘러내리면 칼슘, 칼륨, 알루미늄 등 광물질을 용해시켜 식물성장을 저해시킨다.

아황산가스(SO_2)의 산업안전보건법의 화학물질 노출기준은 2ppm이다.

비가연성으로 폭발성과 무색의 자극성 냄새를 갖는 기체로서 화석 연료의 연소과정에서 대부분 SO_2로 배출되고 1~2%는 불꽃 중에서 산화하여 SO_3로 배출된다. 아황산가스와 같은 수용성 가스는 코, 인두, 기관 등 주로 호흡기의 상기도 벽에 흡수되며 아황산가스는 대기오염물질 중 가장 대표적인 독성을 지니고 있다. 저 농도에서도 호흡기를 자극하기 때문에 대단히 유해한 물질이다. 용해도가 높고 기도에 흡수되어 초기에는 자극만 주다가, 나중에는 기도 저항을 일으키며 기관지 점막을 자극하여 가래를 증가시킨다. 호흡곤란, 만성 상기도염, 기관지수축, 기도저항의 증가, 호흡기점막의 분비증가를 일으키다가 차츰 진행되면서 사망에 이른다. 아황산가스가 저농도 일지라도 폐에 질병이 있는 사람에게 노출되면 정상인보다 증세가 중증으로 나타난다.

황산화물(SOx)인 아황산가스(SO_2)는 파장 290nm~330nm의 태양빛을 흡수하면 들뜬 상태의 SO_2^* 분자를 형성하고, 이것이 산소와 반응하여 SO_3를 형성한다. 또한 SO_2는 광화학 반응 생성물인 HO_2, RO_2와 반응하여 SO_3로 산화되기도 한다. SO_2와 SO_3 는 수분을 만나 아황산과 황산이 만들어진다.

$$SO_2 + H_2O \rightarrow H_2SO_3$$
$$SO_3 + H_2O \rightarrow H_2SO_4$$

① **SOx의 만성중독** : 기침, 땀이 나고 호흡저하, 위장장해, 결막염, 인후염, 기관지염, 치아산식증 등

② **SOx의 발생방지** : 저유황유 공급, 액화 천연가스(LNG), 청정연료 사용지역 확대, 탈황시설 설치, 도시 가스 등 대체연료 등

③ **배기가스 탈황** : 석회세정법, 활성탄 흡착법, 촉매산화법

대기 중의 SO_2는 시간당 약 0.1~0.2%씩 태양광선에 의해서 산화되어 매우 작은 입자를 형성하게 된다.

공기 중에 HC(탄화수소)나 NOx(질소산화물)이 존재할 경우 산화율이 몇 배나 증가하여 빛의 분산을 크게 하고 시야감소의 영향을 미치게 된다.

태양광선이 약하고 습도가 높을 때 부식성이 가장 강하다.

(2) 질소산화물(NOx : Nitrogen oxides)

산업안전보건법의 화학물질 노출기준은 NO_2는 3ppm이다. 질소산화물은 연소의 과정에서 공급된 공기 중 질소산화에 의해 발생하며 엔진 연소 시에 배출된다. 질소산화물은 탄화수소와 함께 태양광선에 의해 광화학 스모그가 발생하고 미세먼지 PM 2.5 생성역할의 주 물질로 알려져 있다. 매연에 의해 급속도로 확산하면 악취를 가진 자극성 가스가 되어 눈과 코를 강하게 자극하고, 폐울혈과 폐수종, 폐 기관지염을 일으켜 궁극적으로 사망에 이르게 한다.

질소산화물의 만성자극으로 만성폐섬유화, 폐수종 등을 일으킨다.

① **NOx(질소산화물)** : NO, NO_2, N_2O은 광화학적 순환 때문에 2차 오염물질 발생

② **질소산화물의 만성중독** : 기관지염, 폐기종, 위장병, 불면증

③ **질소산화물 제거법** : 배기가스 재순환법, 연소부분 냉각법, 저연산소법, 2단연소법, Nox 함량 적은 연료 사용하기, 연소영역에서 O_2농도를 낮게하고 연소가스의 체류시간 짧게 하기

(3) 탄화수소(HC)

HC는 대기에서 상온일 때 기체이거나 휘발성이 높은 화합물과 결합하여 탄소(C)의 개수가 12개 이하인 것들이다. 각종 연료나 유기 용매 사용 중 증발됨으로써 대기오염을 일으킨다.

(4) 오존(O_3)

오존은 낮은 온도에서도 인체에 영향을 주며 대기환경 1시간 기준 0.1ppm 이하이며 산업안전보건법 화학물질 노출기준은 0.08ppm이다. 2차 오염물질로 생성되기도 하며 오존은 0.02ppm~0.05ppm에서 냄새가 감지되고 0.1ppm에서 30분 이상이면 두통이 일어난다. 0.1ppm~1.0ppm 사이에서 눈에 영향을 주어 시각 장애를 일으키며, 폐 기능 변화를 일으켜서 폐 내의 공기 확산능력을 저하시킨다. 오존농도가 0.8ppm~1.7ppm에 이르면 폐울혈이 일어나고 9ppm이 되면 폐울혈 증세가 악화되어 폐수종을 일으키게 되며 회복에는 수개월이 소요된다.

만성중독 : 기관지 천식 이외에 폐, 장 등을 악화, 체내 효소계를 교란시켜 DNA, RNA에 작용하여 유전인자에 변화를 일으킨다.

(5) 일산화탄소(CO)

일산화탄소는 산업안전보건법의 화학물질 노출기준은 30ppm이며, 2~3시간에 200ppm이면 두통이 발생한다. 가정용 난방, 자동차의 배기가스, 공장, 소각로 등에서 발생하며 산소가 불충분한 상태에서 연소할 때 생성된다.

$$2C + O_2 \rightarrow 2CO$$

인체 내에 축적되어 심각한 영향을 주는 오염물질인 일산화탄소는 대기 중의 CO에 노출되거나 실내에서 난방 또는 요리 중 연료의 불완전연소가 있으면 인체 내의 CO의 농도가 높아진다. CO는 사람의 호흡기관을 통해서 들어오며, 곧이어 혈액에 흡수되는데 담배를 피우지 않는 사람보다는 피우는 사람의 체내의 CO 농도가 높다. CO가 유독한 이유는 헤모글로빈(Hb)의 CO에 대한 친화력이 산소의 경우보다 크기 때문이다. CO와 Hb이 결합하여 카복시 헤모글로빈(CO-Hb)을 형성한다. 정상적인 사람의 혈구내에 있는 카복시 헤모글로빈은 전체 Hb의 약 0.5%의 수준이며 이것의 대부분이 신진대사로부터 발생한다. 만일 대기의 CO 농도가 이보다 높은 곳에서 인체가 노출되었다면 (CO-Hb)는 증가하여 혈액 중에(CO-Hb)가 10%라는 것은 해발고도 1km에 있는 것과 같은 효과로 CO에 대한 저항력을 약화시킨다. CO-Hb의 농도가 2% 높아질 때 시간감각의 장애가 나타나며, CO-Hb의 농도가 5%일 때는 계산능력의 장애 등이 나타날 수 있다.

(6) 암모니아(NH_3)

암모니아는 산업안전보건법의 화학물질 노출기준은 25ppm으로 압축 혹은 냉각하면 액체상태로 되며 상온에서는 기체로 변하여 질산이나 황산처럼 독성물질로 무색이며 특유한 자극성의 냄새로 5ppm만 있어도 냄새가 감지된다. 비료공장, 냉동공장, 표백, 색소제조공장, 암모니아 제조공장에서 발생한다.

(7) 염화수소(Hcl)

염화수소는 무색으로서 물에 잘 녹는 수용액으로 자극성 냄새는 대기 중에서 접촉하여 산성, 백색의 연무를 발생한다. 수분을 포함하지 않은 경우에는 강한 자극성으로 상부기도에 흡수되어 산화작용을 일으키는 위험한 물질이다.

(8) 염소(Cl_2)

염소는 상온에서 황록색의 기체로 특수한 자극적인 냄새가 있고 1ppm 정도에서도 중독 증상이 나타난다. 액체 염소제조, 의약품, 종이, 밀가루의 표백과 살균, 고무제조, 금속공업에서 많이 발생하며, 상수도의 살균제로도 사용되고 있다. 기도에 대한 독성은 염화수소 가스보다 약 20배 정도 강하다.

(9) 황화수소(H_2S)

황화수소는 계란이 썩는 냄새가 난다. 인견, 고무, 아교제조, 제당, 가스공장 및 광산 등에서 많이 발생하며 호흡작용의 정지, 불면증이나 식욕부진을 초래한다.

(10) 불소(F_2)

불소는 황록색이며 특수한 냄새와 화학작용이 강하고 냉매, 불소수지, 방부제, 살충제의 제조 등 넓은 용도로 사용된다. 인 및 인산 비료제조, 유리 및 에나멜 제조, 금속주조, 용접, 제철 및 알루미늄의 정련 과정에서 많이 발생한다.

(11) 포름알데히드(Formaldehyde, HCHO)

플라스틱제품, 페이트, 전자 부품, 살충제, 살균제, 화장품 및 가정용 가구의 방부제에 많다. 무색의 기체이며 상온에서 강한 자극의 냄새와 광화학 반응에서 생성되기도 한다. 흡입과 피부 점막을 통하여 체내에 침입 특히, 중추신경에 대한 마취 작용과 점막에 자극을 한다.

3) 특정대기유해물질(대기환경보전법 시행규칙 제4조 별표 2)

특정대기유해물질이란 일반오염물질 보다 아주 소량이라도 사람의 건강과 재산, 동식물의 생육에 직·간접적으로 유해한 영향을 끼칠 우려가 있는 인체 발암가능성 등 유해성이 높은 대기오염물질을 말한다.

(1) 납(Pb) 및 그 화합물

납은 유연 가솔린의 연소, 고체 폐기물의 소각, 폐유, 기타 제조공정 등에서 발생하며, 특히 납에 노출되었을 때 가장 민감한 사람들은 유아와 태아이다. 신체기능을 떨어뜨리고 헤모글로빈의 합성을 방해하며 신경계통을 변질시킨다.

1차적으로 노출액 20%는 대기 중의 납을 직접 사람이 호흡함으로써 흡입되고 노출액 80%는 2차적으로 음식물을 섭취함으로써 간접적으로 들어온다.

증상은 간과 신장의 기능장애, 혈액중의 헤모글로빈 감소, 정신 및 생식기능 장애가 나타나며 만성중독은 복통과 중독, 신경마비 및 근육장애로 인한 피로, 발육부진과 신장 및 혈관 계통에 이상이 생긴다.

(2) 크롬(Cr) 및 그 화합물

산업안전보건법의 크롬(Cr)의 노출기준은 6가 크롬 화합물 중 불용성 무기화합물은 0.01mg/m^3, 수용성 무기화합물은 0.05mg/m^{3}으로 당과 지방의 대사에 크롬이 관여하며 폐, 기관, 소장, 대장에 많으며, 연령별로 보면 신생아의 농도가 가장 높으며, 10~20세에 이르러 서서히 감소하는데, 폐에서만 20세 이후 그대로 축적된다.

급성중독은 6가 크롬화합물에 의한 경우가 많다. 크롬이 피부접촉의 경우, 화상, 진무름, 괴사 등의 국부증상을 일으키며, 흡입된 경우는 기침, 녹황색담, 호흡곤란, 폐울혈 증상을 일으킨다. 삼키면 녹황색점액의 구토, 복통 등을 가져오며, 이어서 전신증상으로서, 오심, 구토 등이 계속되며, 간 및 위장장해를 일으킨다. 특히 혈뇨, 뇨독증에서 중증의 경우는 죽음에 이른다. 신장의 병변은 뇨세관의 괴사, 출혈이 주요 변화이다.

(3) 카드뮴(Cd)

이따이이따이병은 일본 도야마 현 간쓰천 유역에서 카드뮴이 농작물에 오염되어 인근 주민이 섭취하여 생긴 병이다. 손, 발, 골반, 척추 등에 골절 및 변형을 초래한다. 증상은 카드뮴 만성중독을 일으켜 신뇨세관에 병변이 일어나고 칼슘의 상실과 불균형으로 골연화증, 보행장애, 심한 요통, 대퇴관절통, 신장기능장애 등이 일어난다.

(4) 수은(Hg)

수은은 유일하게 고온에서도 액체로 존재하며 1950년대에 일본의 미나마타만 주변일대에 산업 폐수가 축척되어 수은 화합물이 바다에 유출되어 메탈수은으로 인한 인체에 영향을 끼친 사건이다. 손 발이 뒤틀리는 등 중추신경계 증상으로 사지마비, 청력장애, 시야협착, 언어장애, 선천적 신경장애가 나타난다.

그 외 화합물로는 시안화수소, 폴리염화비페닐, 비소, 석면, 니켈 및 그 화합물, 염화비닐,

다이옥신, 페놀 및 그 화합물, 베릴륨 및 그 화합물, 벤젠, 사염화탄소, 이황화메틸, 아닐린, 클로로포름, 포름알데히드, 아세트알데히드, 벤지딘, 1,3-부타디엔 다환 방향족 탄화수소류, 에틸렌옥사이드, 디클로로메탄, 스틸렌, 테트라클로로에틸렌, 1,2-디클로로에탄, 에틸벤젠, 트리클로로에틸렌, 아크릴로니트릴, 히드라진 등 35종의 특정대기유해물질 등이 있다.

4) 2차 오염물질

오염원에서 직접 배출된 1차오염물질인 CO_2, HC 등이 태양광선의 영향으로 화학반응을 일으켜 2차적으로 생긴 오염물질이다. 총산화물질인 옥시던트와 오존은 대기 중에서 자외선과 함께 자동차 배기가스 등으로 나오는 매연 및 탄화수소와 같은 산화성 물질에 작용하여 PAN(광산화반응에 의해 생성)과 Aldehyde(CH0화합물)류인 2차성 자극성 물질을 생성하는데, 이것을 광화학적 대기오염이라 한다.

광화학 스모그는 매연과 안개가 섞여 있는 1차 오염물질이 반응하여 자외선과 화학반응을 일으키는 과정을 통해 형성된 광화학 반응의 생성물을 2차 오염물질이라 한다.

2차오염 생성으로 나타난 예를 들자면 오존(O_3)이다. 질소산화물(NOx)은 HC와 함께 광화학 스모그 생성 역할을 하며 악취를 가진 자극성 가스이다. 그러나 빛이 약한 질소산화물은 빛의 영향을 받지 않을 경우 질산으로 남아 무거우면 비로 떨어진다.

(1) 광화학 스모그의 발생조건

① 일사량이 클 때(특히 맑은 날 자외선의 강도가 클 때)

② 대기오염물의 배출량이 많고 공기 환기량이 적을 때

③ 안정한 역전이 생겨 대기의 수직 혼합이 없거나 바람이 없어서 수평방향의 확산이 이루어지지 않을 때

(2) 광화학 산화제의 농도에 미치는 요인

① 빛(자외선, 가시광선)의 강도

② 빛의 지속시간

③ 반응물의 양

④ 대기의 안정도

(3) 광화학 반응(Photochemical reaction)

① 산소의 광화학반응(성층권)

$$O_2 \rightarrow O + O \text{ (성층권 상부)}$$

$$O_2 + O \rightarrow O_3$$

$$O_3 \rightarrow O_2 + O \text{ (성층권 하부)}$$

$$O + O_3 \rightarrow 2O_2$$

② 질소산화물(NOx)의 광화학 반응(대기 중 VOCs가 존재하지 않을 때)

$$NO_2 \xrightarrow{UV(빛)} NO + O$$

$$O + O_2 + M \rightarrow O_3 + M$$

$$NO + O_3 \rightarrow NO_2 + O_2$$

참조 : O 라디칼. UV(빛) : 자외선(태양에너지). M : 반응매체

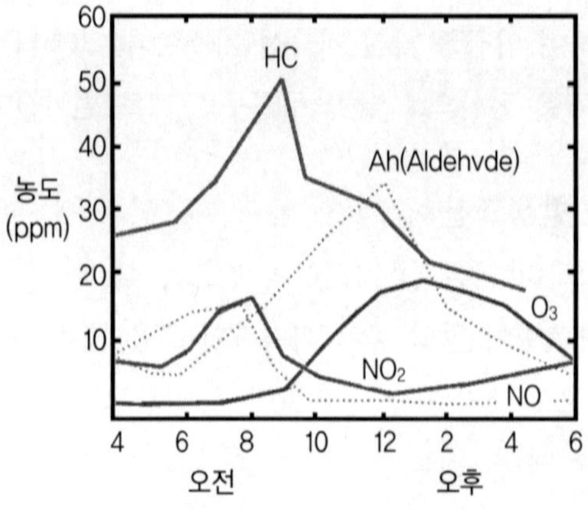

[그림 3-2] 1일 광화학반응

(4) 하루 중 광화학 스모그의 반응물질과 생성물질의 농도변화

① 교통량 증가로 NO와 HC는 아침에 높다.

② 해가 뜨면 NO_2의 광분해반응(NO_2 + 자외선 →NO + O)이 일어나 NO값이 올라간다.

한낮에 O_3이 높다.

③ 오전 8시에 NO의 농도상승, 오전 9시쯤 연료사용 증가로 HC의 현저한 증가, 빛의 강도가 크게 나타난다.

광화학 스모그 물질의 1일 변화에서 O_3이 NO_2보다 늦게 최대로 되며 오염발생이 심한 도시인근 지역에서 O_3이 증가되는 이유는 NO_2가 초기반응에 의해 생성된 O_3는 두 개의 OH. 라디칼을 만들어 NO_2를 HNO_3로 제거시키게 되는데 이 반응은 NO_2가 거의 없어질 때까지 진행된다. 그러므로 O_3 농도는 초기에는 매우 적다가 NO_2가 소멸되는 시점부터 증가하기 때문이다.

◎ L.A 스모그 사건과 런던 스모그 사건

로스엔젤레스(L.A)는 1954년 광화학 스모그 현상에 의해 2차 오염물질로 피해를 입은 지역이다. L.A는 해안분지형 도시이기 때문에 연중 침강역전층이 자주 발생되고 해안성 안개가 자주 끼는 지역이다. 1940년대부터 로스앤젤레스에서는 스모그로 인한 인체 피해와 식물, 재산상의 피해가 발생하였다. L.A시민들은 눈, 코, 기도, 폐 등의 점막에 지속적이고 반복적인 자극으로 인하여 불쾌감을 호소했고 가축 및 농작물의 피해도 나타났다. 주민의 83%가 불쾌감이나 건강상 문제를 느꼈고 4명 중 1명은 두통과 호흡기자극, 인후염 증상을 호소했다. L.A는 서쪽 태평양에 위치해 있는 분지로 되어 있어 반영구적인 고기압이 형성되어 기상조건과 연간 풍속이 낮으며 여름과 가을에는 도시의 오염물질과 자동차수 증가로 공기가 확산되지 못하고 정체되어 있는 경우가 많았다.

런던형은 1952년 12월 5일 인구밀집과 템즈강 유역 발전소, 제철소, 각종 공장 등 산업시설물이 활발히 가동되고 있을 때 고기압이 정체하여 안정된 대기를 이루고 있어 복사역전층이 형성되었다. 거의 무풍상태였으며 템즈강 유역에서 짙은 안개가 끼고 먼지와 아황산가스의 농도가 상승하여 발생했다. 호흡기질환, 심장질환의 환자가 증가했고 무려 사망자수가 4,000여명이나 되었고, 그 다음해에는 8,000여명이 사망했다.

이를 계기로 영국에서는 1956년 공기청정법 제정 및 특정 지역에서의 석탄사용을 금지시켰다.

[표 3-2] L.A 스모그 사건과 런던 스모그 사건의 특성과 차이점

구분	L.A 스모그(1954)	런던 스모그(1952)
기온	21℃	4℃
습도	낮다(70% 이하)	높다(90% 이하)
시간	한낮 - 12시 전후	새벽 - 이른 아침
역전 형태	침강성 역전(상층역전)	복사성 역전(접지역전)
주 오염물	자동차 매연	가정난방매연, 공장매연
반응형	광화학적	열적
화학반응	산화	환원
시정거리	1km 이하 연무형	100m 이하
피해	눈, 코, 기도, 점막자극, 고무노화	호흡기질환, 심장질환
생성과정	HC / NOx + 자외선 03	Smoke + fog = smog
	(광화학 스모그)	(스모그)

5) 대기오염물질이 식물에 미치는 영향

대기오염은 식물의 잎을 일찍 노후화시키거나 낙엽을 만들고, 줄기와 잎이 가늘어진다. 대기오염물은 좁은 기공을 통해 잎으로 들어가기 때문에 가스상 또는 입자상 오염물질로 인한 직접적 영향이 매우 크다. 오염의 피해 정도는 기후조건, 토양조건, 생물학적인 요인 등에 따라 여러 가지로 다양하게 나타난다. 황산화물(SOx)은 식물이 기공을 통하여 흡수하게 되면 식물의 동화작용 및 유기산의 분해에 의하여 생성된 알데히드와 작용하여 세포를 파괴하게 된다. 특히 생리작용이 심한 식물의 잎에 가장 많이 나타나며 피해를 당한 잎은 수분을 빼앗김으로써 건조해지고 황갈색이나 회백색으로 퇴색하여 반점이 생긴다. 불소화합물이 공기를 통하여 잎의 내부로 들어가면, 주로 잎의 끝이나 주변으로 운반되어 축적된다.

불소는 일정량 이상이 축적되면 탈수현상이 일어나 세포가 파괴된 부분은 건조하여 녹갈색 또는 황갈색으로 변색한다. 불화수소는 매우 적은 농도에서도 피해를 주며, 특히 어린 잎에 심각한 피해가 나타난다.

6) 대기오염물질이 재산에 미치는 영향

대기오염은 금속과 건축물의 표면을 부식시키고 예술품과 착색물을 손상시켜 피해를 준다. 금속에 끼치는 피해는 금속표면을 부식시키므로서 금속재료의 손실을 가져오고 전기적 특성을 변화시킨다. 금속이 부식되는 속도에 영향을 끼치는 요인은 습기, 오염물의 종류, 온도 등이 있다.

강철시료를 대기 중에 1년 동안 노출시킨 결과 건조하고 차가운 지역에서의 부식속도가 가장 느렸고, 열대와 해양지역에서는 중간 정도, 오염된 산업지역에서 부식 정도가 가장 빠르게 나타났음이 실험을 통해서 나왔다. 대기오염은 건축재료와 대리석 조형에 넓게 쓰이는 석회석의 질을 손상시킨다. 대기오염에 대한 부식은 정유공장이나 황산제조, 비료제조공장들이 있는 산업지역 가까이에서 부식속도가 가장 높았으며 교외지역보다는 도심지가 더 높게 나타났다. 옛 도시의 많은 건축물은 도시매연과 SO_2, CO_2 등에 오랫동안 노출되어 왔기 때문에 표면이 손상되고 산성가스에 의한 화학작용의 영향을 받아왔다. 아테네의 파르테논 신전의 벽장식에서 돌로 된 석고모양을 1802년에 복제할 당시, 비록 2240년을 경과하였어도 손상은 비교적 적었었다. 그러나 136년 후인 1938년에 촬영한 이 벽장식의 대리석 사진은 공업발전에 의한 대기오염이 대리석을 급속도로 파손시키고 있음을 단적으로 보여주는 좋은 예이다.

또한 SO_2, SO_3의 나일론 재질의 의복 파손과, 분진은 섬유를 더럽힘으로 잦은 세탁이 필요하고 세탁과정에서도 섬유는 파손된다. 염색된 섬유는 변색되기도 한다.

아황산가스는 가죽과 종이의 성분에 영향을 끼치며 종이의 셀룰로우스 섬유를 약화시켜 품질을 떨어뜨린다. 이것은 세계 각 도서관에 있는 가죽제본의 책을 파손시키고, 가죽에 흡수되어 황산으로 변하면서 가죽의 조직을 침식시키고 있다.

오존은 도시대기의 주요 오염물질로서 고무제품을 손상시키는데 1940년대 초, 캘리포니아 L.A의 한 고무저장 창고에서 고무에 심한 균열이 생기는 것을 발견했는데 오존임이 밝혀졌다. 고무제품을 오존으로부터 보호하려면 포화도가 높은 고무분자를 사용하거나 표면에 왁스를 발라 사용하든지 또는 종이와 플라스틱을 표면에 감아준다. 이러한 노력에도 불구하고 고무제품은 미국의 동부해안 보다는 오존 농도가 상대적으로 높은 서부해안에 더 많이 손상되고 있다.

7) 황사

황사는 봄마다 중국의 고비사막에서 날아오며 미세 먼지가 해마다 3~5월이면 어김없이 우리나라를 찾아온다. 오염물질이 섞여있는 황사의 크기는 발원지에 따라 다르나 우리나라와 일본에서 관측되는 황사의 입자 크기는 약 1~10μm이다.

보통 지름이 20μm보다 큰 입자는 강풍이 불어도 조금 상승한 후 부근에 떨어진다. 그러나 더 작은 입자는 쉽게 떠올라 대기 상층부까지 올라간다. 발원지에서 배출되는 황사량을 100%라고 할 때 보통 30%는 발생지에 재 침적되고 20%는 주변 지역에 가라앉으며, 나머지 50%가 한국과 일본, 태평양으로 날아오는 것으로 분석된다. 문제는 황사속에 입자가 더 작은 미세먼지가 포함되어 있어 복잡하다.

황사가 발생하면 대기의 먼지 농도는 크게 높아지며 이는 건강에 나쁜 영향을 미친다. 황사의 주요 구성물질은 실리콘과 알루미늄, 칼륨, 칼슘, 철, 망간, 니켈 등으로 흙 성분과 비슷하다. 그러나 산업화의 영향으로 질소산화물(NOx)과 황산화물(SOx) 등도 들어 있어 만성기관지염을 악화시키고 노인과 어린이에게 호흡기 질환을 일으키기도 한다. 특히 최근 몇 년간 발생한 황사는 중국의 급속한 공업화에 따라 납 등 공해물질이 함유돼 있는 경우가 있어 건강에 상당한 위협이 되고 산업도 영향을 받는다. 대표적인 분야는 정밀산업으로 컴퓨터모니터, TV브라운관 등을 만드는 과정에 먼지가 날아들면 불량률이 높아지게 된다.

황사철에 발생하는 천식은 공기 중의 대기오염이 섞여 폐로 들어가 기도 점막을 자극하면서 기관지가 좁아지는 현상으로 정상적인 사람도 호흡이 곤란해지고 목이 아프다. 특히 기관지가 약한 천식환자나 폐결핵환자가 황사에 노출되면 호흡이 곤란해지는 등 위험한 상태에 빠질 수도 있다.

천식 증상은 기침을 갑자기 심하게 연속적으로 하면서 숨이 차고 숨쉴 때마다 쌕쌕거리는 소리가 난다. 밤늦게 혹은 새벽에 발작적으로 기침이 나와 환자와 주위 사람들의 수면을 방해하기도 한다. 천식 환자는 황사 때 외출을 삼가고 가급적 실내에 머무는 게 좋다. 실내에도 외부의 황사가 들어올 수 있는 만큼 공기정화기로 정화를 시켜야 한다. 또 실내공기도 건조해지기 쉬워 하루에 몇 차례씩 물걸레 청소, 가습기 가동 등으로 습도를 조절해야 한다.

알레르기성 비염은 재채기, 맑은 콧물, 코막힘 등, 유전적인 관계, 특정 계절이나 물질에 노출 시 발작 여부, 환경 변화와 관련한 증상 여부 등을 알아 보고 알레르기성 비염이 의심되면, 피부반응 검사를 통해 정확한 원인 물질을 찾아낸다. 황사가 눈에 들어가면 결막염 발생

가능성이 있고 눈이 시리고, 가려움이 심하며, 충혈이 있고, 끈적끈적한 눈곱과 눈물이 나온다. 이외에도 윗 눈꺼풀을 뒤집어보면 마치 포도송이 모양의 돌기가 발견되는 특징이 있으며, 증세가 심하면 흰자위가 부풀어 오르기도 한다.

이 같은 증상은 일종의 알레르기반응이기 때문에 특별한 치료법이 없는 만큼 외출을 삼가는 것이 좋다. 부득이 외출해야 할 경우에는 보호안경, 마스크를 착용하고 귀가 후에는 미지근한 물로 눈과 콧속을 깨끗이 씻어낸다. 그러나 소금물은 눈을 자극하므로 피해야 한다. 특히 평소 안구건조가 있는 사람이라면 인공눈물을 수시로 점안하는 것이 필요하다.

콘택트렌즈를 착용하는 사람은 렌즈를 평소보다 더 깨끗이 세척해야 한다.

황사바람이 직접 피부에 닿으면 알레르기 반응을 일으켜 접촉성 피부염이 발생하기 쉬운데 수포가 생기면서 진물이 나오고, 환부가 참기 어려울 정도로 간지러워진다. 수포가 터지면 딱딱한 딱지가 앉기도 하고 피부가 두꺼워지기도 한다. 이 때 물에 젖은 가제를 덮어주면 증상이 완화된다. 또 건조하고 세찬 황사바람은 피부의 수분을 앗아가 피부건조증을 유발, 하얗게 각질이 일어나기도 한다.

예방을 위해서는 외출 전에 수분 크림을 발라 피부 보호막을 만든다. 특히 피부가 얇은 눈가에는 듬뿍 발라주고 몸을 깨끗하게 씻는 것이 중요하다. 일차적으로 클렌징제로 얼굴을 닦아낸 다음 거품타입의 세안제로 씻어준다.

눈, 코 등 점막 주변을 더욱 꼼꼼히 씻고, 깨끗한 물에 여러 번 헹궈야 한다. 세안이나 샤워에 사용하는 물의 온도는 미지근한 것이 좋고 너무 뜨거운 물은 피지를 과도하게 없애 피부건조증을 유발하기 때문이다.

세안 후 피부 보습에도 신경을 써야 한다. 수분 크림은 필수적이며, 피부가 유난히 버석거릴 때는 영양크림과 에센스를 섞어 3~4분간 마사지한 후 스팀 타월로 닦아낸다. 얼굴이 가렵거나 열이 날 때는 냉 타월로 피부를 진정시키는 것이 좋은데 물에 적신 타월을 비닐에 싸서 냉동실에 넣었다가 사용하면 편리하다.

(1) 황사피해의 예방법

① 외출 후 음식을 먹기 전에 언제나 입안을 2번 이상 헹군다.

② 손을 비누로 깨끗이 씻는다.

③ 집안에 들어갈 때 옷의 먼지를 털고 들어간다.

④ 외출 시 마스크를 착용하며 침이 묻었을 경우 다른 마스크를 착용한다.

⑤ 안경도 눈을 보호하는데 좋은 예가 된다.

⑥ 되도록이면 외출을 삼간다.

8) 산성비

산성비의 영향은 토양과 암반의 조성에 따라 다르며 화강암, 석영 암반으로 이루어진 지역은 산을 중화하는 능력이 떨어지므로 강하게 영향을 받는다. 그러나 석회석, 석회암으로 이루어진 지역은 탄산칼슘으로 구성되어 있으므로 이것이 염기로 작용하여 효과적으로 중화되어 육지의 생태계가 약하게 영향을 받는다. 산성비에 포함된 황산과 질산은 일차 오염물을 함유하는 공기 덩어리가 이동하면서 생성하므로 산성비는 국제적인 환경문제로 작용하고 있다.

1950년에 황산(H_2SO_4)과 질산(HNO_3)에 의해서 인위적인 오염물질이 적은 지역에서 유기산류(개미산, 초산, 메탄설폰산)가 1980년 독일에서부터 삼림에 피해를 주고 확대되어 러시아와 프랑스까지 전 지역으로 확대되었다. 원인은 산성우로 광화학 스모그의 복합원으로 지역에 따라서는 점오염원서 배출된 고농도의 SO_2에 의한 것으로 밝혀졌다. 빗물은 pH 5.6 이하일 때 산성비로 간주하며 처음 오는 비에 산성화가 많다. 우리나라 산성비 현황은 물고기 피해가 많은데 1980년부터 pH조사 결과 중국 동해안의 공업화에 의한 오염된 공기의 이류로 나타났고, 공장, 교통기관, 발전소 등에서 배출되는 황산화물, 질소산화물, 탄소산화물이 황산, 질산, 탄산 등의 형태로 빗물에 섞여 내리는 것이다.

산업혁명 이후 급격히 지구대기가 산성화되어 세계적으로 피해를 입은 지역은 많다. 인도의 타지마할 등의 고대유적지를 포함한 각종 구조물의 부식과 금속이나 대리석, 화강암으로 만들어진 동상, 기념탑, 유적은 물론이고, 근대 건축물에 있어서도 널리 사용되고 있는 시멘트도 산성에 약한 편이다.

산성비에 의하여 아테네의 파르테논 신전의 석상, 영국의 웨스트민스터사원, 런던탑 등 고대의 유적의 표면의 용해가 진행되었다. 미국 뉴욕에 자유의 여신상이 산성비에 의하여 표면에 엷게 입힌 동판이 부식되어 수리를 했지만 환경오염이 있는 한 언제 또 보수를 해야 할지 알 수 없다.

(1) 환경파괴의 경제적 손실

각 나라마다 환경파괴로 인한 경제적 손실은 매우 크다. 노르웨이는 호수의 산성화로 인하여 관광, 낚시 등의 수입에서 손해를 보았고, 또 스웨덴의 1,500개의 호수에는 산성화의 영향을 완화시키고 독일 및 미국동부지역 등 아마존의 산림피해 역시 복구에 든 비용은 어마하다. 기타 피해가 너무 커서 복구에 엄두를 못내는 나라들도 많다. 우리나라를 비롯하여 독일이나 미국 동부지역 등에서 산성비로 인하여 발생한 경제적 손실을 재산피해, 삼림피해, 직접적 농작물피해, 수중생태계피해로 이어지고 있다. 이제는 전 세계가 기상이변으로 환경피해는 막대하다.

(2) 환경오염의 인체에 대한 피해

산성비에 의한 피해는 지속적으로 노출될 경우 폐, 기관지염, 천식, 폐기종 등을 발생시킨다. 수질을 오염시키는 알루미늄 이온은 수질에 오염된 음식을 먹은 사람의 뇌신경을 침범하여 파킨슨병과 알치하이머를 유발한다고 알려져 있다. 노르웨이 중앙통계국에 의하면, 산성비에 의한 수원의 알루미늄 농도가 높은 장소일수록 알츠하이머병과 같은 노인성 치매의 발생률이 높으며 통계적으로 상관관계가 있다고 한다. 또한 먹이사슬에서 농도를 증가시킴으로써 생물학적 축적을 통하여 인체에 손상을 줄 수 있다.

(3) 인체 외 산성화로 인한 영향

① 호수나 하천을 산성화
② 생태계를 파괴
③ 금속물, 석조건물을 부식
④ 농작물, 산림피해

4 오존(O_3)

오존층(Ozone layer)은 지구 대기권내의 공기층으로 상대적으로 높은 함량의 오존을 포함한다. 이 층은 생명체에 해로울 수 있는 단파 자외선을 97~99% 흡수한다. 지구 대기의 오존 가운데 90% 이상이 여기에 있다. 상대적으로 높다는 것은 수 ppm으로 더 낮은 대기 내의 함량보다 높다는 뜻이다. 주로 성층권 20~30km 부근에 오존이 밀집해 있는 오존층이 있는 구역이며 북반구에서의 농도가 상대적으로 높고 겨울과 봄철에 기온이 낮고, 여름・가을에 증가한다.

지표에서 지상 50km 성층권(11km~50km)에 오존이 90%가 밀집되어 지상 50km 부근에서는 자외선의 흡수율이 매우 커서 성층권 내에서의 온도 상승의 원인이 되기도 하며, 유해한 자외선이 지표까지 도달되는 것을 막아주는 방패역할을 한다. 오존층에서 오존의 농도가 매우 작더라도 이것은 태양으로부터 방출되는 생물학상에 해로운 자외선 복사를 흡수하기 때문에 지구에 사는 우리의 삶에 매우 이롭게 작용한다.

자외선 복사는 3가지의 범주로 나뉘며 피부에 유해하고 햇볕에 타는 주된 원인이 되는 UV-B복사는 오존층에 거의 흡수가 되는 영역이다. 과도하게 노출되면 유전학상의 손상을 유발하여 그 결과 피부암과 같은 문제가 생길 수 있다. 오존층에서 유해한 자외선을 차단함으로 지구에 육상 생명체가 살아갈 수 있다. 지구의 표면에서 강한 290nm파장의 복사는 대기의 맨 꼭대기에서보다 350 × 10억 배 더 약하다. 그럼에도 불구하고, 약간의 UV-B는 표면에 도달한다. 대부분의 UV-A는 표면에 도달하는데 장시간 노출되면 잠재적으로 유전학상의 손상을 유발할 수 있다.

오존은 성층권에서 대기 중의 산소분자가 240nm 이하의 자외선에 의해 광분해 되어 생성되며, 난류흐름이 있을 경우 대류권으로의 유입이 가능하다. O_3은 산소원자 3개로 구성되어 무색의 반응성이 강한 기체로서 강산화제로 오존의 대부분이 대기 중에서 생성된다. 번개에 의해 생성되기도 하나 그 양은 매우 적다.

지표면 근처 대류권에서 태양광의 도움으로 질소산화물과 탄화수소의 광화학 반응에 의해 생성되며 오존은 성층권에서 없으면 문제가 되고, 대류권으로 들어오면 인간에게 해롭다.

오존이 적당량 존재할 때 살균, 탈취 등의 작용으로 인간에게 이로움을 준다. 대류권 10km 이내에서 오존은 지구상 전체 10%로 존재하며 오존농도가 일정기준 이상 높아질 경우 농작물의 수확량을 감소시키고 인체에 피해를 가져오므로 대기 중 오존의 농도가 일정기준 이상 높게 나타났을 때 경보를 발령함으로써 지역 주민들의 건강과 생활환경상의 피해를 최소화하기 위해 오존 경보제를 실시한다.

온실가스는 지구를 더워지게 하는 현상(지구 온난화 현상)으로 주요 원인 물질은 수증기, 이산화탄소, 오존, 수소불화탄소(HFCs), 과불화탄소(PFCs), 육불화황(SF_6), 아질산(N_2O) 등이다.

대기 중의 온실가스는 지표로부터 복사하는 적외선을 흡수하여 열의 방출을 막고 흡수한 열을 다시 지상에 복사하여 지구기온을 상승시켜 지표에서 태양열을 흡수하여 지구의 열평형파괴가 일어난다. 이런 무절제한 온실효과 요소로 인하여 온난화 현상이 일어나고 기온상승으로 이어진다.

지구온난화는 CO_2 농도변화로 대기 중의 이산화탄소는 자연발생과 인간 활동에 의해 생성되는데 인간 활동에 의한 오염원 중 가장 많이 사용되는 건 화석연료 연소이다.

오존의 생성과정과 대기의 2차 오염으로 인한 미세먼지 PM 2.5 형성

지표부근 오존광화학 스모그는 NO_2의 광분해 순환에 의하여 생성되며 NO_2는 광화학적으로 반응성이 매우 높아서 0.38μm 이하의 자외선 복사에너지에는 다음과 같은 반응에 의해서 해리한다.

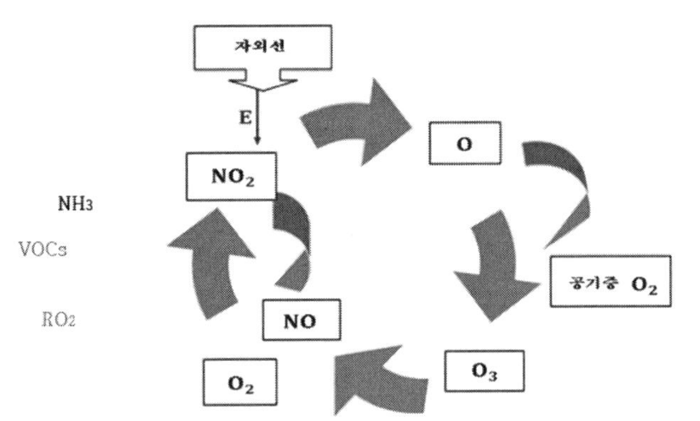

NO_2 + OH → HNO_3(질산) + NH_3(암모니아) → NH_4NO_3(질산암모늄)

[그림 3-3] 2차 오염물질(광화학 원리)

이 반응은 반응성이 매우 높은 산소원자(O)를 생성시키므로 대기 내에서 매우 중요한 광화학 반응 중의 하나이다. 종합적으로 NO_2의 광분해 순환은 다음 반응식들을 대표될 수 있다. 대기 중 오존은 오존 전구물질로 알려진 질소산화물과 휘발성 유기화합물이 자외선에 의한 광화학 반응으로 생성되는 2차 대기오염물질로 NO는 NO_2로 산화되고 이 NO_2가 자외선과 가시광선 중 단파에 의해 O와 NO로 광분해 된다. 분해된 O는 대기 중의 산소와 반응하여 오존을 생성하게 되며 이 오존은 다시 NO를 NO_2로 산화시키게 된다. VOCs가 존재할 경우 산소원자(O)가 VOCs와 반응하여 과산화기(RO_2)가 만들어진다. 이 RO_2에 의해 NO를 NO_2로 산화시키는 빠른 반응으로 진행된다.

$$NO_2 + Hv \rightarrow NO + O$$
$$O + O_2 + M \rightarrow O_3 + M$$
$$O_3 + NO \rightarrow NO_2 + O_2$$

이 반응에서 M은 에너지를 받아들이는 제3의 물질이다. 반응을 위한 최초의 NO_2는 NO가 천천히 산화하여 NO_2가 되는 반응에 의하여 NO_2의 생성은 NO_2광분해 순환에 의한 양보다 더 많아지며, 그 결과 O_3의 농도는 증가하게 된다. 또한 이산화질소와 수산화기가 화합하여 질산을 만들며, 이 질산(HNO_3)은 공기 중 암모니아(NH_3)와 화합하여 질산암모늄이 형성된다. 질산암모늄(NH_4NO_3)은 대기 중에 60~70% 정도 2차오염 발생으로 초미세먼지(PM 2.5) 형태로 나타난다.

5 대기경계층의 일상생활에 미치는 중요성

대기경계층은 지표면의 직접적인 영향을 받고 바람, 기온, 난류확산계수 등의 일기변화가 크다. 대기오염물질의 확산에 중요한 의미를 가지며, 지면 가까이 갈수록 마찰이 커서 풍속이 줄어들며, 접지층에서는 난류수송이 급격하지 않으나 수백 m 이상에서는 난류가 상하로 움직여 발생할 수 있다. 혼합층은 맑은 날 일사에 의해 온위가 높이에 관계없이 거의 일정한 층을 형성하는데 혼합층이 높을수록 오염물이 확산되고, 역전층은 상공으로 갈수록 따뜻해진다. 특히 접지 역전층은 오염입자나 오염기체가 상공으로 확산되지 않으므로 스모그가 발생하여 여러 날 머물 때 동·식물과 인체에 심한 피해를 초래할 수 있다.

6 환경기준 및 배출기준

배출되는 오염물질에 대한 허용기준을 정한 것이 환경기준이다. 대기분야에서는 매연, 황산화물, 분진, 질소산화물, 유해물질의 허용 한도가 정해져 있고 수질분야에서는 생화학적 산소요구량, 화학적 산소요구량, 부유물질량 등이 적용되고 있다. 또한 지역 환경기준을 유지하기 어렵다고 인정하는 때에는 특별대책지역에 새로이 설치되는 배출시설에 대하여 특별배출허용기준을 정해서 지구환경을 개선하고 있다.

1) 대기오염 배출원

(1) 자연적 배출원

화산폭발과 사막의 모래, 황사현상, 온천의 유황, 바다의 해염, 동식물의 부패에서 발생되는 물질, 자연적인 산불 등

(2) 인위적 배출원

① 고정배출원

㉠ 점오염원 : 굴뚝, 발전소 난방 취사, 생산활동 등
일정 지역에서 오염물질을 발생시키는 것

㉡ 면(지역)오염원 : 주택, 빌딩, 공장, 화력발전소 등 밀집지역 합쳐서 나올 때 발생

② 이동배출원

㉠ 선 오염 : 자동차, 선박, 비행기 등 움직이면서 오염물질을 발생시키는 것

오염배출원을 조사할 때는 각각 모델링을 가지고 균형적으로 조사를 해야 한다.

사고, 주의보, 예보 등은 단기 때에 하고, 장기 때는 환경영향평가가 필요하다.

예) 정박한 선박은 점 배출원, 이동하는 선박은 선 배출원이므로 각각 다르게 예측하여 조사하며 기후, 온도, 배경의 지식을 알아야 하며 주위 모두를 살펴보고 수시때때 변하는 배출원을 살펴보아야 한다.

2) 대기오염 관리대책

대기오염방지의 기본원칙은 자원낭비를 줄이고 소각 폐기물을 줄이면서 회수 및 재활용을 할 수 있도록 하며, 대기오염을 줄여 인간이 생활하기에 쾌적한 환경을 만드는데 그 목적이 있다.

근본적인 대책은 공공기관의 배치 및 인구 도시집중 방지와 도시계획, 대기오염물질의 관측과 감시, 지역에 알맞은 환경기준 설정, 오염방지 시설의 설치의무화, 교육과 계몽활동의 강화 등이다. 각 개인의 환경보존 인식도 중요하지만 국가 간의 국제적인 노력도 중요하다. 그 결과 화석연료의 사용량 억제와 재생 대체 에너지의 개발, 에너지 효율의 향상 및 청정석탄기술의 개발 등으로 전력절약형 가전제품, 건물냉난방기법, 저오염자동차・무오염농약・저오염대용품 등의 개발이 이루어지고 있다. 1992년 세계 각국에서 전개되어 세계 환경회의가 개최되었고, 바젤협약, 기후변화협약, 생물다양성 협약 등이 체결되어 국제적인 노력이 계속되고 있다. 대기의 보존, 유해물질 규제, 동.식물보호, 해양 환경보존, 수질보존 등을 위해 국제환경협약은 170여개에 이른다.

[표 3-3] 국제적 환경활동

Green Round	어떤 제품의 국제간 유통에서 그 제품이 갖는 환경상의 특성 국제무역거래와 연계하여 다자간 협상 자국의 환경을 보호하기 위해 자국 내로 수입되는 제품에 엄격한 기준을 적용하는 경우로 자동차 배기가스의 기준을 강화, 대체연료의 사용을 일정비율 의무화한 미국의 1990년 대기정화법과 독일의 포장폐기물의 회수를 위한 예탁금제 등
Green Peace	환경관련 반공해 국제단체의 대표적 그룹 (국제환경단체 자연보호, 환경오염, 핵실험 반대 운동 안내)
님비현상	내 집 뜰에는 아니라는 영어의 "not in my backyard"에서 유래. 쓰레기 매장, 분뇨 처리장, 하수종말처리장 등 혐오시설에 대해 주민들의 반대현상. 꼭 필요한 공공시설이지만 자신이 사는 곳에 설치하는 것만은 기피하는 현상. 님비(NIMBY)는 '내 뒷마당에서는 안 된다'(not in my backyard)는 말의 약어로, 지역이기주의를 뜻하는 신조어이다.

[표 3-4] 국내 대기환경기준 (2018.3.27)

항 목	기 준	측 정 방 법
아황산가스 (SO_2)	• 연간평균치 0.02ppm 이하 • 24시간평균치 0.05ppm 이하 • 1시간평균치 0.15ppm 이하	자외선형광법 (Pulse U.V. Fluorescence Method)
일산화탄소 (CO)	• 8시간평균치 9ppm 이하 • 1시간평균치 25ppm 이하	비분산적외선분석법 (Non-Dispersive Infrared Method)
이산화질소 (NO_2)	• 연간평균치 0.03ppm 이하 • 24시간평균치 0.06ppm 이하 • 1시간평균치 0.10ppm 이하	화학발광법 (Chemiluminescent Method)
미세먼지 (PM-10)	• 연간평균치 50㎍/㎥ 이하 • 24시간평균치 100㎍/㎥ 이하	베타선흡수법 (β-Ray Absorption Method)
초미세먼지 (PM-2.5)	• 연간평균치 15㎍/㎥ 이하 • 24시간평균치 35㎍/㎥ 이하	중량농도법과 이에 준하는 자동 측정법
오존(O_3)	• 8시간평균치 0.06ppm 이하 • 1시간평균치 0.1ppm 이하	자외선광도법 (U.V.Photometric Method)
납(Pb)	• 연간평균치 0.5㎍/㎥ 이하	원자흡광도법 (Atomic Absorption Spectrophotometry)
벤젠	• 연간평균치 5㎍/㎥ 이하	가스크로마토 그래프법

먼지는 황산염, 질산염, 암모니아 등의 이온 성분과 금속화합물, 탄소화합물 등 유해물질로 이루어져 있는데, 주로 자동차 배기가스에서 발생한다.

1. 총먼지(TSP:total suspended particles), 지름이 10㎛ 이하인 미세먼지로 사람의 폐포까지 깊숙이 침투해 각종 호흡기 질환을 일으키는 직접적인 원인이 된다. 미세먼지 : 10㎛ (마이크로미터, 1㎛는 1,000분의 1㎜) 이하
2. 초미세먼지 : PM2.5 : 머리카락 지름(약 60㎛)의 1/20~1/30
   초미세먼지는 미세먼지의 4분의 1 크기밖에 되지 않는 아주 작은 먼지로 거의 육안으로는 보이지 않는다. 너무 작아 기도에서 걸러지지 못하고 대부분 폐포까지 침투해 심장과 호흡기에 질병을 일으킨다. 초미세입자라서 단기간 노출되어도 인체에 심각한 영향을 미치기 때문에, 심할 경우 조기 사망으로 이어질 수도 있다.

LA스모그 및 런던스모그 사건 등이 있었던 이후로 대기오염이 인체에 미치는 영향에 대한 다양한 역학조사가 실시되었다. 미세먼지 입자가 작아질수록 인체표면적에 접촉이 잘 되고 인체에 해로운 영향을 미칠 가능성이 높다는 것이 밝혀졌다. 미세먼지 PM 2.5는 1군 발암물

질로 지정되어 각국에서 대기오염대책과 대기오염기준이 마련되었다.

WHO에서는 2021년 9월 기준으로 미세먼지 PM 2.5를 연간평균 5㎍/㎥ 이하, 24시간 평균 15㎍/㎥ 이하로 강화했다. 기존 가이드라인에서 초미세먼지 기준은 연간 평균 10㎍/㎥, 24시간 기준 25㎍/㎥였다. 국내기준과 가이드라인의 간격이 더 벌어졌고 우리나라는 대기오염 배출을 더욱 줄여야 한다.

3) 대기오염 대책

(1) 에너지의 사용규제, 대체
(2) 오염방지기술의 향상과 보급
(3) 산업체와 차량의 배기가스 저감
(4) 입지대책 등 사전조사
(5) 대기오염 방지에 대한 지도, 계몽 및 법적 규제
　　오염자 비용부담원칙의 적용(PPP. Polluter's Pay Principle)

7 연료의 대체

대기오염을 방지하기 위해서는 사용 공기량을 최대량으로 줄이고, 소각 폐기물을 줄여야 한다. 연소실 온도는 가능한 저온을 유지하도록 하며, 연료의 절약 및 효율의 향상에 의하여 연소 배기가스 중 산소가 충분하도록 하고 자원낭비를 줄여 인간이 생활하기에 쾌적한 환경을 만드는데 그 목적이 있다.

1) 대도시의 아황산가스 오염도 저감대책

대도시에서 황산화물을 저감시키기 위해서는 연료용 유류의 황 함유기준을 단계별로 강화하고 저유황유를 도입하여 연료 속에 유황의 함유를 줄이며 석유의 정제 시 황 성분을 제거한다. 탈황시설을 늘리며, 굴뚝을 높이고 저유황유를 사용하며 배연탈황설비를 개선하거나 대체하는 것이 중요하다.

2) 대기오염에 대한 공단 오염대책

오염대책은 환경영향평가를 자율적으로 하고 사전에 관리함으로써 사전예방의 원칙, 원인자 책임의 원칙, 협동의 원칙, 지속가능한 개발의 원칙 등을 법적 구속력을 갖춘 법의 집행을 원칙으로 임해야 한다.

3) 대체연료의 개발

오염물질 배출량을 감소시키는 공정을 개발하여 연료사용 패턴을 조정하고 유해한 중금속의 안전처리 기술개발 및 저 오염 또는 무 오염 제품을 생산하는 기술개발 등 환경보전 기술개발을 강화하여 국민의 인식의 전환과 홍보가 반드시 전제되어야 한다.

8 자동차 배출가스 대책

1) 자동차 배출가스의 중요성

배출가스 오염물질은 연료가 불완전 연소될 때 심하게 발생한다. 초고압 분사 방식의 첨단 자동차 엔진일수록 눈에 보이는 매연은 매연저감장치(DPF)로 줄였다. 그러나 타지 않고 남은 탄소 알갱이는 가스 형태로 배출되어 대기 중에서 화학반응을 일으켜 입자형태로 변한 것이 오히려 많아졌다. 미세한 입자들이 대기 중에서 질소산화물 등의 유해한 물질이 생성되어 미세먼지 PM 2.5가 발생한다. 대기오염을 예방하기 위해서는 내연기관의 상태를 수시로 점검 관리해야 한다. 특히 경유자동차는 자동차 배기가스에서 분출되는 질소산화물이 대기 중의 수증기, 오존, 암모니아 등과 결합하는 화학반응에 의해 2차 생성 비중이 전체 미세먼지(PM 2.5) 발생량의 약 절반 이상을 차지할 만큼 매우 높기 때문이다. 미세먼지 PM 2.5는 휘발성 유기화합물(VOCs) 함유량이 많은 배기가스, 유기화합물 등 반응성이 높은 물질(OH, O_3 등)과 화학반응을 일으켜 2차 유기입자(Secondary Organic Particles)가 된다.

각종 연소과정에서 발생한 질소산화물(NO, NO_2)이 오존 등과 반응하여 질산과 같은 산성물질을 생성하고, 알카리성 물질인 암모니아(NH_3)와 반응하여 질산암모늄(NH_4NO_3)이 되어 미세먼지 PM 2.5가 생성되는 것이다. 아황산가스(SO_2)도 수증기와 반응하여 황산(H_2SO_4)이 되고, 다시 암모니아 등과 반응하여 황산암모늄($(NH_4)_2SO_4$) 등 PM 2.5 입자가 생성된다. 2차로 생성된 황산암모늄과 질산암모늄은 PM 2.5로 거의 60%를 차지한다.

정부는 미세먼지 관리 종합대책을 마련하는 한편 휘발성유기화합물(VOVs) 등 저감을 위한 종합적인 정책을 펴고있지만 각 사용자들이 최선을 다해 실질적인 저감이 되도록 해야만 한다.

2) 미래 자동차의 궁극적인 대안

친환경 에너지로서 세계 자동차 업체들은 미래의 자동차인 연료전지 자동차 개발을 위해 많은 인적·물적 자원을 투입하여 일부 전기차는 운행 중이다. 전기차는 주행 중에 나오는 탄소는 없지만 전력을 만들 때 탄소가 발생한다. 그러나 세계 흐름은 2030년을 계기로 전기차로 전환하는 자동차회사가 늘어나고 계획 중에 있다. 그나마 대안이라면 충전소의 설치에 있어 불편함이 없도록 해야 한다. 수소자동차와 같은 유해가스를 발생하지 않는 대체연료 자동차를 만드는데 주력해야 할 것이다.

3) 자동차 배출가스의 저감대책

내연기관의 배출가스 저감대책은 휘발유, LPG 및 경유를 사용하는 내연기관에서 나오는 각종 유해가스검사 등 종합검사 시설을 설치하여 정확한 측정검사가 이루어져야 한다. 자동차 제작회사의 저공해 차량 생산을 유도하고 운행 중인 자동차에 대한 단속용 측정 장비가 확보되어야 한다. 정부는 운행 자동차에 대하여 보다 엄격한 관리를 위해 배출가스를 발생시키는 관련부품의 고장 또는 노후로 인해 배출가스를 과다하게 배출하는 자동차를 정확히 선별하여 세부적인 정비·점검 유도를 목적으로 수시점검, 정밀검사, 정기검사와 같은 운행차 배출가스 관리제도를 시행하고 있다. 운행차 배출가스 정기검사는 무부하 검사방법으로 시행되고 있으나 이는 주행상태에 대한 반영 정도가 미흡하여, 대도시를 중심으로 정밀검사를 도입하여 시행함으로써 자동차로 인한 대기오염 관리의 실효성을 높이고 있다. 아울러 지속적으로 증가되고 있는 자동차 배출가스의 효과적 관리를 위해 자기진단시스템(OBD)을 도입, 2005년부터 휘발유 소형 승용자동차에 대해 일부 장착을 의무화하였고, 2006년부터는 경유차를 포함하여 의무도입 차종을 순차적으로 확대해 나가고 있다. 국토교통부와 환경부의 공동으로 자동차 정기검사 및 배출가스 정밀검사를 일원화하여 “자동차종합검사”를 도입하여 대기오염을 관리하고 있다. 운행차 배출가스 검사방법 중 수시점검에 의한 적발 평균비율은 대부분 비디오카메라 촬영에 의한 단속결과로 0.4~1.0% 정도로 매우 낮은 수준이다. 이와 같이 수시점검에서 육안을 통한 매연농도를 식별하는 비디오카메라 단속이 많은 비율을 차지하고 있지만 모니터의 화질이나 대기의 상태, 판정하는 사람의 주관에 따라 결과가 달라질 가능성이 있어 판정결과에 대한 객관성이 현저히 떨어지는 문제점이 있다. 우리나라는 보조금 지원사업을 통해 노후경유차는 조기폐차하거나 매연저감장치(DPF)를 장착하고, 노후 건설기계는 엔진교체, DPF를 하도록 지원을 하고 있다. 또한 취약계층의 LPG 화물차, LPG 어린이 통학차량에 지원하여 한국자동차 환경협회가 감사를 실시하여 운행차 배출가스 저감사업관리 실태를 현장 점검한다.

제4장 물

1 물의 특징

물은 4℃일 때 밀도가 가장 크다. 4℃를 벗어나면서 점점 밀도가 감소하는데 물은 수소결합 2개와 산소로 공유결합(H_2O)을 이루고 있는 강한 인력으로 서로 끌어당기는 힘을 가지고 있다. 물은 많은 물질을 녹일 수 있는 가장 좋은 용매로 밀도, 기화열, 용해열 등 열 저장이 크다.

물의 대류 현상은 위, 아래로 순환하며 밀도 차, 즉, 같은 부피당 무게차에 의해서 나타나게 된다.

물이 대류가 일어나기 위해서는 위에 있는 부분의 밀도가 아래에 있는 부분의 밀도보다 높아야만 하는데 위에서는 가열을 해도 대류가 일어나지 않는다.

하지만 위에서 냉각을 시킨다면(물의 표면에서 온도가 낮아진다면) 물의 위쪽 부분이 밀도가 높아지게 된다(같은 부피당 무게가 무거워짐). 그런데 물은 4℃서 가장 밀도가 높아서 0℃부터 얼음이 생기므로 얼음이 얼기 전에 물은 대류현상을 일으키면서 아래쪽까지 차게 만든다. 하지만 위쪽의 온도가 4℃ 보다 낮아지게 되면, 그때부터 대류는 더 이상 일어나지 않는다.

그때부터 얼음이 생기기 시작한다. 계속 대류가 일어난다면 물이 위, 아래가 고루고루 얼어야 하겠지만 그렇지 않기 때문에 물은 위쪽부터 얼음이 생기는 것이고, 사방에서(위, 아래에서) 온도를 낮추어 준다고 해도 물은 위쪽부터 얼음이 생기게 된다.

[표 4-1] 용어의 정의

용어	정의
용매	용액의 매체가 되어 용질을 녹이는 물질
기화열(증발열)	액체가 기체로 되면 주위에서 빼앗는 열
용해열	물질 1몰이 용액 속에서 완전히 녹을 때 나타나는 열량의 변화
밀도	부피당 무게
대류	밀도의 차에 의해 액체, 기체 등이 위 아래로 순환을 일으키는 현상

2 물의 자정작용

(1) **물리적 자정작용** : 물이 흐르면서 희석, 침전, 여과, 흡착, 응집, 자외선살균

(2) **화학적 자정작용** : 태양광선에 의한 오염물질의 분해, 산화작용, 중화, 환원, 응집 등으로 산소와 이산화탄소가 물에 용해

(3) **생물학적 자정작용** : 미생물에 의한 유기물질 분해, 수중생물에 의한 미생물 포식 작용 pH, 온도, 햇빛이 생물에 광합성작용으로 용존산소가 많아지면 활발하게 작용

3 물(원수) 정수처리

1) 정수처리의 목적

인체에 유해한 물질을 없애고 깨끗한 물을 얻기 위함이며 10μm 이하의 부유물질 제거로 침전과 여과를 이용하여 정화작용을 돕고 용해성 물질은 화학반응에 의해 용해질을 불용해질로 변화시켜 부유물질로 취급하고 제거한다.

화학변화를 일으키지 않는 물질은 흡착제(활성탄, 제올라이트) 등을 이용하여 제거한다.

세균은 염소로 살균소독을 하며 미생물인 조류는 세균보다 대형이므로 여과로 제거한다.

2) 상수도의 구성

정수처리는 아래와 같이 5 ~ 8단계의 과정을 거치게 된다.

① **원수** : 수돗물의 원료가 되는 물로 지표수원과 지하수원

② **착수정**(취수) : 수원의 종류나 취수량에 따라 규모가 달라짐

③ **도수** : 원수를 거리, 지형, 지세, 오염방지 대책에 따라 정수장에 보냄

④ **정수** : 원수의 사용목적에 따라 침전, 여과, 살균 순서로 함

⑤ **송수** : 정수장에서 배수시설로 공급

⑥ **배수** : 소요 압력하에서 배수시설에 의한 소요량만 급수지에 수송

⑦ **급수** : 사용자에게 물 공급

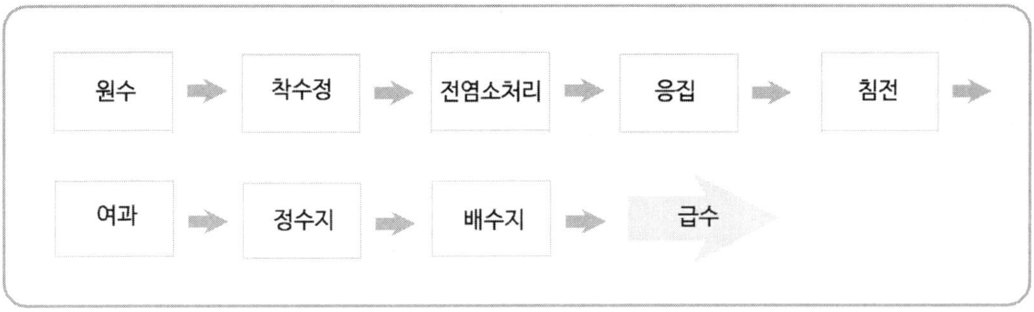

[그림 4-1] 정수처리과정

(1) 취수

물은 강물 혹은 댐에서 수원으로부터 얻어진다. 이때 나무조각, 쓰레기 등은 흘러드는 과정에서 걸러진 다음 정수기관으로 들어온다.

(2) 응고와 응집

여기에서 투여된 부여물들이 서로 뭉칠 수 있도록 황산알루미늄과 같은 약품이 물속에 불순물 알갱이에 달라붙는데, 이를 응고라 한다. 응고된 작은 알갱이들은 서로 달라붙어 커다란 알갱이를 형성하게 되는데 이를 응집이라 한다.

(3) 침전

응집된 알갱이와 물은 침전지로 흘러 들어가 이곳에서 응집된 알갱이들이 가라앉게 되고 물에서 떨어져 나간다.

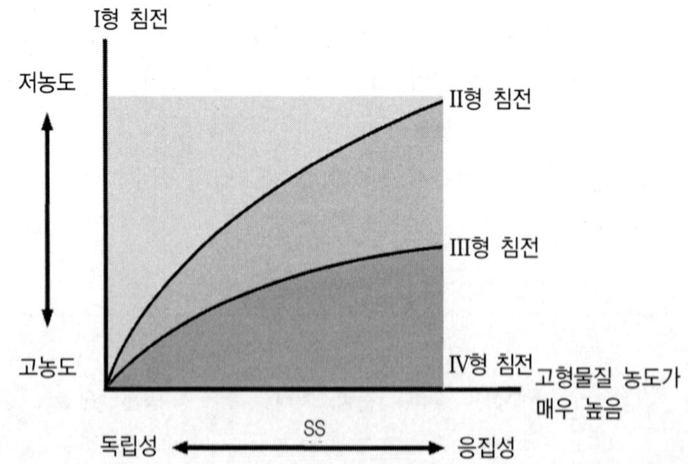

[그림 4-2] 침전

① 침전의 종류(단독침전, 응집침전, 지역침전, 압축침전)

㉠ Ⅰ형침전(단독침전) : 이웃입자에 영향을 받지 않고 등속 침전하는 형태(침전 속도는 스토크 법칙에 따름). 물보다 비중이 큰 입자는 가라앉는다.

㉡ Ⅱ형침전(응집침전) : 침강하는 동안 입자가 서로 응결되어 점점 커져서 침전속도가 점차적으로 증가하여 침전되는데 이때 응집보조제를 넣어주면 플럭(flocculation)이 형성되어 빨리 침전하게 된다.

㉢ Ⅲ형침전(지역침전) : 슬러지의 방해를 받아 침강속도가 증가하는 형태(상등액과 슬러지의 경계면 뚜렷함). 입자들이 상호인력에 의해 부착되어 비중이 커져서 침강할 때 플럭을 형성하여 무거워 침강속도가 증가하는 형태

㉣ Ⅳ형침전(압축침전) : 고형물질의 농도가 아주 높은 농축조에서 서로 무게에 의해 압축되어 수분이 하부의 슬러지를 서서히 눌러 하부의 물을 위로 보내는 형태

(4) 여과(filtration)

침전지에서 제거되지 못한 미세한 입자들이 모래층을 통과하는데 액체와 고체가 혼합된 물질을 입자의 크기 차이를 이용해 분리하는 방법으로 여과장치는 물속에 남아있는 모든 알갱이들을 걸러내는 구실을 한다.

① **급속여과**(Rapid Filtration System)

㉠ 굵은 여과사층에 빠른 유속으로 물을 통과시켜 여과시킴

㉡ 급속여과 시는 혼탁물질을 여과재에 부착시킴

㉢ 여과사의 입경이 작을수록 여과효율이 높아지나 억류물이 특정지역에 집중됨으로 적절한 크기를 가져야 함

㉣ 급속여과는 일정 시간마다 여과를 정지하고 세척하는 것이 일반적임

급속여과법은 현재 정수방식으로 도시 급수를 위한 정수시설로서 가장 보편적으로 이용된다. 약품침전은 급속여과 시 상시탁도가 30℃ 이상인 경우 응집제, 응집보조제, 알카리제 등의 약품을 사용하며 침전이 곤란한 colloid 같은 미세입자 혹은 용해질 등을 침전으로 분리할 때 사용한다.

응결(coagulation), 플록(flocculation)형성, 침전(sedimentation), 급속여과(rapid filtration) 및 살균의 5가지 과정으로 이루어지고, 부유물질과 콜로이드의 제거 및 세균 등의 살균을 주된 기능으로 하고 있다. 물속에는 여러 가지 부유물질이 함유되어 있는데 입자의 크기가 크고, 무거운 모래 등은 침사지에서 제거된다. 그러나 미세한 입자나 유기물 등은 물속에서 자유롭게 부유하고 있다. 장마철에 흙탕물이 취수되어 정수장으로 들어올 경우 이러한 물질을 제거하지 않으면 안 된다. 여과속도는 급속여과가 빠르며 약품처리는 유지관리비가 많고 고탁도, 고색도, 조류가 많을 때 사용하며 필수조건이다. 여재세척(표면세척) 시에는 자동제어시설로 되어 있다.

② **완속여과**(Slow Filtration System)

㉠ 여과층 표면에 증식한 미생물 균에 의하여 수중의 불순물을 포착 급속여과와 달리 혼탁물질이나 암모니아성 질소까지 제거

㉡ 완속여과의 여과기능은 생물 산화작용에 의하여 이루어짐

ⓒ 완속여과는 일광을 받아 탄소 동화작용을 하고 흡착효과를 높이므로 광선이 도달하도록 설계하는 것이 중요함

완속여과지에서 여과된 물은 세균의 99%가 제거되어 있으므로 염소소독을 하여 정화의 목적을 달성할 수 있다. 완속여과법은 안전하고, 맛이 좋은 양질의 물을 얻을 수 있을 뿐 아니라, 관리하기 편하고, 약품이나 동력이 필요하지 않은 장점이 있으나 반면에 광대한 면적이 필요하며 세균제거율이 크고 건설비도 많이 든다. 유지관리비는 적게 드나 저탁도에 적합하고 여재세척이 시간과 인력의 소비가 크다. 자동화하기 어려운 결점과 응집을 요구할 정도로 탁도가 높거나 심하게 오염된 원수에는 부적합하므로 (불순물농도가 낮은 원수에만 적용 가능하다. 원수의 탁도가 30-50mg/L 이하가 되어야만 박테리아, 탁도 그리고 색깔이 효율적으로 제거) 이러한 제약 때문에 최근에 설치되는 것은 거의 이 방법을 사용하지 않고 급속여과 시스템을 사용한다.

[표 4-2] 급속여과와 완속여과의 특징

구분	완속여과	급속여과
여과속도	3~6m/day	120~150m/day
건설비	고가	저렴
약품처리	선택	필수
유지관리비	저렴	고가
모래층두께	70~90cm	60~70cm
유효경	0.3~0.45mm	0.45~0.75mm
청소	1~2개월마다 1회	24~48시간
체류시간	8~24시간	3~5시간
균등계수	2 이하	1.7 이하
작용	여과, 흡착, 생물학적 응집	여과, 응결, 침전
세척방법	시간과 인력이 소요	자동시스템

(5) 소독(disinfection)

여과기를 통과한 물은 세균 및 미생물을 살균하기 위해 염소를 주입하고 정수장에서 가정의 수도꼭지까지 통과하는 동안 안전하게 한다.

4 도시지역의 지하수 오염원인

지하수가 오염되는 경로는 주로 산업과 도시폐기물 처분시설에 발생되는 화학물질들이 주변토양으로 유출된 물질들이 대수층(aquifer)으로 흘러들면서 지하수를 오염시킨다. 오염은 화학적 흡착과 수문(수위, 우량)학적 분산 및 희석으로 시간과 거리에 따라 약화한다. 약화속도는 오염물질의 형태, 장소, 지형, 기후, 그리고 지표면 수문과 관련된다.

1) 지하수 오염

지하수는 중요한 자원이나 지하수의 오염원과 오염형태는 지표수의 오염원과 오염형태와 거의 같다. 물의 수요증가에 따른 지하수위의 저하, 지반침하, 수질악화 등의 부작용이 초래되고 있으며, 오염물질이 지표수 또는 지하수에 유입되면 지표수나 토양의 오염과는 달리 보이지 않으므로 오염의 확인, 조절, 정화 처리 등이 어려워 원상으로 회복시키는데 엄청난 비용과 시간이 소요되므로 관리를 해야 한다. 지표 위의 오염물질에는 생활하수, 산업폐수, 폐기물 등에 의한 오염이 있고 해수로의 오염은 자연방사능 등으로 오염이 있다.

(1) 오염원과 이동과정(Mechanism)

오염체(plume)의 생성은 오염물질이 지하수와 접촉하여서 물과 오염물질의 혼합체를 생성한다. 토양이나 암석에 오염물질이 붙어버리는 흡착(adsoprtion)과 오염체가 지하수의 유동방향에 수직 방향으로 퍼져나가는 분산(dispersion)은 시간이 지나면서 오염물질이 화학적, 생물학적으로 생분해(biodegradation)되는 현상이다. 염소성분이 많은 매립지의 침출수에 일반적으로 용해도가 낮은 많은 오염물질들은 대체로 지하수환경에서 지연(unretarded)되어 나타난다.

(2) 점오염원(point source)

점오염원의 위치와 영역을 명확히 구분할 수 있는 경우에는 오염원으로서 정화조, 매립지, 침출조, 유류 지하저장탱크, 산업체, 자동차 정비소, 세탁소, 폐차장, 송유관, 배관의 파손에 의한 누출, 폐공, 폐광산, 축사, 건축공사장 등이 있다.

(3) 비점오염원(non-point source)

오염물질이 배출시설 없이 광범위하게 분포되는 경우 농작지의 비료, 단지역의 오염된 토양, 자연적 오염물질 발생원인인 지층 및 토양 등이 있다.

2) 지하수 처리방법

지하수 오염 복원을 할 때 대수층의 완전한 정화는 엄청난 양의 지하수를 뽑아내어 정화시켜야 하므로, 실제적으로 어렵다. 심각하게 오염된 대수층 내의 지하수를 음용수의 수질까지 정화시킨다는 것은 거의 불가능하며 오염체의 확산 방지와 대수층의 부분적인 정화만 가능하며 기본적으로 일차 오염원인 폐수 호소, 방치된 폐기물의 드럼들, 누출된 유류 등을 제거하고, 이들로 인한 지하수 오염의 정도를 수리지질학적으로 조사하며, 오염된 지하수의 이동과 확산을 억제하고 감시하기 위한 조치를 취하는 것 등을 들 수 있다.

일반적으로 지하수의 오염을 방지하기 위해서는 관측정(monitoring well)을 설치하여 지하수의 유동과 오염현상을 조기에 발견하고 지하수의 유동경로에서 중요한 대수층에 주로 충진(함양)이 일어나는 지역이나, 인근의 취수정에 인접한 지역을 보전구역으로 정하여, 지하수의 오염을 유발할 수 있는 산업활동 및 개발을 규제, 조절하는 방안과 오염취약지구 조사를 관리한다.

지하수환경에서 오염물질의 이동은 매질의 공극과 투수성, 지하수면의 깊이, 기후, 지형조건, 오염물질의 유입방법 등에 의하여 영향을 받기 때문에 지하수위 조절에 의한 염수침입을 인위적으로 방지하여 해수와 담수의 경계면이 내륙으로 이동하는 것을 방지하거나, 해수 취수용 관정을 설치하여 취수된 해수는 그대로 바다로 배출하는 방법 등이 있다. 지하수는 오염되기 전에 보호하는 것이 최선이다.

(1) 봉입(Containment)

오염물질을 현장 내에서 점토 등으로 밀폐하는 것으로 오염물질의 확산과 폭로를 방지하는 것

(2) 퍼올림 처리(Pump & Treat, Above Ground Treatment : AGT)

가장 많이 사용되는 복원기술로 오염된 지하수를 지상으로 끌어올려 처리시설에서 오염물질을 제거 후 지하수계로 되돌려 보내는 방법

① Air stripping(공기탈기법)

㉠ 휘발성이 풍부한 오염물질인 경우에 탁월한 효과를 발휘

㉡ 대기중으로 TCE 방출이전에 활성탄 흡착처리 또는 생물처리가 필요함

㉢ 대상폐수의 pH를 11 이상으로 높인 후 공기를 불어넣어 수중의 암모니아를 NH_3 가스로 탈기(脫氣)하는 방법

② 산화법

㉠ 자외선과 과산화수소, 오존 등을 조합하여 TCE를 산화분해하는 방법

㉡ UV산화 + 과산화수소, 오존

③ 생물처리

㉠ 질소 인 제거를 위해 유동상 또는 고성상 생물막에서 반응하여 오염물 제거

㉡ 영양물질과 미생물을 공급하여 처리효율을 향상

3) Biosparging

오염된 지하수 내에 영양원과 산소를 공급하여 분해미생물을 증식시켜 오염물질의 제거속도를 향상시키는 방법으로 오염형태상 지하수뿐만 아니라 그 상층 또는 근방에 위치한 불포화대도 동시에 오염될 때 유리하다.

[표 4-3] 지하수 수질환경기준(단위 : mg/L, pH는 단위 없음)

구분		생활용수	농업용수	공업용수
일반오염물질(5개)	수소이온농도(pH)	5.8~8.5	6.0~8.5	5.0~9.0
	화학적 산소요구량(COD)	6 이하	8 이하	10 이하
	대장균군수	5,000 이하 (MPN/100ml)	–	–
	질산성질소	20 이하	20 이하	40 이하
	염소이온	250 이하	250 이하	500 이하

구분		생활용수	농업용수	공업용수
특정유해 물질(10개)	카드뮴	0.01 이하	0.01 이하	0.02 이하
	비소	0.05 이하	0.05 이하	0.1 이하
	시안	불검출	불검출	불검출
	수은	불검출	불검출	불검출
	유기인	불검출	불검출	불검출
	페놀	0.005 이하	0.005 이하	0.01 이하
	납	0.1 이하	0.1 이하	0.2 이하
	6가 크롬	0.05 이하	0.05 이하	0.1 이하
	트리클로로에틸렌	0.03 이하	0.03 이하	0.06 이하
	테트라클로로에틸렌	0.01 이하	0.01 이하	이하

5 물의 순환

지구표면은 71%가 물로 덮여 있으며, 지구 상의 물의 총량은 약 13억 6천만 km^3로 대부분인 97.2%가 해수이며 빙하와 얼음이 2.15%를 차지한다.

지구 위의 물의 균형이 시간이 지나도 일정하지만 각 물 분자는 빠른 속도로 대기와 육지로 오고 갈 수 있다. 이 같은 물의 움직임을 물의 대순환(물 사이클)이라고 일컫는다.

대기 중의 수증기는 냉각되면 과포화상태로 되어 구름이 되어 비・눈・진눈깨비・우박 등이 되어 지표에 내린다.

비・눈 등 지표에 내리는 물을 총칭하여 강수량(precipitation)이라 하며 비・눈을 각각 강우, 강설이라 한다.

강수의 일부는 지표수가 되어 하천을 통하여, 호소, 바다에 흘러들어 간다. 다른 일부의 강수는 지층에 침투하여 내려가서 지하수로 된다.

지표수의 표면으로부터는 끊임없이 물이 증발하고 있으며, 또 지층에 침투한 물도 식물을 통하여 혹은 흙의 모세관작용에 의하여 지표에 올라와 증발하여 다시 대기 중의 수증기로 환원한다.

1) 수원

[표 4-4]

천수	비나 눈으로 내리는 물
지표수	지표면 위에 고여 있는 하천이나 호수 등으로 수질은 안정적이나 오염의 기회가 많다. 우리나라의 상수도가 대부분 사용
지하수	지각의 윗부분인 토양층과 암석층에 보관되어 오염은 적고 탁도가 낮아 수원으로 적합하나 수량이 적다.
복류수	지하수면이 하천수와 밀착해서 있는 것으로 흐름이 있어 지표수와의 교환이 이루어져 지표수와 거의 비슷하지만 탁도가 지표수보다 낮다.

2) 우리나라 홍수

최근에는 도시지역 홍수피해가 급증하여 지형적인 저지대문제가 가장 크다. 그 외 배수능력 부족이나 배수불량, 하수관거 용량부족 등의 원인이 있다.

산사태에 의한 토사재해가 증가추세로 고속도로 변이나 산기슭 혹은 주택파손 뿐 아니라 산사태시 수반되는 토사유출로 하천이 범람하고 도로유실로 인해 도로변의 토사재해는 교통장애로 유발된다. 계곡과 중소하천 인근지역의 피해가 반복되고 있으며 특히 하천만곡부(meander)의 외측과 내측에서 홍수피해 발생이 빈번하다. 우리나라에서 범람평원은 농경지나 과수원이 형성된 경우가 많다. 범람평원에 집중적인 강우가 내리면 홍수가 빈번하게 발생하며 홍수의 발생은 강우량, 강수의 분포 강수가 암석이나 토양에 침투되는 속도 등에 따라 영향을 받는다. 하천에 의한 홍수 이외에도 기후변화와 드물게는 댐의 붕괴로 발생하기도 한다.

홍수를 방지하기 위해 복개천이나 하천의 최하류에는 폭우 시 넘쳐나는 빗물을 처리할 수 있는 밋물펌프장을 만든다. 복개천의 중간중간마다 유수지를 만들어서 빗물이 넘치지 않도록 한다. 이런시설이 보기에는 미관상 좋지않지만 몇십년만에 내리는 폭우가 내릴때는 이러한 치수시설의 역할이 현실적으로 무엇보다 중요하다.

6 호 소

호소란 '물이 고여 있는 곳'으로 일부 어떤 곳은 다양한 자연현상에 의해 형성된 웅덩이에 물이 고인 곳이라 할 수 있다. 여기서 자연현상은 지각에 생긴 단층이나 함몰된 곳, 화산분출물과 붕괴토사 등에 의해 하천의 흐름이 차단된 곳(폐색호)이나 물줄기가 이동된 곳, 해안선이 변경된 곳(해적호), 휴지화산의 분출구, 빙하로 인한 굴곡 등으로 여러 가지 형태를 가진다. 이러한 곳은 자연호소 또는 천연호소라고 하며 호수, 늪, 소택, 습원 등으로 불리는 곳들이다.

호소는 자연적 천이에 의하여 호소에서 늪, 초원, 숲의 순으로 바뀌어간다. 자연호소 이외에 인공적 호소에 해당하는 곳은 생활용수, 농업용수, 공업용수 등의 확보를 위해 인공적으로 만든 댐, 저수지 등을 말하며, 넓은 범위의 호소에 해당한다.

이러한 호소의 겨울에는 호수바닥의 물이 최대밀도를 나타낸다. 표수층 물은 0℃에 가깝게 가벼운 물이 되나 깊은 수심의 물은 무거운 물인 최대밀도 4℃가 된다. 물의 혼합이 억제되는 성층현상을 나타낸다.

여름에는 수온이 올라가 표수층은 낮은 밀도, 심수층은 높은 밀도를 유지하여 수직운동이 호수 상층에만 국한되어 수심에 따른 온도변화로 인해 정체층으로 안정상태를 유지한다.

봄, 가을에는 저수지의 수직혼합이 활발하여 분명한 열 밀도층의 구별이 없어지고 수온약층이 된다. 겨울철 얼음이 녹으면서 4℃밀도가 최대가 되면 표수층 물은 심수층으로 옮겨가고 심수층은 표수층으로 이동하는 수직운동이 계속 일어난다. 즉 전도현상(turn over)은 상하수직운동으로 강 밑바닥의 퇴적된 물질과 함께 순환하므로 수질악화, 부영양화 촉진, 탁도가 증가한다. 겨울과 여름에는 수직운동이 없어 정체 현상이 생기며 수심에 따라 온도와 용존산소 농도 차이가 크고 겨울보다 여름이 정체가 더 뚜렷이 생긴다.

1) 밀도차에 의한 수온층

(1) **순환층**(epilimnion) **표수층** : 호기성 박테리아가 많고 최상부층, 바람에 의해 순환이 잘 된다.

(2) **수온약층**(thermocline 또는 mesolimnion) : 변온층, 약층으로 수온이 수심 1m당 ± 0.9℃

이상 변화가 있다.

(3) **정체층**(hypolimnion) : 최하부층, 용존산소 거의 없음, pH는 약산성, 혐기성 상태(혐기성 박테리아), CO_2는 매우 많고 황화수소가 검출된다.

(4) **성층현상** : 연직혼합이 강하게 억제되고 여름(정렬성층, CO_2 농도 구배와 DO농도 구배가 같은 모양)과 겨울은 역성층이다.

호소는 물의 순환에서 육상에서 흘러 들어오는 물을 저장하여 바다로 유출시키거나 대기로 증발시킨다.

수로는 내륙항구와 수산업으로 많은 어획고를 올리고 있지만 수질오염으로 인해 어류가 감소하고 어패류의 질이 떨어지고 상품으로서의 가치가 낮은 어종들이 증가하고 있다. 또한 화력 및 원자력발전소, 제철소 등 화학공장에서는 대량의 냉각수를 호소에 방류하여 어류에 직접적인 악영향을 미친다. 전력수요가 매년 약 7%씩 증가하므로 열오염에 대한 우려는 하천이나 작은 호소에서 더욱 크다.

수온의 상승으로 식물이 과도하게 성장하여 나뭇잎 등이 호수 밑바닥에 쌓여 부패할 때 용존 산소가 크기 때문에 간접적인 환경오염을 일으킨다. 큰 호소인 경우 미국 오대호도 선박운행을 자제하고 있으며, 중국 윈난성의 곤명호는 녹조로 덮혀 있다. 호소에 배를 운행하면 기름과 쓰레기 오염이 발생하고, 관개에 이용하면 비료와 살충제의 오염이 발생할 수 있다.

호소의 화학오염원으로는 DDT와 그 밖의 살충제, 중금속 등이 있다. 수중의 유기물은 분

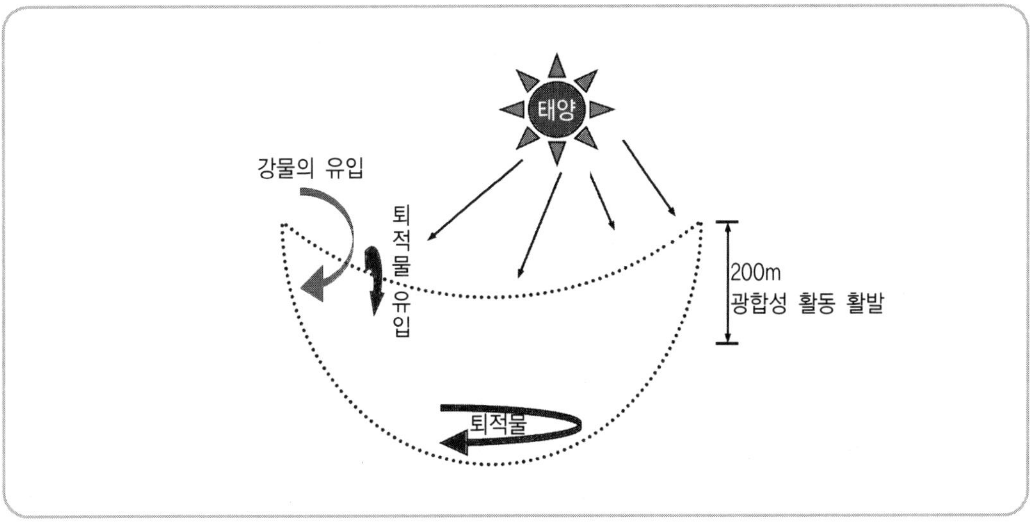

[그림 4-3] 호소

[표 4-5] 호소(Lakes) 수질환경기준

구분	등급	이용목적별 적용대	기준						
			pH	COD (mg/L)	SS (mg/L)	DO (mg/L)	대장균군수 (MPN/100mL)	총 인 (mg/L)	총질소 (mg/L)
생활환경	Ⅰ	상수원수 1급 자연환경보전	6.5~8.5	1 이하	1 이하	7.5 이상	50 이하	0.010 이하	0.200 이하
	Ⅱ	상수원수 2급 수산용수 1급 수영용수	6.5~8.0	3 이하	5 이하	5 이상	1,000 이하	0.030 이하	0.400 이하
	Ⅲ	상수원수 3급수 용수 2급 공업용수 1	6.5~8.5	6 이하	15 이하	5 이상	5,000 이하	0.050 이하	0.600 이하
	Ⅳ	공업용수 2급 농업용수	6.0-8.5	8 이하	15 이하	2 이상	–	0.100 이하	1.0 이하
	Ⅴ	공업용수 3급 생활환경보전	6.0-8.5	10 이하	쓰레기등이 없음	2 이상	–	0.150 이하	1.5 이하
사람의 건강보호	전수역	• 카드뮴(Cd) : 0.01mg/L 이하 • 비소(As) : 0.0mg/L 이하 • 시안(CN), 수은(Hg), 유기인 : 검출되어서는 안됨 • 포리크로리네이티드비페닐(PCB) : 검출되어서는 안됨 • 납(Pb) : 0.1mg/L 이하, • 6가크롬(Cr^{+6}) : 0.05mg/L 이하 • 음이온계면활성제(ABS) : 0.5mg/L 이하							

※ 비고 : 총인, 총질소의 경우 총인에 대한 총질소의 농도비율이 7미만일 경우에는 총인의 기준은 적용하지 아니하며 그 비율이 16이상일 경우에는 총질소의 기준을 적용하지 아니한다.
수산용수 1급 : 빈부수성수역의 수산생물용
수산용수 2급 : 중부수성수역의 수산생물용
자연환경보전 : 자연경관등의 환경보전
상수원수 1급 : 여과등에 의한 간이정수처리후 사용
상수원수 2급 : 침전여과등에 의한 일반적 정수처리 후 사용
상수원수 3급 : 전처리등을 거친 고도의 정수처리 후 사용
공업용수 1급 : 침전등에 의한 통상의 정수처리 후 사용
공업용수 2급 : 약품처리 등 고도의 정수처리 후 사용
공업용수 3급 : 특수한 정수처리 후 사용
생활환경보전 : 국민의 일상생활에 불쾌감을 주지 아니할 것

해되어 일부가 세포합성이나 유지대사를 위한 에너지원이 된다.

호수 심층에 산소가 없을 때는 질산이온을 전자수용체로 이용하는 종속영양세균인 탈질화 세균이 많아지고 어느 정도 유기물이 분해된 하천의 경우 조류 발생이 증가할 수 있다.

유기물이 다량 유입되면 혐기성 상태가 되어 H_2S(황화수소)와 같은 gas를 유발하지만 호기성 상태가 되면 탄산가스와 H_2O가 증가한다. 강물이 호소로 흘러 들어오면서 강에 비해 유속이 느리고 퇴적물은 무거워 호소 밑에 퇴적된다. 태양이 오래 비치는 곳에 호소물의 온

도차는 온도가 높은 곳 밀도의 표면이 올라와 있다. 물의 표면에서 수심 약 200m까지는 광합성이 활발하여 산소가 풍부하고 생물학적 작용에 의해 식물이나 초식동물 및 1·2차 소비자의 활동이 활발하게 이루어져 먹이사슬에 의해 어류가 많이 서식하는 곳이다.

퇴적물이 고인 호소 밑에는 산소가 거의 없다. 산성화된 호수는 용해된 알루미늄(Al^{3+})이온의 농도가 높아 어류수가 대폭 감소되고, 생태계를 변화시킨다. 봄·가을이 되어 호소 밑물의 온도가 4℃가 되면 밀도 차에 의해 물이 돌게 된다. 이때 퇴적되어 있던 납이나 수은도 함께 돌면서 위쪽으로 올라가는데 퇴적물이 올라가면 여러 원인들 중에 산소소모가 많아 일시적으로 어류들이 호흡을 할 수 없어 떼죽음을 당해 수면위로 올라와 죽게 된다. 어류들이 집단폐사 하는 원인은 다양하지만 여름 동안에는 수면가까이에서만 물 교환이 약간 일어나고 물 교환이 일어나지 않는 곳에는 산소가 부족하다. 여름이 지나고 수면층이 4℃될 때 봄·가을에 다시 물이 돌아 혼합을 하게 되는데 겨울에는 호소밑바닥이 밀도에 따라 거의 정체되어 있어 움직이지 않고 용존산소가 없어 혐기성 박테리아가 많다.

제5장 수질오염
(water pollution)

1 수질오염의 정의

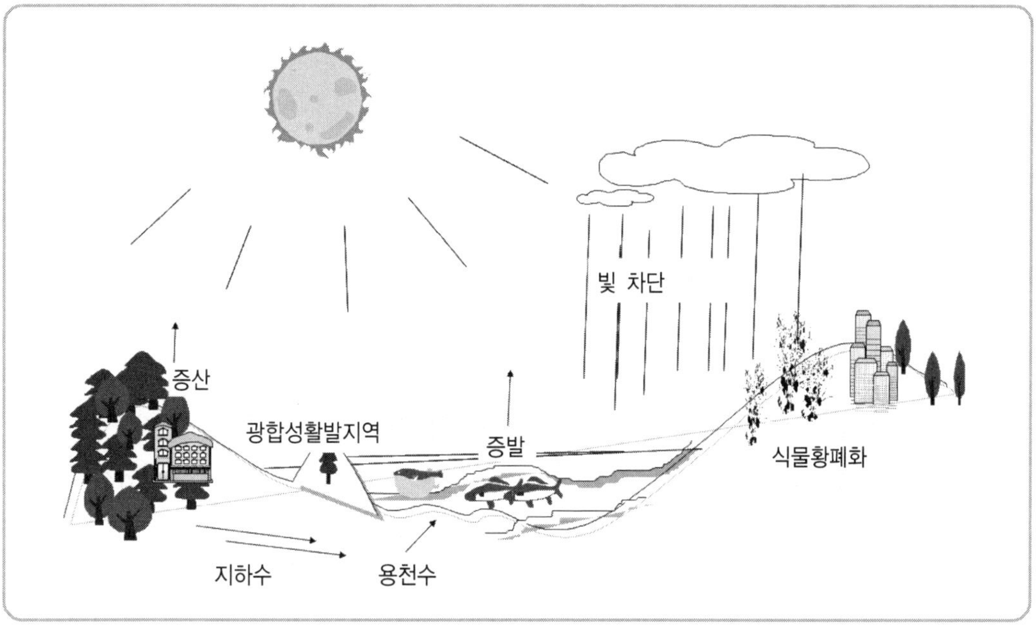

[그림 5-1] 물의 순환과정

수질오염은 하천, 호소, 해양 등의 공공 수역의 수질이 인간 및 산업 활동으로 인해 발생된 하수나 폐수 등에 의해 원래의 수질과 달라져 물 이용에 지장을 초래하고 환경변화를 일으켜 수계상태에 영향을 미치는 현상이다.

2 물의 순환과정 중 수질오염

오염물질은 물리 화학적 및 생물학적 작용에 의해 대부분 자정작용의 능력을 가지고 있지만 한계를 넘게 되어 오염물질이 많을 때는 자연수가 오염되고 자연계뿐만 아니라 인간 및 동·식물에게도 유해한 영향을 미치게 된다. 생활폐수, 공장폐수 등이 복합된 폐수로서 주로 유기물과 질소성분이 오염되고, 축산 폐수는 목장 등 가축사육장으로 질소, 인, 유기물 등의 성분이 부영양화로 수중 용존 산소의 결핍을 시켜 하천, 호수, 해역의 수질을 오염시킨다.

3 수질오염의 검출 및 종류

수돗물에는 물 속의 각종 세균 및 바이러스 불순물을 살균처리하기 위하여 소독을 하는데 수돗물의 살균방법은 크게 염소소독법, 오존살균처리법, 자외선살균처리법으로 3종류로 처리하고 있다.

1) 염소소독 주입법

염소나 다른 약품들이 첨가되어 남아있는 세균을 죽이고, 공급되기까지 운반되는 동안 안전하게 하기 위함이다. 염소는 산화작용이 강해 대장균, 전염성 병원균 등의 살균제로 이용되고 이외에 악취제거, 색도 제거, 부식, 통제, BOD제거 등으로 사용한다. 염소는 수중에서 유리잔류염소와 결합잔류염소가 있다. 염소소독의 효과는 염소산이 세포막을 통과하기 쉽고 살균력이 강하다(OCl^-의 약 80배). 페놀이 함유되면 염소처리가 요구되며 유기물 산화로 냄새와 맛을 제거하며 응집침전 촉진, pH에 따라 살균력은 다르게 나타난다. 정수처리된 물은 탱크나 저수지에 저장하고 염소를 투입하여 물을 완전히 소독한다. 완전하게 소독된 물은 수도 파이프를 통해 흘러가게 된다.

2) 오존살균처리법

오존은 산소 원자 3개로 이루어져 있으며 제 3원자가 결합력이 약해 발생기 산소를 내는데 이것이 소독작용을 한다. 오존은 1886년에 물속의 오염을 살균하기 위하여 처음 사용되었고, 오존을 인위적으로 발생시키는 방법으로는 자외선 Lamp방식, 무성방전방식 및 전기분해방식이 있다.

Lamp방식은 살균력과 에너지가 강한 단파장을 발생하여 돈사와 주방과 같은 좁은 공간을 저농도로 꾸준히 살균시키는 방법이다. Lamp방식의 장점은 비용이 적게 소요되고 구조가 간단하고 독성이 강한 질소산화물(NOx)을 포함하지 않을 뿐만 아니라 자외선과의 시너지효과를 기대할 수 있다(광산화법). 오존 살균의 장점은 염소보다 6배 이상의 강한 살균력으로 세균의 세포막에 존재하는 효소를 산화시켜 세포막을 파괴하고 DNA를 손상시키며, 중금속, 유해유기물, 잔류농약 등을 분해한다. 상・하수의 살균은 물론 폐수의 고도처리에까지 이용되고 있으며 제철, 제망간 및 발암물질인 THM생성억제, 표면활성화, 산화촉매, 난분해성 유기물질분해, 응집침전의 효율증대, 생물학적 활성도의 증대 등의 다양한 용도로 활용되고 있다. 염소 주입법에 비하여 살균력이 강하고 냄새를 유발하지 않으며 2차 오염물질을 유발하지 않는다. 오존의 강력한 산화력에 의해 수중의 유기오염물질들이 산화, 제거되는 사실들이 인식되면서부터 살균뿐만 아니라 철, 망간, 맛, 냄새, 조류, 색도, 미량유기화합물 등의 제거에도 적용되고 있다.

단점으로는 복잡한 오존 발생 장치가 필요하고 가격이 고가이다.

3) 자외선살균처리법

석영유리로 된 수은 등에 직류 220V, 3・5A의 전류를 통해서 얻는 파장이 짧은 광선으로 수심 120mm이내에서 살균 효과를 가진다. 물의 탁도, 색도가 높으면 광선의 투과가 자외선의 살균 효과는 나빠진다. 자외선은 세포안의 핵산(DNA)이 자외선의 에너지에 의해 세포의 신진대사 장해를 초래하여 증식을 억제한다.

(1) 자외선 살균 특징

① 곰팡이류를 제외한 거의 모든 종류의 균에 대해 유효하다.

② 피조사물에는 거의 변화를 주지 않고 효과적인 살균이 이루어진다.

③ 사용방법이 간단하고 경제적이다.

④ 공기나 물 등 투명한 물질의 살균에 적당하지만 불투명 물질이나 고체는 어렵다.

⑤ 공기, 물 이외의 대부분의 물질은 표면만 살균되는 단점이 있다. 자외선은 눈 및 피부에 대해 유해하기 때문에 안전상의 주의를 필요로 한다.

(2) 자외선의 살균효과

자외선의 살균효과는 자외선의 파장에 따라 달라지며, 250~260nm파장이 가장 효과적인 UV이다. 250~260nm파장에서의 살균효과는 피 조사되는 적산 UV량(방사강도조사시간)에 정비례하는 관계가 있다. 각종 균을 죽이는데 필요한 자외선 조사량은 실험자나 균주, 균의 발아단계, 환경, 조작조건 등에 따라 조금씩 다른 수치가 보고되고 있다.

더구나 자외선 살균효과는 수십 수백 종의 균종과 아직 알려져 있지 않는 새로운 바이러스에 대해서도 비슷하다. 특히 새로 생기는 변종에 대한 살균 효과도 기존의 알려진 바이러스와 비슷한 살균효과가 있다.

4 수질검사 항목

(1) **매일 1회 이상 :** 냄새, 맛, 색도, 탁도, 수소이온, 잔류염소(6개 항목)

(2) **매주 1회 이상 :** 대장균수, 일반세균, 암모니아성질소, 질산성질소, 과망간산칼륨, 증발잔류물(6개 항목)

(3) **매월 1회 이상 :** 수질기준 전 항목, 먹는 물 수질검사는 염소소독을 거친 정수장 정수일 경우에만 검사한다.

[표 5-1] 먹는 물 수질검사 항목

먹는 물 수질기준 및 검사 등에 관한 규칙 제2조 별표 1 참조

항 목	특 성	영향	처리방법
1. 일반세균 (Total Colonies)	• 평상시보다 현저하게 높게 검출 시 어떤 것에 의한 오염 또는 병원미생물의 혼입 가능성 시사	• 수처리 효율의 지표 • 병원미생물에 의한 오염지표	끓 임 염소소독
2. 대장균군 (Coliform roup)	• 사람과 동물의 배설물 등에 의한 오염도로, 병원미생물에 의한 오염 지표	• 설사 • 경련, 메스꺼움	끓 임 염소소독
3. 경도 (Hardness)	• 해수와 폐수의 오염, 콘크리트구조물 용출로 증가 • 정수 처리 시 석회투입에 의해 증가	• 비누거품이 잘 일어나지 않음(경수)	침전분리 이온교환

항 목	특 성	영향	처리방법
4. 과망간산칼륨 ($KMnO_4$) 소비량	• 물의 오염정도의 총체적 간접적 지표 • 하천수에 분뇨나 하수, 공장폐수 등의 유입 시 증가	• THM 전구물질(후민질)의 지표	응집, 침전법 오존, 염소 활성탄흡착
5. 증발잔유물 (RE)	• 자연존재 외에 방류수, 공장폐수에 의해 증가	• 증발잔류물이 과다시 물 맛 이상 및 스케일형성	응집침전법
6. 탁 도 (Turbidity)	• 무기, 유기 부유물, 미생물 및 토사가 원인 물질임	• 심미적으로 부유물질의 함유를 의미	여 과 응집, 침전
7. 냄 새 (Odor)	• 조류의 발생, 공장 배출수, 화학약품, 가정 배출수, 분뇨 등의 혼입과 배관부식	• 수도수질에 대한 기본적인 지표	폭 기 활성탄처리
8. 맛(Taste)	상 동	상 동	상 동
9. 색도 (Color)	• 급수말단의 경우 배관의 녹과 생활하수, 분뇨 등의 혼입원인	• 급수전에서 착색된 물이 나올 경우 수질적 이상 암시 • 오염물질의 존재 암시	응집침전 활성탄흡착
10. 수소이온 농도(pH)	• 물의 산성, 중성, 알칼리성을 측정 • 강우, 지질, 플랑크톤발생, 폐수의 유입에 영향	• 산성이면 배관에 녹을 발생시키고, 알칼리성이면 염소소독에 영향을 줌	알칼리제 산성제투입
11. 세제(ABS)	• 음이온계면활성제(세제, 비누)	• 구토, 설사, 불쾌한 맛을 냄	활성탄흡착 오존, 폭기
12. 알루미늄 (Al)	• 수처리제, 촉매, 지혈제, 방부제 등에 사용	• 알츠하이머병의 첫 번째 위험인자	
13. 철(Fe)	• 급수관에서 용출되어 적수 발생	• 적수의 불쾌한 맛을 유발하여 세탁 물을 오염	전염소처리 폭기, 오존
14. 망간(Mn)	• 호수나 저수지에 부영양화가 진척되면서 망간이 용출 • 소독용 염소에 의하여 산화되어 본래 망간 농도의 300~400배의 색상을 나타냄	• 높은 농도에서 설사, 위장장애 • 흑수와 불쾌한 맛 및 색도 유발	전염소 이온교환 폭 기 pH 조정
15. 동(Cu)	• 급탕설비의 재질에 동관을 사용했을 경우, 구리의 용출로 물빛이 변하거나 혼탁	• 메스껍고 불쾌한 맛 유발 • 토양에 구리 부족시 백화현상	이온교환
16. 아연(Zn)	• 급수시설에 아연강관을 사용할 경우 수돗물의 잔류 염소와 반응하여 아연이 녹아 나와 물을 뿌옇게 하거나 불쾌한 맛을 냄	• 인간에게 필수 요소 • 과량 존재 시 메스꺼움 • 20~30mg/L 존재시 금속맛	이온교환
17. 염소이온 (Cl^-)	• 가정하수, 공장폐수나 분뇨 등의 혼입시 증가로 오염지표	• 칼슘과 결합해서 관벽에 스케일형성	이온교환
18. 황산이온 (SO_4^{-2})	• 자연계에도 광범위하게 존재하지만 공장 배출수로 증가	• 설사 및 위장장애 • 부식유발	

미생물(1~2번) 및 심미적 영향물질(3~18번)

• 그 외 항목 수질검사

다이아지논(Diazinon), 파라티온(Parathion), 말라티온(malathion), 페니트로티온(Feni-trothion), 카바릴(Carbaryl), 페놀(Phenol), 총트리할로메탄(THM), 디클로로메탄(Dichloromethane), 1,1,1-트리클로로에탄(1,1,1-TCE), 벤젠(Benzene), 트리클로로에틸렌(TCE), 톨루엔(Toluene), 테트라클로로에틸렌(PCE), 에틸벤젠(Ethyle ben- zene), 크실렌(Xylene), 사염화탄소(Carbon TET), 1,1-디클로로에틸렌(1,1-DCE), 수은(Hg), 카드뮴(Cd), 비소(As), 세레늄, 납(Pb), 6가 크롬(Cr^{+6}), 암모니아성질소(NH_3-N) 질산성질소, 불소(F), 시안(CN)

5 수돗물 정화(염소소독)

1) 염소소독에 따른 수돗물의 영향

물에 염소를 넣어 깨끗한 물을 음용할 수 있다는 사실은 역사적으로 공중보건의 커다란 진보 중의 하나로 평가되고 있다.

염소는 값이 싸기 때문에 주로 수돗물의 정수에 살균제로 사용하는 것이 일반화 되었다.

그러나 세균 오염으로 인한 전염성 질환을 예방하거나 수돗물의 원수가 유기물 등으로 심하게 오염된 경우는 수돗물의 염소소독으로 생성된 염소화합물이 해를 일으킬 우려가 있다고 후에 밝혀졌다.

염소소독은 수돗물을 정수하는 과정에서 오염된 세균을 죽이고, 정화 후에도 수도관 내부가 부식이 되면서 물때가 생겨 가정의 수도꼭지까지 가는 과정에서 녹물이 나오거나 세균이나 박테리아가 생길 수 있는 오염을 방지하기 위해서 과도한 염소를 투입하는 부작용도 있다.

수돗물의 특이한 자극적인 냄새는 이 염소가 포함되어 있기 때문이며 노란색을 띤다.

염소소독으로 정수한 물에서 염소냄새를 제거하려면 물을 하루 정도 받아 둬서 염소가 날아가게 한 후 쓰는 방법이 좋다.

염소소독은 식수에서 장티푸스균과 콜레라균 등을 살균을 통해서 물로 인하여 발생하는 수인성(水因性) 전염병으로부터 인명을 구할 수 있는 획기적인 이로움을 주었다. 하지만 염소에 대한 장단점을 알고 물을 사용한다면 건강에 해로운 부분을 적절히 제거하며 사용할 수 있을 것이다.

2) 수돗물의 염소소독의 유해성

수질오염이 심하거나 혹은 수돗물이 각 가정의 수도꼭지까지는 일정수준의 염소농도를 유지하도록 되어 있어 염소가 없다면 수도관 내부에 각종 세균이 번식할 수 있기 때문에 염소를 더 넣어야만 하는 것이 현실이다.

수돗물에 박테리아와 미생물을 살균, 소독하기 위하여 염소를 첨가하는 것은 현재로서는 불가피한 일이다.

문제는 인체에 치명적일 수 있는 화합물이 다량의 염소와 화합하는 과정에서 문제가 발생할 수도 있다는 점이다.

염소소독은 먹는 물에 미량의 중금속이나 세균 혹은 박테리아가 소독에 이로움을 준 것은 사실이지만, 소독 시 주입하는 염소에 대한 또 다른 상황을 등한시하여 크게 생각해오지 않았었다.

그러나 염소는 환경에 따라 새로운 독성을 생성하기도 하며 인간에게 직접적으로 영향을 미치는 독성 이외에도 물 속에 이미 존재하는 유기화합물과 자연적인 화학 반응에 의해 발생할 수 있는 부산물에 대한 영향을 고려해야 한다.

대부분의 도시 상수도 시설에서는 염소의 농도를 1ppm 정도 유지하도록 하고 있다.

이 농도는 일반 병원균을 제거하지만 이 염소의 양이 물 속에 있는 모든 유기체나 사람에까지 해로운 영향을 미치지 않는다는 보장은 할 수 없다.

3) 염소가 인체에 미치는 영향

물속에 염소는 물을 마실 때 보다 샤워 중 활성염소의 인체흡수가 더 많고, 활성염소가 15분 정도의 샤워 중에 피부와 호흡기를 통해 인체에 흡수되는 양은 1L의 수돗물을 마시는 것과 같다고 한다.

겨울철 샤워나 목욕을 할 때 실내 공기를 데우려고 더운 물을 받은 후 수증기 자욱한 욕실 사용은 밀폐된 공간(샤워실, 목욕탕)에서 사용할 때 음용시보다 3~4배 더 많이 피부와 눈과 호흡기를 통해 흡입되어 천식이나 암을 유발할 수 도 있다.

(1) 염소소독의 문제점

① 적은 농도지만 생체세포를 죽일 수 있는 강력한 산화력을 가진 수돗물 속 잔류 활성 염소는 피부를 거칠게 하고 노화를 촉진한다.

② 피부를 건조하게 하며 가려움증 등 피부질환(피부암, 아토피, 가려움증)을 유발한다.

③ 모발의 단백질을 퇴화시켜 탈모와 변색 및 비듬을 일으킨다.

④ 밀폐된 공간(목욕탕)에서 사용할 때 음용시보다 3~4배 피부와 눈과 호흡기를 통해 흡입되어 암을 유발할 수도 있다.

⑤ 설거지 등으로 주부습진 유발 및 호흡 시 염소를 흡입할 수 있다.

4) 염소소독에 의한 아토피성 피부염과 기관지염

아토피성 피부염과 기관지염의 원인은 선천적 요인과 후천적 요인이 있으며, 후천적 요인은 주로 환경오염에서 기인하는데 이중 가장 큰 요인 중 하나가 수돗물에 함유된 염소이다.

(1) 수돗물로 목욕할 때에 염소는 쉽게 휘발되어 공기 중에 퍼지고 닫힌 욕실 내에서 농축된다. 물은 밖으로 빠지고 염소는 남아 염소 샤워를 할 정도로 염소농도는 상승한다. 아토피성 피부염에 스테로이드 연고를 전혀 사용하지 않고 염소를 제거한 물로 목욕하는 요법을 시행했을 때 약 80~90%의 피부자극이 줄어듦을 경험한 적이 있다고 한다.

(2) 염소와 피부, 기관지, 비점막과의 관계에서 아토피성 피부염이 있는 유아는 천식, 비염으로 발전되기 쉽다. 이는 피부, 기관지 비점막은 신체의 표면으로 외부의 이물질에 대해서 같은 면역기능을 갖는다.

5) 기관지 염증과 염소의 관계

일본에서 소아의 기관지염 발생률이 급격히 늘어나자 관련기관에서는 대기오염이 주원인이라고 추측했다.

그러나 일본의 한 소아과 병원이 조사한 결과 그 공통된 이유는 수세화장실, 목욕, 샤워, 에어컨, 승용차 보급에 따라 수돗물 수요가 급증하면서 염소 흡입량이 증가하여 그 원인이 있다는 사실이 밝혀졌다.

그 후, 염소제거 물 사용의 실례로 염소를 제거한 물로 목욕 시 피부자극이 줄어들고, 약

70%로 개선효과가 있었다.

또한, 수돗물 중에 함유된 염소가 피부 발진과 관련이 있다는 점이다. 염소는 산화작용으로 피부의 고분자 불포화지방산과 비타민 E를 파괴하는데, 이것은 각종 지방산 오일과 산화방지제인 비타민 E 등이 습진이나 건조피부에 효과가 있었는지를 잘 설명해주는 예이다.

6 염소화합물 생성

염소소독의 또 다른 문제점은 염소 자체로도 피부질환 및 기관지염을 유발한다는 연구 보고 외에 수돗물의 원수가 유기물로 심하게 오염된 경우에 염소는 이들 물질과 화학반응을 일으켜서 암의 유발이 우려되는 염소화합물을 생성한다는 점이다.

1) 염소소독은 Trihalomethanes 및 기타 염소화합물을 생성시킬 소지가 많다. Trihalomethanes 중 Chloroform($CHCL_3$)은 동물실험 결과 발암성이 인정되었으며 인간에게서도 암 가능성이 밝혀졌다.

2) 염소소독에 의해서는 포름알데히드를 생성한다. 알데히드류는 생물에 의한 분해가 쉬워서 생체 내 테스트에서는 음성이다.
그러나 음료수 등으로 인한 섭취에서는 안전성과 반응성이 높아서 원수중의 아민계 화합물과 반응하고, 시안화합물을 생성할 가능성도 있기 때문에 염소소독은 인체에 생각 외로 엄청난 피해를 줄 수 있다고 한다.

3) 염소에 의해 부산물로 생성되는 Chlorite나 Chlorate와 같은 것은 독성을 갖는 물질인데, 특히 동물실험에서 적혈구나 갑상선 기능에 손상을 주는 것으로 나타났다.

4) 한 예로 미국의 수돗물 원수 속에는 2천 내지 3천 종류의 유기물이 함유되어 있다고 한다. 1년 사이에도 새로운 유기물질이 수백 가지가 생겨 물에 함유될 가능성이 있는데 그것을 미리 규제할 방법이 없다. 수돗물에서 이미 규제되고 있는 물질은 일부인 수십 가지에 지나지 않는다.

5) 외국에서 암발생률이 높은 지역의 수돗물을 검사한 결과 몇몇 군데에서 클로로포름이 다량 검출된 사건이 있었다. 그 원수를 검사하였으나 클로로포름은 검출되지 않았다. 그 원수에 염소를 주입한 후 검사하였더니 클로로포름이 다량 검출되었다.
염소 처리가 클로로포름을 만든다는 결론은 쉽게 났다. 염소 처리를 해야 하는 이유는 설사나 장티푸스 같은 수인성 전염병을 먼저 차단해야 하기 때문이다. 지금으로서는 염소 처리를 하지 않을 수는 없다.
전(前)염소 처리는 소독이 목적이 아니라 원수에 용해되어 있는 유기질을 앙금화시켜서 제거하기 위한 목적으로 염소를 집어넣고 있다. 소독의 방법은 후(後)염소 처리로 모든 정수과정이 끝난 맨 나중 공정이다.
전염소 처리를 할로겐 원소를 주입하지 않는 방법으로 해야 할 것이며 후염소 처리의 소독처리도 오존처리법 등 다소 고가의 처리방법으로라도 바꾸어 나가야만 클로로포름 공포에서 해방될 수 있다.

◎ 트리할로메탄(THM)

자연수를 먹는 물로 했을 때 보통 발견될 수 있는 용존 메탄의 경우 염소와 반응할 때 발암성 물질로 잘 알려진 '염소화탄화수소(Chlorinated Hydrocarbon)'를 생성한다. 먹는 물에 염소를 주입하는 것은 잠재적으로 발암성 물질을 다량 만들 수 있다는 사실을 명심해야 한다.

트리할로메탄은 자연적으로 발생한다고 하나 이것은 매우 드문 예이고, 공장 등에서 버리는 폐기물이 하천이나 지하수를 오염시켜 결국은 수원에 유입된다.

THM에는 메탄의 수소원자가 할로겐 원자(주로 염소, 브롬, 요오드)로 치환된 화합물로서 클로로포름($CHCl_3$), 브로모디클로로메탄($CHBrCl_2$), 지브로모클로로메탄($CHBr_2Cl$), 브로모포름($CHBr_3$)의 네가지 종류가 있다.

[표 5-2] 트리할로메탄류의 물리화학적 특성

명 칭	분자식	분자량	비 점	비 중
클로로포름	$CHCl_3$	119.4	61.2	1.498(15℃)
브로모디클로로메탄	$CHBrCl_2$	163.8	90.1	2.006(15℃)
지브로모클로로메탄	$CHBr_2Cl$	208.3	120	2.260(20℃)
브로모포름	$CHBr_3$	252.7	149.6	2.902(15℃)

출처 : 일본수도협회

트리할로메탄은 원수 중에 폐기물이 유입되거나 유기물질 오염도가 높은 경우 상수도 정수 과정에서 사용하는 염소와 반응하여 생성된다.

트리할로메탄이란 약자로 THM이라고도 표기하는데 구조상으로는 우리가 잘 알고 있는 메탄(CH_4)가스의 수소원자 4개 중 3개가 염소(Cl)나 브롬(Br)같은 할로겐족 원자 3개로 치환된 화합물을 총칭하는 것이다.

이 중에서 주로 클로로포름($CHCl_3$)을 말한다.

$CHCl_3$는 끓는점이 61~62℃로 낮아서 쉽게 휘발이 되는 무색액체로 피부에 닿거나 그 증기를 마시면 매우 해롭다.

클로로포름은 마취 효과가 있으나 독성이 심하므로 마취제로는 사용하지 않는다.

특히 발암성이 매우 큰 것으로 알려져 우리나라를 비롯하여 일본, 미국 등에서는 음료수 중에 0.1ppm 이하로 규제하고 있다.

클로로포름은 유기물을 잘 녹여주는 성질이 있어 용제나 세척제로 많이 사용된다.

활성탄 필터 등을 사용하는 정수기를 쓰면 제거할 수 있다.

[표 5-3] 수질오염원

점오염원	• 오염원이 쉽게 확인되며 자체 정화시설이나 적정한 관리를 유도하여 오염원의 통제가 용이하다. 즉, 주택, 공공시설물, 공장 등 ① **생활하수** : 가정에서 배출되는 가정오수와 상업시설, 공공기관에서 배출 ② **산업폐수** : 피혁, 금속, 펄프, 채광, 채석폐수 ③ **축산폐수** : 닭, 오리, 돼지의 오염물
비점 오염원	• 오염원의 확인이 어렵고 규제관리가 용이하지 않은 오염원. 즉, 도시지역, 농경지, 산림지역, 광산지역에서 강우 시 개발사업 추진으로 오일성분 등이 도로에 축적되어 비가 내리면 하수에 유입 • 화학비료, 거품이 많이 나는 합성세제
• 수질오염의 주요원인은 발생량을 기준 시 : 생활하수〉산업폐수〉축산폐수 • 생물학적 산소요구량 기준(BOD) 시 : 산업폐수〉생활하수〉축산폐수	

7 수질오염지표

1) DO(용존산소 : Dissolved Oxygen)

물 속에 녹아 있는 유리산소를 말하며 온도가 높을수록 DO포화도는 감소한다. 20℃에서 용존산소 포화도는 9.17ppm이고, 30℃에서 7.63ppm, 0℃에서는 14.62ppm 정도이다. DO는 수중생물의 생육과 밀접한 관계가 있으며, BOD증가로 급속하게 감소될 때가 있다.

물고기 생존허용한도는 5ppm이며 수중생물의 생육에 가장 중요한 환경인자이다. 물고기는 용존산소 농도가 5ppm 이하가 되면 호흡곤란으로 살 수가 없다. 그런데 수중에 최고로 녹을 수 있는 용존산소 포화농도가 20℃에서 8.8ppm이고, 해수인 경우는 7.1ppm에 불과하기 때문에 수질관리를 조금만 소홀히 하면 용존산소 부족현상을 일으킬 수 있다.

수중에서 용존산소를 소모하는 요인으로는 수중생물의 호흡에 의한 소모와 수중생물의 배설물이나 먹이 찌꺼기 등의 유기물질들이 미생물에 의해 산화 분해될 때 소모되는 것이 있다. 한 방울의 식용유 0.05ml는 4L 정도 되는 물속의 용존산소를 완전히 소모시킬 수 있는 능력이 있다. 수중에 산소를 소모하는 유기물질의 농도가 증가하면 용존산소가 급히 소모되어 산소부족현상을 일으킨다.

이러한 산소를 소모하는 유기물질을 측정하는 방법에 BOD와 COD가 있다. BOD는 생물화학적 산소요구량으로 수중의 유기물질이 미생물에 의하여 호기적인 조건하에서 분해되는데 소비되는 산소량으로 정의하고, COD는 화학적 산소요구량으로 일정한 강산화제를 사용해서 일정한 조건으로 식수를 처리했을 때 소비되는 산화제의 양을 구하여 이에 대응하는 산소량으로 환산해서 나타낸 것이다.

유기물질을 측정하는 정확한 방법은 BOD인데 COD를 사용하는 이유는 BOD가 기간이 오래 걸리고 정확성이 떨어지는 이유이다. COD는 BOD의 대체 수단일 뿐 COD, BOD가 높으면 오염된 물이며 모두 산소를 소모하는 유기물질을 측정하는 방법이다.

2) BOD(생물화학적 산소요구량 : Biochemical Oxygen Demand)

수중의 유기물을 미생물로 분해할 때 소모되는 산소량이다.

이것은 수중에 용존산소(DO)가 있는 조건(호기성 조건)하에서, 호기성 미생물이 증식 또는 호흡 작용에 의해 유기물을 분해시킬 때 소비되는 용존산소량을 말한다. 이때 상대적으로 유기물은 생물화학적으로 안정화 되어간다. 다시 말해서 물속의 호기성 미생물(Aerobic - Micro - Organism)이 주로 유기물(입상 또는 용존형태)을 분해할 때 필요한 산소량을 나타내는 것으로 물속에 녹아있는 용존산소와 다르며 소비되는 용존산소의 양에 해당한다.

BOD는 하천의 수질오염판정의 지표가 되는 것이며, 일반적으로 단위로는 ppm, mg/L으로 표시한다.

BOD가 크면 수중에 분해 가능한 유기물질이 많이 포함되어 있어 수질이 악화된 것을 뜻한다.

일반적으로 BOD가 10ppm을 넘으면 악취가 발생하고, 이때 DO는 2ppm 이하로 되는 것이 보통이다.

권장되는 상수도원의 수질기준 BOD는 6ppm 이하이다. 수중 유기물이 호기성 미생물의 작용에 의해서 안정화하고 자연히 정화되는 과정에서 소비되는 산소량으로 ppm(parts per million)으로 표시한다. BOD가 높으면 수중 유기물이 많은 것이며, BOD가 과도로 높으면 DO가 감소하고 혐기생성물인 메탄(CH_4), 암모니아(NH_3), 황하수소(H_2S) 등이 생성되어 악취가 난다. 즉, BOD는 유기물질의 함량을 간접적으로 나타내는 지표(Indicator)인데 어떤 시료내의 유기물 종류는 대단히 많기 때문에 이들을 일일이 분석하여 각각의 종류와 양을 분석하기란 실제로 거의 불가능하다. 또한 유기물질이 수계에 유입될 때 문제되는 것은 유기물질의 종류나 양보다는 이들이 분해되면서 물속의 산소(DO)를 결핍시키기 때문에 환경 및 생태계를 파괴시키는 것이다. 따라서 BOD는 어떤 유기물질이 수계에 출입할 때 얼마만큼의 DO를 소비할 수 있는가의 잠재능력의 평가인 것이다. 실험실에서는 관습적으로 20℃에서 5일간 시료(sample)를 배양했을 때 소모된 산소량을 측정하는데 그 값을 5일 BOD 또는 BOD5라고 하며 통상 그냥 BOD라고 한다.

(1) 1단계 BOD(Carbonaceous BOD)

탄소화합물을 호기성 조건에서 미생물에 의해 분해(산화)시키는데 요하는 산소량으로 CBOD(Carbonaceous BOD)라고도 한다.

유기물을 완전히 분해하는 데에는 오랜 시간이 걸리므로, 대개 20℃에서 5일간 소비하는 용존산소량 즉, BOD5로서 정의한다. 이 때 BOD를 1단계 BOD라 하며, 이 경우는 주로 탄소화합물이 산화분해될 때 소비되는 산소량이다.

(2) 2단계 BOD(Nitrogenous BOD)

질소화합물을 호기성 조건에서 미생물에 의해 (산화)시키는데 요하는 산소량으로 일명 NOD(Nitrogenous Oxygen Demand) 또는 NBOD(Nitrogenous BOD)라고도 한다.

2단계 BOD는 주로 질소화합물이 산화분해될 때 소비되는 산소량을 말하며, 1단계 분해가 끝나면서 시작되어(도시 하수의 경우 7~10일 사이 20℃에서 대략) 완료되기까지 약 10일을 요한다.

3) COD(화학적 산소요구량 : Chemical oxygen demand)

수중의 유기물을 산화제로 산화시킬 때 소모되는 산소량인 BOD와 더불어 주로 유기물질을 간접적으로 나타내는 지표이다. 산화제($KMnO_4$, $K_2Cr_2O_7$)를 이용하여 피산화물을 산화하는데 요하는 산소량을 ppm단위로 표시한다. 일반적으로 공장폐수와 같이 무기물을 함유하고 있어 BOD 측정이 불가능할 경우 COD를 측정한다. 또한, COD는 단시간에 측정이 가능한 이점이 있다.

주로 도시하수는 BOD를 측정 활용하고, 공장폐수는 COD를 측정한다.

(1) COD는 BOD와 함께 수질오염을 나타내는 중요한 지표가 된다. COD는 수중에 무기성 오염물질 또는 비분해성 유기물이 존재할 때, 이것을 산화제(과망간산칼륨 $KMnO_4$, 중크롬산칼륨 $K_2Cr_2O_7$)로 산화시키는 경우에 소비되는 산화제의 양에 대응하는 산소량으로 표시하는 것이다.

(2) COD는 주로 해역, 호수 등의 수질오염의 지표가 되며, 수중의 오염물인 화학적인 산화제에 의해 분해될 때 소비되는 산화제를 ppm 또는 mg/L로 표시한다. 산화제의 소비량을 산소량으로 환산한 값이면 COD가 크면 수중에 무기성 오염물질이나 비분해성 유기물이 많이 포함되어 있어 수질이 악화된 것을 뜻한다.

(3) COD는 산화제의 종류, 농도, 반응온도, 반응시간, 산의 첨가량 등에 의해 크게 영향을 받는다.

(4) 사용하는 산화제로서는 $K_2Cr_2O_7$(구미지역)과 $KMnO_4$(한국, 일본)이 있으며, 전자는 약간 복잡하고 시간이 걸리지만 (2~3시간) 산화력이 강하고, 후자는 간단하고 시간이 짧지만(약 0.5~1시간) 산화력이 약하다. 또, $K_2Cr_2O_7$−COD값은 $KMnO_4$−COD값보

다 약 253배 정도 크게 나타낸다.

(5) COD법은 BOD법보다 단시간에 측정이 가능한 이점이 있으나, 염소이온, 아질산염, 제1철염, 황화물 등의 환원성 물질과 반응하여 COD를 증가시킨다. 호수나 바닷물의 오염도를 BOD가 아닌 COD로 나타내는 큰 이유는 조류(algae)가 다량으로 존재하기 때문에 탄소동화작용의 영향이 큰 BOD에 의한 오염도 판단으로는 적절하지 않기 때문이다.

(6) 도시하수의 오염도를 판단하는 데는 COD보다 BOD에 기준을 두는 것이 좋다. 그리고 일반적인 하천에서는 COD〉BOD의 관계가 있다. 유기물이 적더라도 무기환원성 물질 즉, 아질산염, 제1철염, 황화물 등이 많으면 BOD는 적어도, COD는 높은 값을 갖는다. BOD는 미생물을 이용해서 측정, 유기물질에 한정되어 있고 COD는 산화제를 이용해서 측정, 유기물질 외에 무기물 일부 포함하고 있다.

[표 5-4] 수질오염의 지표

지표	내용
용존산소 (Dissolved oxygen)	• 물의 오염도를 나타내는 지표로 물에 녹아 있는 유리산소이다. • 온도가 하강하면 DO는 증가한다.
생물화학적 산소요구량 (Biochemical oxygen demand ; BOD)	• 세균이 호기성상태에서 유기물질을 20℃에서 5일간 안정화시키는데 소비한 산소량을 말한다. 즉, 수중의 유기물이 미생물에 의해 분해될 때 소모되는 산소량
화학적 산소요구량 (Chemical oxygen demand ; COD)	• 수중에 함유되어 있는 유기물질을 강력한 산화제로 화학적으로 산화시킬 때 소모되는 산화제의 양에 상당하는 산소량 • 과망간산칼륨, 중크롬산칼륨 사용 • 폐수의 COD〉BOD; 미생물에 의해 분해되지 않는 유기물을 산화제에 의해 산화되기 때문이다(미생물에 의해 완전 분해되고 산화제에 의해 완전 분해되면 COD = BOD).
부유물질 (Suspended solids ; SS)	• 유기물 + 무기물+ 무기물질을 함유한 고형물로 0.1mm~2mm 이하 • 용존산소를 소모, 어류의 아가미에 부착되어 어류를 폐사, 빛의 수중전달을 방해, 수중식물의 광합성에 장해

[표 5-5] 하천수의 수질환경기준

구분	등급	이용목적별 적용대상	기 준				
			pH	BOD (mg/L)	SS (mg/L)	DO (mg/L)	대장균군수 (MPN/100ml)
생활환경	Ⅰ	상수원수 1급 자연환경보전	6.5~8.5	1 이하	25 이하	7.5 이상	50 이하
	Ⅱ	상수원수 2급 수산용수 1급 수영용수	6.5~8.5	3 이하	25 이하	5 이상	1,000 이하
	Ⅲ	상수원수 3급 수산용수 2급 공업용수 1급	6.5~8.5	6 이하	25 이하	5 이상	5,000 이하
	Ⅳ	공업용수 2급 농업용수	6.0~8.5	8 이하	100 이하	2 이상	-
	Ⅴ	공업용수 3급 생활환경보전	6.0~8.5	10 이하	쓰레기 등이 떠 있지 아니할 것	2 이상	-
사람의 건강보호	전수역	• 카드뮴(Cd) : 0.01mg/L 이하 • 비소(As) : 0.05mg/L 이하 • 시안(CN), 수은(Hg), 유기인 : 검출되어서는 안됨 • 폴리크로리네이티드비페닐(PCB) : 검출되어서는 안됨 • 납(Pb) : 0.1mg/L 이하 • 6가크롬(Cr^{+6}) : 0.05mg/L 이하 • 음이온계면활성제(ABS) : 0.5mg/L 이하					

비고)

1. 수산용수 1급 : 빈부수성수역의 수산생물용
2. 수산용수 2급 : 중부수성수역의 수산생물용
3. 자연환경보전 : 자연경관 등의 환경보전
4. 상수원수 1급 : 여과 등에 의한 간이정수처리 후 사용
5. 상수원수 2급 : 침전여과 등에 의한 일반적 정수처리 후 사용
6. 상수원수 3급 : 전처리 등에 의한 통상의 정수처리 후 사용
7. 공업용수 1급 : 침전 등에 의한 통상의 정수처리 후 사용
8. 공업용수 2급 : 약품처리 등 고도의 정수처리 후 사용
9. 공업용수 3급 : 특수한 정수처리후 사용
10. 생활환경보전 : 국민의 일상생활에 불쾌감을 주지 아니할 정도

8 부유물질 SS(Suspended Solids)

부유물질은 물의 탁한 정도를 나타내는 복합적인 오염물질을 말한다. 건설지역에서의 부유물질은 물속에 점토, 광산 폐기물, 불용성 유기 고형물질이 다량 섞여 있는 경우로써 경작지의 10배, 초지의 200배 정도나 된다.

부유물질이 많아지면, 호수의 수용능력 등을 감소시키고 물을 혼탁하게 하여 광선투과율을 감소시키고 광합성률이 저하되어 수중식물의 성장을 억제한다.

9 부영양화(Eutrophication)

부영양화는 강이나 바다 등 수중생태계에 유기물질이 유입되어 질소와 인과 같은 영양물질이 많아지게 되면 물의 이용에 방해가 될 정도로 부착성 또는 부유성 수중식물이 성장하여 영양소의 순환 속도가 빨라져 조류(algae)의 광합성량이 급격히 증가한다. 그 성장과 번식은 매우 빠르게 진행되고 최종적으로 대량 증식하게 되는 현상을 말한다. 호수, 연안해역, 하천 등의 정체된 수역에 생활하수나 공장폐수 또는 비료나 유기물질 등에 의해서 영양염류(N.P)의 과다 유입으로 인해 조류가 과다 증식하여 늪이 되는 현상이다. 즉, 도시하수나 농업폐수가 강, 호수, 바다 등 수중 생태계에 식물플랑크톤·조류의 성장을 촉진하는 영양물질이 다량으로 흘러 들어오면서 영양분을 갖게 되어 비료 성분인 질소·인 등이 생활하수·축산폐수를 통해 수중 생태계에 유입되면 조류가 과도하게 번식한다.

그러다 산소가 고갈되면 조류가 사멸해 썩기 시작하면서 물속 산소가 사라져 죽음의 호수, 죽음의 바다가 될 수 있다.

10 적조현상(red-tide)

적조현상은 물속 플랑크톤의 대량 번식으로 바닷물의 색깔이 적색, 황색, 적갈색 등으로 변색되는 자연 현상을 말한다.

바닷물의 색깔이 변색될 정도로 식물성 플랑크톤이 단시간에 급격히 증식하면 식물성 플랑크톤의 종류에 따라 갈색, 녹갈색, 황갈색 등으로 변한다.

부유생활을 하는 미생물군(주로 식물성 플랑크톤)이 물의 색을 붉게 하는 현상으로 물에서 고약한 냄새가 나고 산소부족으로 수중 생물들과 물고기가 죽게 된다.

1) 적조의 발생조건

(1) 수괴(水塊)의 연직안정도가 클 경우
(2) 정체성수역, 염분농도가 낮을 경우
(3) 해저 빈산소층을 형성할 경우(해저의 산소가 고갈됨)
(4) 일사량이 부적당할 경우, 영양염류(N・P)의 과다유입
(5) 용승(upwelling)현상이 있는 수역과 홍수
(6) 수온 높고 햇빛이 강할 경우
(7) 질소・인 등의 영양분이 풍부하고 규소, 칼슘, 마그네슘 등의 영양염류 외에 미량의 금속, 비타민 등이 존재할 경우

과거의 적조는 발생 후 단시간 내에 소멸하고 발생구역이 국한되어 있는 경우가 많았지만 오늘날은 환경오염으로 인하여 매년 발생하여 많은 피해를 가져온다.

2) 적조발생에 대한 대책

(1) 영양염류(N・P)유입을 차단하고 인을 함유하는 세제 사용금지, 유기성 침전물을 제거하고 준설에 의한 저질물질을 정화시키고 과잉 번식된 조류는 황산동($CuSO_4$) 또는 활성탄을 주입하여 제거

(2) 적조발생시 적조생물의 구재효과를 지닌 점토성분 살포 : 알루미늄 이온

(3) 조류 번식 억제 시 황산동의 적정 주입량 : 0.3~1.2g/L

(4) 환경영향평가 순서 : 평가범위를 설정하고 중점 평가항목 선정, 현황조사, 예측 및 평가, 저감방안 설정, 대안평가, 사후관리 순으로 평가

11 수질오염의 대책

(1) 수질 및 배출허용기준의 제정 및 지도

(2) 오염물질의 관측

(3) 하수, 폐수 처리 시설

(4) 배출원의 이전 또는 분산

(5) 환경영향 평가제도 실시

(6) 총량규제제도의 도입

(7) 국민계몽 및 보건교육

제6장 토양오염

토양은 지형과 물, 바람, 빙하 등 이화학적 환경요소와 기후조건의 영향 아래서 생태계를 이룬다. 무기질과 생물이 퇴적된 유기질로서 오랜 시간에 걸쳐 생성되면서 자연환경조건과 평형을 이루며 변화되어 왔다. 토양은 인간이 버린 쓰레기(오염물질) 투입 시 가장 취약한 부분이기도 하다. 넓은 의미의 토양오염이란 토양을 둘러싸고 있는 물질순환계, 즉 토양환경이 자연적 또는 인위적 요인에 의하여 그 균형이 파괴되어 토양의 재순환 능력이 저하된 상태를 의미한다. 인위적인 물질이 토양에 유입되어 토양의 조성변화 및 이에 의존하는 동식물에 해를 미치는 상태를 의미한다.

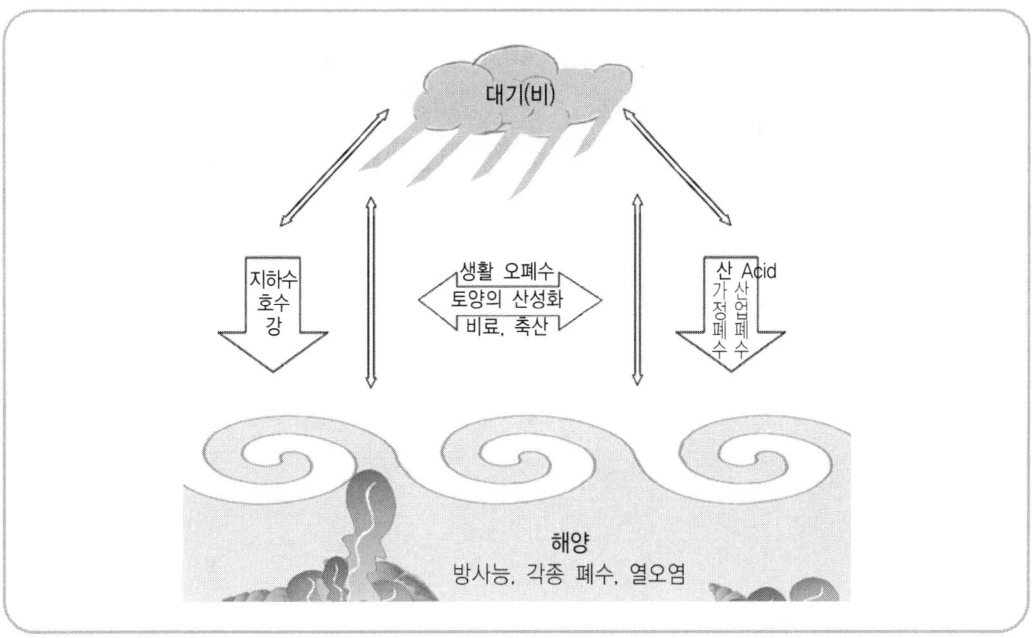

[그림 6-1] 오염의 이동통로

1 토양오염의 특징

토양은 고체, 액체, 기체 및 생물을 포함하는 하나의 생태계로서 물, 대기와는 다른 고정성을 갖는다.

토양의 표면은 음전기를 띄고 있어서 식물에 필요한 여러 가지 양분들을 보유할 수 있다. 이러한 특성에 의하여 토양에서 이온들의 이동과 고정을 통하여 물리적, 생물학적 또는 화학적 반응을 통한 유해 물질의 흡착, 탈착, 분해, 변환 등의 과정에 따른 오염물질 저감 및 보유기능을 가지고 있다. 중금속이나 화학류와 같은 유독물질의 저장시설 등으로부터의 누출에 의한 직접오염이나 대기나 수질오염 물질 및 폐기물의 매립 등에 의해 간접적으로 오염이 될 수 있다.

우리나라 토양은 산성의 성질을 갖는 화강암에서 풍화되어 산성에 가까운 성질을 갖고 있다. 이러한 토양은 일반적으로 평형상태를 유지하다가 산업활동에 미치는 각종 유해물질로부터 정화능력 초과 시는 유해물질이 땅에 축적되어 토양에 있는 식물이나 미생물에게 유해한 물질을 흡수함으로써 이것을 섭취하는 인간이나 동물에게 해를 주는 현상이다.

토양오염은 주위에 공장이나 비료를 많이 사용하는 지역에서 대기 및 수질오염에 비해 지역적으로 한정되어 나타나며, 토양 생물 및 식물에는 직접적인 해를 미치지만 인간의 건강에는 물, 공기, 식물을 통한 간접적인 해를 미친다.

대기 및 수질 오염은 오염원의 제거에 따라 단기간에 해결이 가능하지만, 토양은 유해물질의 토양으로의 부하가 개선되어도 흙속에 묻힌 비닐이 오랜 시간 썩지 않는 것과 같이 오염의 상태가 장기간에 걸쳐 지속될 수 있다.

수질 및 대기오염은 배출규제에 의한 오염의 방지와 상태의 개선이 가능하지만, 토양오염은 오염 상태 개선을 위한 오염물의 제거 및 무해화 등의 방안이 더욱 절실하다. 또한 물과 대기는 공공재산의 성격을 띠지만, 토양오염은 대부분 사유재산인 토지가 많아 어려움이 많이 수반된다.

2 토양오염의 원인

1) 원인 물질

(1) 카드뮴 및 그 화합물, 구리 및 그 화합물, 비소 및 그 화합물, 수은 및 그 화합물
(2) 납 및 그 화합물, 6가크롬 및 그 화합물 등 중금속 6종
(3) 유기인 화합물(농약성분)
(4) 폴리클로리네이티드 비페닐(PCB : 발암물질)
(5) 페놀류, 시안화합물 등 독성물질 2종
(6) 석유류(유류누출 지표물질 : 동·식물성 제외)
(7) 유사한 토양오염물질로서 토양오염의 방지를 위하여 특별 관리가 필요한 물질

2) 토양오염의 원인물질의 영향

토양오염은 대부분 각종 물질의 생산, 사용 및 폐기처분의 순환과정에서의 직접 및 간접유입으로 인해 또한 가정폐수 및 산업폐기물, 폐 광산에서 비롯하며 유기물에 의한 토양오염으로 유기성 폐기물 매립장, 가축 축사의 분뇨 야적장 등에서 나타난다.

날씨가 맑을 때나 비가 올 때 혹은 변화무쌍한 기후로 측정기준도 모호해서 오염으로 인해 피해를 줄 때 1년 주기로 혹은 1개월 주기로 평균을 주기적으로 낸다면, 비가 계속 내리지는 않기 때문에 같은 장소에서 측정을 해도 원인물질에 대한 오염측정 평균을 내기가 애매하다.

생활 쓰레기나 산업폐기물 등의 일부가 기체로 승화하여 대기에 가스나 에어로졸로 퍼져 있다가 비가 오면 황산과 같은 산성비가 내려 또다시 토양이나 해안에 지하수로 혹은 강가로 흘러 수질에 피해를 주게 된다.

물이 오염되면 물속의 오염물질의 일부가 기체로 대기에 남아 있다가 비가 오면 토양에 영향을 주듯이 토양이 오염되면 다른 수질, 대기오염과 밀접한 관련이 있다고 보아야 하며 토양에 버려졌던 폐기물은 결국은 기후에 따라 다각도로 피해를 준다. 특히 농작물에 오염물질이 들어오는 경로는 다양하다. 공기 중에 1차 오염물질들이 중력에 의해서 토양에 자연스럽게 떨어져 들어올 수 있다.

자동차 분진, 공장 배기가스, 그리고 황사와 같이 국가 간에 이동하는 대기와 오염물이 있고, 공기 중에 머물러 있던 오염물질이 비가 올 경우 산성비와 함께 땅에 떨어져 토양에 들어오는 경우이다. 농사짓는 데 사용하는 물의 수질이 나빠지면 오염된 물을 이용해서 농경지에 물을 댈 경우 물중에 오염물이 토양을 오염시키는 원인이 되는 경우가 있다.

산업화가 가중되면서 하천에 수질은 낮아지고 물 부족현상이 도래하여 깨끗한 물로 농사를 짓는 일이 어려워지고 있다. 또한 도로 주변에 있는 주유소의 저장탱크가 혹시 새게 되면 기름이 땅속으로 흘러 들어가서 오염을 일으킬 수 있다.

토양은 그 기능에 있어 식물을 재배하고 인간에게 식량을 공급해주는 가장 중요한 입지를 제공하지만 환경오염은 다른 것과 상호 밀접한 관계를 가지고 있으므로 토양오염을 예방하려면 대기오염, 수질오염과 함께 예방해야 할 것이다.

따라서 산업폐기물을 산속에 묻으면 없어지는 것이 아니고 비가 오면 화합물이 유출되어 인근지역을 오염지역으로 만들고 산업폐기물 일부가 기체로 혹은 액체, 고체로 물에 쓸려 강으로 바다로 흘러가 자연을 훼손시키는 것이다. 이렇게 자연적 혹은 인위적 수단에 의하여 특정물질이 토양에 유입되었다가 일정 농도 이상으로 토양에 축적, 식물에 흡수되어 식물의 정상적인 생육을 저해하거나 혹은 식물의 열매나 잎을 통하여 사람이나 동물이 섭취하였을 때 직접 혹은 간접적으로 인체에 많은 피해를 줄 수 있다.

토양의 산성화는 토양에 뿌리를 내리고 있는 식물에 오염물이 땅속에서 침출되어 나무나 다른 식물들에게 영양분의 흡수나 식물의 성장을 저해하고 줄기나 잎을 시들하게 만든다.

그리고 산업폐수로 인한 피해는 그렇게 자주 일어나지는 않지만 한번 피해가 생기면 그 피해가 엄청나다. 산업폐수에서 납, 수은, 카드뮴 같은 중금속이 방출되면 중금속은 토양에 많은 피해를 준다.

그러므로 산업폐수를 최대한 정화시켜서 배출하여야 한다. 때로는 숲이 우거진 인근지역 산업체에서 내보낸 화합물이 대기에서 무풍으로 인해 공기가 확산되지 못하고 머무르고 있을 때이다. 산속 높은 곳의 숲 꼭대기는 구름의 하부에 노출되어 있는 공기 때문에 산성화로 농축되어 있는 가스상 물질이나 입자상 물질의 분포에 맞닿아 있는 경우는 꼭대기에서 아래쪽으로 식물이 죽어갈 수도 있다.

또한 지상 오존은 식물이 방출하는 에틸렌체와 반응하여 자유 라디칼을 형성하여 식물의 조직 손상으로 농작물에 영향을 준다. 대부분 토양오염은 농약사용, 생활하수, 공장폐수, 비료사용 등으로 일어난다. 상세하게 분류한다면 다음과 같다.

(1) 중금속에 의한 오염

금속을 포함하고 있는 도시 및 산업폐기물의 소각에 의하여 방출되는 에어로졸 입자의 침전에 의한 오염, 소형 건전지(Ni, Cd, Hg) 등 기계, 광산 등은 이동이 적고, 안정성 및 잔류성이 높기 때문에 토양오염이 심각하다. 산업활동으로 인한 산업폐수의 중금속은 이동이 적고 계속 잔류하기 때문에 토양오염을 심각하게 일으킨다.

(2) 방사성 물질에 의한 오염

방사선은 먼지나 액체 등의 방사성이 있는 물질과 접촉 후 오염된 것을 말한다. 매우 극소량이라도 원자력 가동이나 핵연료 재처리과정, 원자력 시설의 운용, 핵폭탄 실험, 원자력 시설 사고 등으로 인해 환경으로 방출될 수 있으며, 먹이사슬을 통해 인간에서 축적될 수 있다.

내부 오염(internal contamination)은 제거하는 것이 어렵고 방사성 물질 섭취를 하거나 흡입 또는 피부를 통해서 체내로 들어온 것을 말한다. 체내에 들어온 방사성 물질은 다양한 조직(갑상선이나 골수 등)으로 이동하고, 방사성 물질이 제거 혹은 소멸될 때까지 계속해서 방사선을 방출한다. 외부 오염(external contamination)은 방사선에 피부나 옷이 오염된 경우이다.

인체 노출경로는 토지나 물 중의 라돈이 공기로 방출되어 호흡기로 흡입되거나 음용수 섭취 시 소화기관을 통해 흡수된다. 체내 흡수를 막기 위해 오염된 방사성 물질을 즉시 제거해야 하고 오염된 피부는 즉시 많은 양의 비누와 물로 문질러 씻어야 한다. 찔린 작은 상처는 모든 방사성 입자를 제거하기 위해 강하게 씻어야 한다. 오염된 머리카락은 짧게 잘라 방사선이 피부에 침투되지 않도록 한다. 따라서 환경으로 방출된 방사성 물질에 의한 식품의 오염과 유통을 방지하기 위해 세계 많은 나라에서는 규제치를 정하여 감시하고 있다.

(3) 농약에 의한 오염

농작물의 병충해 및 예방구제에 사용되는 살균제, 살충제, 제초제 등이 있다. 화학비료 사용으로 인한 오염, 토양 속에서 오랫동안 잔류하며 독성작용을 일으키며 이러한 토양오염의 해결책으로는 농약사용을 줄이는 방법이다.

[표 6-1] 농약으로 사용하는 화합물질

살균제	황산동, 유기수은제
살충제	유기염소계 화합물(DDT, BHC, 앨드린, 엔드린 등), 농약(파라티온)
제초제	2,4-D 등 토양 속에 오랫동안 잔류해 있다가 독성작용을 일으킴

(4) 각종 쓰레기(플라스틱, 비닐, 음식물 등)로 버려진 공원 및 아파트 인근 쓰레기와 생활하수에 의한 오염은 세균, 바이러스 등 각종 병원균이 식물성장에도 피해를 준다. 철강소, 제지공장, 자동차 폐 윤활유, 석탄연료 등에서 배출되는 유독성 화학물질의 증상은 피부병, 간 손상, 심장기능 저하, 기형아 발생으로 발암성이 가장 강하다. 쓰레기 소각으로 남은 불 연소된 다이옥신은 그 지역의 토양에만 피해를 줄 뿐만 아니라 비가 내리면 인근 농경지와 강가로 흘러 농작물과 물고기에 피해를 주면 결국 인간이 먹게 된다.

(5) 비닐(플라스틱)은 수분의 토양 내 이동과 작물뿌리가 자라면서 비닐에 의한 방해로 뿌리가 자라지 못하고 성장 장애를 유발한다.

[표 6-2] 토지오염물의 분해기간

종류	분해기간
비닐봉투	30~40년
나일론 천	30~40년
플라스틱백	500년 이상
일회용 기저귀	100년 이상
스티로폴	500년 이상
일회용컵	20년 이상
플라스틱 병	100년 이상
알루미늄 캔	500년 이상
양철캔	100년
나무 젓가락	20년
칫솔	100년 이상
종이	2~5개월
담배 필터	10~12년
가죽 구두	30~40년

출처 : 국가환경기술정보센터

생활용품으로 사용하는 비닐도 많지만 폐비닐은 수거가 어렵고 오염이 묻어 재활용도 어렵다. 1960년대 비닐하우스가 도입되면서 농업용 비닐은 병충해 방지 등 수량과 소득증대 효과를 가져 왔지만 온실 내 가스피해와 같은 질식과 토양을 통한 지하수 오염 등이 생기므로 종이(mulching) 이앙법으로 대처하고 있다.

3 토양오염 종류

1) 논 토양

도시하수 및 공단배출수의 영향으로 논 토양을 중심으로 수질오염에 따른 중금속 성분도 높게 나타났다. 세계 야생보호기금(WWF)에서는 환경호르몬 67종 중에 농약이 43종, 석유화학제품이 10종으로 독성이 강한 농약으로 토양이 오염되는데 농약이 대부분을 차지하고 있다고 한다.

농약의 사용을 줄여야 하고 독성이 약한 농약을 개발하여 사용하면 토양오염을 줄일 수 있다. 또 가정집에서는 합성세제를 많이 사용하면 물이 오염되면서 토양에도 피해를 주게 되어 합성세제의 양을 줄여야 할 것이다. 비료 사용은 일상생활에서 피해의 범위가 가장 크다. 식량의 생산량을 늘리기 위해서는 비료사용이 필요하지만 비료를 많이 사용할 경우에는 토양이 오염되므로 비료사용을 줄여야 할 것이다. 농약에 의한 토양오염 농토에 살포된 유기염소계 농약은 종류에 따라서 상당히 오랜 기간 토양 중에 잔류한다. 농약의 95%가 소실되기까지 살충제 DDT는 4~30년(평균 10년), 방충제는 5~25년(평균 8년), 구충제(평균 6.5년), heptachlor는 3~5년(평균 3.5년)이 걸린다고 한다.

토양 중에 농약은 온도, 수분, 미생물의 분포상태에 따라 분해속도에 차이가 있다. 유기염소제는 타농약보다 잔류성이 크며, 6년간 계속 살포한 토양 중에서는 과거에 사용한 DDT 전량의 50%가 검출되고, 12년간 계속 살포한 토양 중에서는 DDT 살포전량의 30%가 잔류하고 있었다. 1회 살포한 농약은 토양에 몇 년 후까지도 잔량이 검출되었다. 결국 살충제로 인해 세균의 평형이 파괴되어 농지의 회복이 불가능해지면 농작물에 큰 피해를 입게 된다.

2) 축산오염

전 세계적으로 축산업부문은 다른 농업 분야보다 빠르게 성장하고 있다. 또한 전 세계 사람들에게 생계를 제공하며 농업 총 생산량의 약 40%를 차지한다. 가축들은 총 육지 동물의 20%를 차지하고 사육되는 가축들과 그에 따른 곡물 사료 수요도 생태계 손실에 일조하고 있다. 가축의 의한 토양오염은 적당할 때는 비료로 사용할 수 있지만 가축의 대량 생산으로 인한 대량 분뇨는 온실 가스를 방출하여 이는 토지의 자원과 수질 악화를 유발하는 주된 원인이기도 하다.

식량농업기구(FAO)에서는 가축의 대량 방목은 오늘날 가장 심각한 환경 문제를 일으키는 상황으로 신속한 대처를 강조했다. 전체 인간 활동 중 가축에서 배출되는 이산화탄소는 9%에 달하지만 가축들이 배출하는 해로운 온실가스가 인간의 다른 활동에 비해 훨씬 더 많은 양을 배출하고 있다. 이는 인간이 배출하는 총 메탄가스 양의 37%(CO_2보다 23배나 더 많은 온난화 효과가 있음)와 암모니아 가스의 64%를 차지한다. 새로운 목장을 만들기 위해 산림을 벌목하면서 삼림 벌채의 주요 원인으로도 대두되고 있다. 이전에 초목으로 이루어진 산림지역인 아마존의 약 70%가 방목지로 탈바꿈되어 가축 떼는 광범위한 규모의 토질 악화를 초래하고 있다. 과도한 가축 방목과 토양 부식으로 인해 20%의 목초지가 악화되어 식물의 광합성으로 풍부했던 청정지역에서 이산화탄소가 더 많아 환경의 질서가 파괴되고 지구온난화 현상으로 더욱 건조해져 사막기후로 바뀌는 곳도 많아지고 있다.

잘못된 정책과 가축 관리가 사막화를 촉진시킨 결과이다. 축산업은 수질 오염과 가축 사료 생산에 상당량의 물이 사용됨으로써 부영양화가 심화되고 갈수록 고갈되고 있는 지구 수자원에 큰 피해를 주며 해양생태계에서는 조개껍질이나 산호초 퇴화를 초래하고 있다. 그 주요 오염원들은 축산 폐기물과 항생제 호르몬, 화학물질, 곡물에 살포하는 비료와 제초제 등 살충제들이다. 광범위하고 지나친 가축 방목으로 지상과 지하의 수자원 공급을 감소시키면 그 순환을 방해하여 해양생태계에도 영향을 미처 다양성을 잃어가고 있으므로 토질 악화를 방지하기 위해 다각도로 개선방안을 모색해야 할 것이다.

3) 광산 주변 토양의 중금속 오염

폐광에서 흘러나오는 유출수가 중금속으로 오염되어 주변 식수원, 토양 및 재배 농작물들을 심각하게 오염시키고 있다. 빗물과 유출된 중금속이 고여 있을 수도 있으며 오염실태는 유기물 함량이 광산 주변의 토양에서 가장 높다. 중금속 함량이 기준치 이상으로 오염되어 있어 폐광에서 흘러나오는 중금속에 오염된 유출수는 주변 환경은 물론이고 중요한 지하수를 비롯한 식수원을 오염시켜 그 식수원에 의지하고 사는 지역주민의 건강에 심각한 오염원으로 대두되고 있다. 휴・폐 광산 및 인근 주변의 광범위한 중금속 축적지역에 대한 효과적인 복원기술의 확보와 복원실행이 요구되고 있다.

[표 6-3] 토양오염 유발시설의 종류

종류	대상범위
• 석유류의 제조 및 저장시설	소방법시행령 별표 3의 제4류 위험물 중 제1・제2・제4・제4석유류에 해당하는 인화성액체의 제조・저장 및 취급을 목적으로 설치한 저장시설로서 총 용량이 2만 리터 이상인 시설
• 유독물의 제조 및 저장시설	유해화학물질관리법 제10조의 규정에 의한 유독물제조업・판매업・취급업의 등록을 한 업체에서 설치한 저장시설 중 제2조의 규정에 의한 토양오염물질을 저장하는 시설
• 기타 시설	위 유발시설과 유사한 시설로서 환경부장관이 관계 중앙행정기관의 장과 협의하여 고시하는 시설

[표 6-4] 토양오염 우려기준 및 대책기준(단위 : mg/kg)

물 질	가지역(제19조 관련)		나지역(제21조 관련)	
	우려기준	대책기준	우려기준	대책기준
카드뮴(Cd)	1.5	4	12	30
구리(Cu)	50	125	200	500
비소(As)	6	15	20	50
수은(Hg)	4	10	16	40
납(Pb)	100	300	400	1.00
6가크롬(Cr^{+6})	4	10	12	30
유기인화합물(Organic Phosphorus Compound)	10	–	30	–
폴리클로리네이티드페비닐(PCB)	–	–	12	30
시안(CN)	2	5	120	300
페놀(Phenol)	4	10	20	50
유류(동・식물성 제외)(Oil)				
• 벤젠・톨루엔・에틸벤젠・크실렌(BTEX)	–	–	80	200
• 석유계총탄화수소(TPH)	–	–	2,000	5,000

비고 : 1. 가지역 : 지적법 제5조제1항의 규정에 의한 전・답・과수원・목장용지・임야・학교용지・하천・수도용지・공원・체육용지(수목・잔디 식생지에 한한다)・유원지・종교용지 및 사적지
2. 나지역 : 지적법 제4조제1항의 규정에 의한 공장용지・도로・철도용지 및 잡종지
3. 다음 각목의 1에 해당하는 경우에는 지목 구분에 관계없이 나지역의 토양오염우려(대책)기준을 적용한다.
가. 토양오염유발시설이 설치된 경우
나. 가지역에서 폴리클로리네이티드비페닐 또는 유류에 의한 토양오염사고가 발생한 경우
다. 가지역을 제외한 지역에서 토양오염사고가 발생한 경우(환경부)

4 오염 결과

1) 농약중독

특정유해물질에 의한 농산물의 생육 저해와 습진, 피부염, 구토, 심장마비, 간질형 전신마비, 언어장애, 기억력 감퇴 등의 질환이 생김

2) 호수, 연안 바다의 부영양화(녹조) 또는 적조현상 발생
3) 생태계의 오염이 먹이 연쇄를 통하여 인체에 저해, 먹이사슬 파괴
4) 각종 농작물의 생산성 저하
5) 산성비에 의한 토양 내 산도증가와 이에 따른 식물의 생육 저해, 수질 및 토양오염결과로 인체에 치명적 피해
6) 오염으로 영양분을 제공하는 각종 미생물의 멸종
7) 방사능에 의한 피해

5 토양오염의 방지대책

1) 일반적인 대책

(1) 농약의 과다 사용을 피하고
(2) 산성비료를 중성비료로 바꾸며
(3) 화학비료 보다 퇴비 등 유기질 비료의 사용을 권장
(4) 가정하수와 산업폐수를 줄이고 토양에 버리지 않도록
(5) 폐기물 또는 독성물질을 위생 매립으로 하여 관리를 철저하게 하도록

2) 중금속으로 오염된 토양을 현장에서 처리하기 위한 방법

(1) 특정 중금속을 흡수하는 능력을 지닌 식물을 이용한 식물정화법 처리대상 오염물질에 따라 세척용액을 선별 사용하여 토양입자로부터 오염물질을 분리·제거하는 토양세척기법(soil-washing) 등이 있다.

(2) 식물정화법은 생육기간의 제한과 정화기간이 장시간 소요된다는 문제점 때문에 현장적용이 제한적이며, 토양세척기법은 토양의 물리화학적 특성을 변화시키고 세척 후 발생되는 세척유출수의 2차 처리 등으로 처리비용이 증가하는 문제점이 있다.

3) 정화기술의 적용기법

정화대상 토지의 특성에 따라 적합한 기술을 선택하여야 하며 이를 위해서는 오염의 물질 종류, 오염정도, 위해도 등이 평가되고 이를 바탕으로 대상기술 및 효용성, 적용성, 처리비용 등의 평가 등 각 기술별 세부평가를 통해 적합한 기술이 결정되어질 수 있다.

4) 주요 토양복원기술

현재 폐 금속 광산 주변에 위치한 농경지에 적용하기에는 경제적인 측면이나 현실적인 어려움이 있다.

그러나 이런 지하공간이나 터널을 잘 활용하여 지하수 시설로 교통터널, 산업용 공급터널로 활용할 수 있고 그 외 여러 가지 용도를 변경하여 시설을 만들 수 있다.

[표 6-5] 국내의 지하공간의 활용사례

지 역	광산명	시설유형	활용사례
강원 정선	천포광산	관광시설	• 폐갱도와 화암동굴을 연계 개발
강원 춘천	연옥광산	관광시설	• 폐갱도내에 찜질방 및 탐방로 운영
경기 광명	가학광산	저장시설	• 폐갱도내에 젓갈류 저장
경북 문경	석공은성	관광시설	• 폐갱도내에 석탄유물을 전시
경남 언양	자수정광산	관광시설	• 폐갱도를 자수정 동굴나라로 개발
충남 보령	영보광산	농업시설	• 갱내 풍을 이용한 버섯재배단지
충남 보령	석공신성	저장시설	• 폐갱도내에 젓갈류 저장
충남 보령	성주광산	관광시설	• 폐갱도를 이용한 석탄유물을 전시

일반적으로 알려져 있는 중금속 오염토양에 대한 기존의 대책공법은 고형화방법, 유리화법과 토양정화법[토양세척, 산추출법, 원위치 토양세정공법(in-situ soil flushing)] 등이 있지만, 농경지 복원을 위한 기존 복원공법들의 대안으로 안정화공법은 현재 우리나라에서 중금속으로 오염된 농경지를 처리하기 위해서 선택할 수 있는 매우 유용한 공법으로 인식되고 있다.

안정화공법은 오염물질이 토양으로부터 직접적으로 제거되지는 않지만, 오염토양에 중금속 안정화 물질을 적용시켜 토양 내 중금속 존재형태를 용해도나 독성이 낮은 형태로 변환시켜 잠재적 위해성을 감소시키는 방법이다. 우리나라 폐금속 광산주변의 오염으로 광범위하게 분포된 저농도의 중금속 오염토양을 처리하는데 있어서 다른 복원공법에 비하여 비용이나 효율적인 측면에서 매우 효과적이라고 할 수 있다.

주유소 인근 토양은 법으로 규정하여 일정 주기마다 채취하여 기름 누출검사를 의무적으로 해야 한다.

(1) 처리 위치별 토양정화

① 오염토양 내에서 처리하는 in-situ처리기술

② 오염토양 밖에서 처리하는 ex-situ처리기술

(2) 처리 방법에 따른 분류

① 토양중의 오염물질을 분해・무해화시키는 기술

② 토양으로부터 오염물질을 분리・추출하는 처리기술

③ 오염물질을 고정화하는 처리기술

제7장 해양오염
(contamination of sea water)

육지나 공해상에서 버려지는 환경오염물질들이 해양으로 유입됨으로써 해양오염이 일어나게 된다. 해양으로 유입된 오염물질의 종류와 이동이 해양환경에 미치는 여러 가지 물질을 억제할 수 있는 방법 등에 관한 조사와 연구를 통하여 해양의 자정능력을 최대한 활용하면서 최대한 오염물질이 해양에 유입되지 않도록 전 인류가 함께 노력해야 한다.

해양오염을 방지하기 위하여 법적인 규제와 지속적인 홍보와 교육이 필요하다.

해양오염은 한 국가만으로는 효과가 없음으로 가능한 모든 국가가 참여할 수 있도록 국제적인 조약 및 국제적인 협력과 연구, 노력이 필요하다.

해양오염물질의 관계에 관한 연구는 해양에 투기된 방사성 폐기물에 대한 연구에서 비롯되었다.

제1차 해양오염 회의가 1959년에 개최된 바 있지만 해양관련 국가들이 해양오염 연구결과를 본격적으로 출판한 것은 1966년 이후이며, 우리나라 학계가 해양오염에 관심을 두기 시작한 것은 1970년대 이후의 일이다.

그 이후 많은 연구가 활발하게 이루어지고 법률도 점점 보강되어가고 있지만 아직도 해양오염이 심화되고 있는 상황이다.

이미 많은 환경오염을 만들어낸 주범인 선진국에서는 이제 여유를 가지고 환경오염에 관심을 가질 수 있지만 개발도상국은 그렇지 않다. 지하자원 개발과 벌목을 통해 난개발이 난무한가운데 제 살길을 찾고 있는 것이다.

특히, 개발도상국의 해양오염이 심각하며 개발과 오염물질의 양은 비례하므로 각 국가는 환경보다 개발이 우선이기 때문에 환경대처기술도 많이 떨어진다. 오염원들을 제거하고 오염을 덜 시키도록 노력하는 것이 무엇보다 시급하지만 뒤늦게 경제개발에 뛰어들은 개발도상국들의 난개발은 멈출 수가 없는 상황이므로 결국은 이 모든 오염이 해양으로 유입하게 된다.

1 물과 해양

물은 지구표면의 71%를 차지하고 있다. 이 중 97%가 바닷물이고 2%는 얼음이어서 우리가 실제로 쓸 수 있는 물은 1%도 채 되지 않는다. 우리는 하천, 호수, 강, 지하수에서 이 물을 얻어 쓰고 있다.

바닷물은 식수나 농·공업용수로 이용할 수는 없지만 지구생태계에서 중요한 역할을 담당한다.

첫째, 바다는 지구의 온도를 조절하는 데 큰 역할을 한다. 물은 비열이 크기 때문에 낮에 햇빛을 많이 받거나 또 싸늘하게 식는다고 해도 온도가 빨리 올라가거나 내려가지 않는다. 바닷물은 지구의 낮과 밤의 온도차가 극심하지 않도록 조절해주는 역할을 한다. 이런 안정된 환경에서 생물들은 적절히 적응하여 살아가고 있는 것이다.

둘째, 바다는 육지에서 흘러나오는 모든 물질들을 받아들여 자정작용을 통해 오염된 물질들을 분산·처리하는 역할을 담당하고 이 물질들을 지구생태계 내로 재순환시키는 역할을 한다.

셋째, 대기 중에 포함되어 있는 오염물질들은 빗물에 용해되거나 빗물과 함께 지표면에 도달함으로써 물을 오염시킨다. 강수량의 3분의 1 정도는 지하로 스며들어 그 일부는 지층을 통과하여 지하수면에 도달한다.

강수량의 나머지 대부분은 지표면을 따라 흘러내려 하천이나 호수, 강으로 들어간다. 큰 비가 내릴 경우 지표면의 다양한 오염물질이 빗물에 쓸려가면서 물은 더욱 오염된다.

하천수나 강물은 식수, 농·공업용수로 사용된 후 각종 하·폐수형태로 다시 하천과 강 그리고 바다로 흘러 들어간다. 바다를 오염시키는 원인의 80%는 육지에서 기인하며, 오염의 주범은 생활하수나 산업폐수, 그리고 농·축산폐수, 비닐, 플라스틱인 것으로 알려져 있다.

1) 물의 순환과 해양의 역할

물은 바다에서 대기로, 육지로 그리고 다시 바다로 끊임없이 순환을 되풀이한다. 호수나 하천, 강, 바다에서 태양열로 데워진 물은 증발하여 수증기의 형태로 대기로 들어가게 된다.

바닷물의 흐름을 해류라고 하며 차가운 바닷물의 흐름을 한류, 따뜻한 바닷물의 흐름을 난류라고 한다.

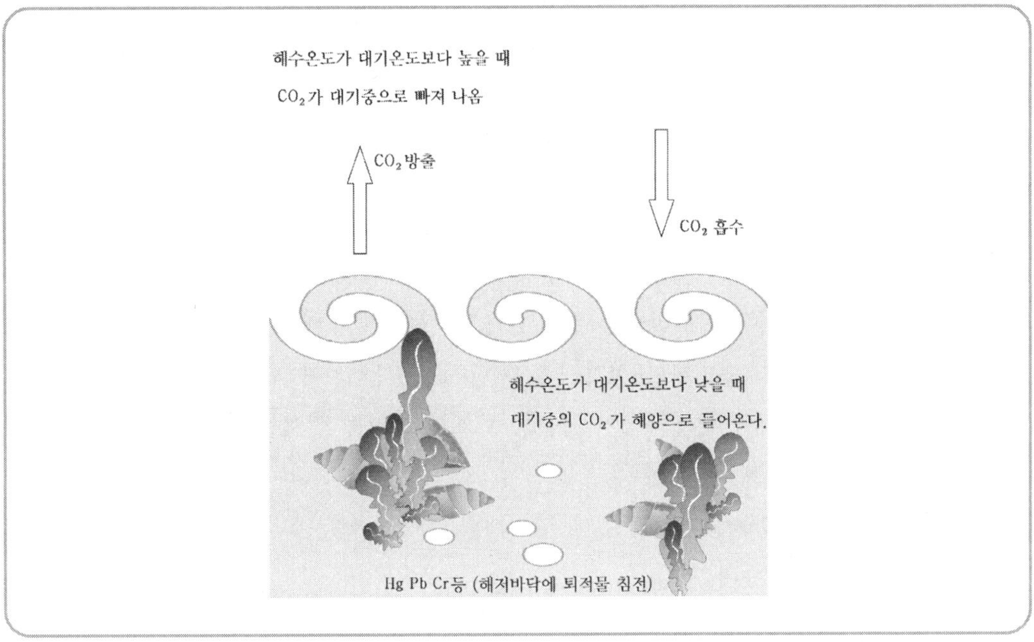

[그림 7-1] 해양의 CO_2의 방출과 흡수 관계

(1) 해양의 CO_2 용해도(방출과 흡수 관계)

헨리의 법칙에 의하면 액체에 대한 기체의 용해도는 온도가 낮을수록 잘 녹는다. 즉 대기가 바닷물 보다 온도가 높으면 바닷물에 이산화탄소는 더 잘 용해된다.

이산화탄소가 해저에 들어가서 탄산가스가 많아진다. 반대로 해수온도가 높으면 CO_2가 대기로 빠져 나오고 물에 녹아있는 이산화탄소가 작아지고 대기 중에는 CO_2가 많아지게 된다. 온난화의 원인 중의 하나로서 이렇게 이산화탄소가 계속 빠져나가면 바닷속에 Ca도 작아지게 되어 굴 껍질이나 조개껍질이 흐물거리며, 백화현상(바닷물 속에서 석회가 석출되는 것)으로 색이 바랜다.

바다 속 액체상태의 석회수(중탄산칼슘)에서 CO_2가 생성되는 과정

$$Ca(HCO_3)2 \rightarrow CaCO_3 + CO_2 + H_2O$$

(중탄산칼슘) → (탄산칼슘) + (이산화탄소) + (물)

이산화탄소가 생성되면 물보다 온도가 낮은 대기로 빠져나간다.

(2) 해양의 산성화

해양의 산성화로 항상성이 깨어지면 결국은 조개류, 갑각류 등 석회로 보호되고 있는 생명체의 껍질이 유지하기 어려워지면서 다른 포식자들로부터의 공격에 취약해진다.

증가하는 CO_2배출로 인하여 대기에서뿐만 아니라 CO_2가 비에 섞여서 바다로 흘러 들어가 이 CO_2가 원인이 되어 바다가 산성화된다.

해양의 산성화는 지구 온난화 못지않게 매우 큰 환경 재앙이 아닐 수 없다. 보통의 바다가 해양 생명체들이 자유롭게 활동할 수 있는 약한 알칼리 상태인 데 비해 산성화가 된 바다는 pH 7.6 정도까지 수치가 내려가게 된다. pH가 1내려가게 되면 해양의 산도는 10배 증가하며 이는 많은 해양 생명체들이 자신을 보호하고 있는 껍질을 유지하기 어려워져 해양생태계 유지가 어렵게 된다.

이산화탄소의 자연방출량이 100일 때 생태계의 평형을 이룬다면 인공방출 4%만 되어도 생태계를 교란시키게 된다.

산업혁명 후 생태계의 파괴는 더 심해졌다. 남극 해양의 무척추동물의 껍질에 부식이 발생했고, 증가된 산성화로 겨우 5주 만에 상당량의 껍질이 손상되는 것이 밝혀졌다. 연어나 뱀장어는 강을 거슬러 올라가는 능력을 상실하여 감각기능 둔화와 방향감각을 떨어뜨리기도 한다.

산성화는 연체동물과 갑각류를 포함한 많은 어류에도 영향을 미칠 수도 있음을 언급하고 있다. 이와 같은 해양 생물의 감소는 긴 생태계 사슬을 파괴하여 수산업에도 악영향을 미칠 것으로 본다.

해양 생명체들은 약 알카리 상태인 pH 8.2 정도의 상태에서 자유롭게 활동하나 바다의 산성화 문제는 지구촌의 문제이며 우리연안 해역도 평균 pH 7.6 정도까지 내려간 적이 있었다. 이 수치는 굴, 홍합 등과 같은 조개류 및 갑각류 생명체들은 바닷물에 녹아있는 탄산염(CO_3)과 칼슘(Ca)을 흡수하여 골격과 껍질을 이루어야 한다. 그러나 바다가 산성화가 되면서 수소이온이 증가하여 탄산염과 칼슘의 농도가 떨어지게 되고, 이로 인하여 껍질이 얇아지거나 생식기능이 떨어지게 된다.

이런 원인으로 국내에서 조개류 양식장에서 폐사하여 발생하는 손실이 약 수 천억 원에 이른다고 한다.

때로는 자연 종패가 생성되지 않아 인공으로 키운 종패를 바다에 뿌려 두는데, 이것마저도 제대로 생장이 되지 않아 어민들은 이중 피해를 입고 있다. 바다가 산성화되면서 기초

생물학적인 반응들은 영향을 받게 된다. 해양생명체들의 유전자도 바뀌고 있으며, 생식기능이 떨어져서 번식이 줄고 있고, 후각기능 마저 저하되어 포식자가 다가와도 도망을 가지 못해 쉽게 잡혀 먹게 된다. 이로 인한 해양생태계의 먹이 사슬 교란도 심각한 문제가 아닐 수 없다.

보통 진화로 인해 생물들은 환경 변화에 적응하게 되지만, 해양 산성화는 진화로 대처하기 어려울 정도로 빠르게 진전되고 있어 이산화탄소량의 감축과 같은 인위적인 노력 없이는 생물 감소 추세를 막기는 어려울 것으로 예상된다.

이로 인해 남극과 같은 지역은 회복에 향후 수십 년이 소요될 것으로 전망되었다.

(3) 한류와 난류의 변화에 의한 기후변화

물속에 한류가 흐르는 인근지역은 사막이 많은데 남아메리카의 페루와 칠레에 걸쳐 있는 아타카마 사막과 아프리카 남서쪽의 나미브 사막이 대표적이다. 난류가 흐르는 인근지역은 비가 많거나 홍수가 많은 것은 대기가 따뜻하기에 공기 중으로 이산화탄소가 축적되기 때문이다.

난류가 흐르는 지역은 증발이 잘 되어 그 곳은 강수량이 많은 습윤기후를 나타내는 열대우림기후에 많이 나타난다. 해안에 한류가 흐르면 바닷물이 차가우니까 위의 공기도 차가워져서 매우 안정된 상태가 된다.

찬 공기는 무거워서 아래로 깔리고 더운 공기는 가벼워서 위로 올라가는데, 이런 상태에서는 아무 일도 일어나지 않는 안정대기를 이룬다.

하지만 더운 공기가 아래에 있어서 위로 상승할 때 비구름이 만들어진다. 그런데 한류가 흐르는 곳은 수면에 있는 공기의 기온이 낮아져 위로 상승하는 온난한 공기가 없어서 비구름이 만들어지지 않는다.

(4) 심층순환(열염해류)의 변화

최근에 지구온난화로 인해 극지방의 빙하가 많이 녹고 있으면서 민물이 늘어나고 있으며 북극해 바닷물의 밀도가 계속 낮아지게 되어 침강류가 급격히 줄어들었다. 이럴 경우 열염해류의 순환이 약화하면서 한류와 난류의 차이가 없어지면 어느 순간에 해류가 약화하거나 정지되면 멕시코 난류의 북상도 멈출 수 있어 고위도 지방으로는 강력한 빙하기가 도래할 수 있다는 우려를 하고 있다.

2) 해양오염의 자정능력

인간의 끊임없는 개발과 과학 활동들은 결국은 쓰레기의 과부화 상태가 된다. 그 결과물로 생긴 버려지는 물질과 에너지는 직·간접적으로 해양에 유입되어 바다를 오염시키고, 과도한 오염은 해양의 자정능력에 영향을 미쳐 생물자원에 해를 입히고, 결국은 인류건강을 위협하게 된다.

폐기물에 포함되어 있는 생물분해성 유기화합물은 해양생물들에 의해 상당히 빨리 분해된다. 또 이들 물질의 분해로 발생되는 규산염(silicate), 인산염(phosphate), 질산염, 아질산염 등의 영양염은 해양생물의 먹이가 되어 생산성을 증가시키기도 한다.

과도한 폐기물은 전 해양으로 분산, 희석되지 않고 만과 같이 육지에 인접한 연안해역에 집중되기 때문에 해양의 자정능력이 발휘되기도 전에 오염현상이 나타나게 된다.

전 세계 어업의 대부분은 이 연안 해역에서 이루어지고 있다. 현재 세계의 인구가 소비하는 동물성 단백질의 50% 가량이 바다에서 공급되는데, 농축된 폐기물은 이러한 식량자원에 심각한 영향을 미친다.

해양에 유입되는 폐기물들이 해양의 자정능력의 한계를 넘기지만 않는다면 해양오염은 발생되지 않을 수 있지만 오염물은 한없이 들어오고 있다.

해양환경에 미치는 영향, 이들 물질을 억제할 수 있는 방법 등에 관한 조사를 통하여 해양의 자정능력에 크게 부담이 가지 않도록 지속적이고 철저한 관리가 필요하다.

3) 생활하수로 인한 해양오염

강수로 인해 지상으로 내려온 물은 65% 정도가 지표면을 따라 지표수가 되어 호수, 하천, 강으로 흘러 들어가 식수나 농·공업용수로 사용된다.

생활하수는 생활이나 산업활동으로 발생되어 하수관을 통해 하천이나 강, 바다로 방류된다.

생활하수는 독성은 강하지 않지만 오염 부하량이 크고, 양이 많으며 오염원이 넓게 퍼져 있어 이를 정화하려면 많은 비용이 든다.

생활하수의 주 오염물질은 음식찌꺼기, 합성세제, 분뇨 등이다.

생활하수 중 부엌에서 나오는 하수는 36%, 화장실이 30%, 목욕탕이 23%, 세탁이 11%를 차지하는데, 부엌에서 나오는 음식찌꺼기가 가장 많은 유기물을 포함하고 있다.

이 유기물이 분해되어 다량의 질소와 인이 해양으로 배출되는 경우 해양생태계의 영양염

농도를 과다하게 증가시켜 부영양화를 일으킨다.

생활하수는 각종 하수와 함께 하수종말처리장에서 정수과정을 거친 후 공공수역으로 배출된다.

하수처리시설이 없는 곳은 각종 하수가 미처리 상태로 하천으로 흘러 들게 되는데, 하천을 오염시키는 원인 중 생활하수가 차지하는 비율은 60% 정도여서 수질오염의 주범이 되고 있다.

따라서 생활하수처리시설을 완비하는 일이 시급한 일이며 생활하수에 의한 오염부하량을 경감시키기 위해서는 가정이나 요식업소 등의 이해와 협력, 자발적인 참여가 매우 중요하다.

4) 농·축산폐수로 인한 해양오염

농경활동에 쓰이는 각종 농약에는 살충제, 살균제, 제초제, 착색제, 방부제, 항생제, 낙과방지제, 생장조절제, 유독가스로 살충시킬 훈증제 등 그 종류가 400여 종에 달한다.

농약은 폭발적인 인구증가와 더불어 농산물 수요가 늘어나면서 생산증대를 목적으로 활발히 사용되기 시작했다.

농약을 지속적으로 사용하게 되면 농산물을 거쳐 인체에 축적이 되므로 질병에 대한 저항력을 떨어뜨린다.

토양도 오염되어 병충해에 대한 저항력이 줄어들기 때문에, 더욱 독성이 강한 농약을 사용하게 된다.

빗물이 토양을 통과하거나 지표수로 흐를 때 농약성분은 수질을 악화시키는 원인이 되고, 이 물이 해양으로 유입된다.

인구증가와 더불어 축산물의 수요가 늘어남에 따라 사육하는 가축의 수도 계속적으로 증가하고 있다.

가축사육으로 인한 오염은 주로 가축분뇨에 포함되어 있는 인과 질소 때문인데 오염부하량이 매우 커서 하천의 부영양화, 상수원 및 농업용수 오염, 악취 및 해충피해 등으로 생활환경의 질을 떨어뜨린다.

우리나라에서 발생하는 가축분뇨는 50% 정도만이 유기질 비료로 재이용되고 나머지는 하천, 강, 바다 등으로 흘러든다.

축산폐수는 단위당 오염부하량이 커서 정화하는 데에 많은 양의 물이 필요하다.

5) 산업폐수로 인한 해양오염

산업활동으로 인해 방출되는 폐수는 생활하수나 농・축산폐수에 비해 생물화학적 산소요구량(BOD : Biochemical Oxygen Demand)과 부유물질농도가 높을 수 있으며, 고농도의 독성물질을 포함하기 때문에 생물체를 치사시킬 확률이 크다. 따라서 관리를 철저히 하지 않을 경우 심각한 피해를 입을 수 있다. 산업폐수에 포함되어 있는 화학물질은 5백만 종이 넘고 이 중에서 상업적으로 생산되는 것만 해도 8만여 종이며 하천이나 식수에서 검출되었거나 확인된 물질은 1,500종이다. 그러나 실제로 몸 속에 들어있는 화학물질은 그것의 몇 배나 많다.

이 가운데 독성이 강하고 먹이사슬을 통해 농축되는 물질을 법으로 규제하고 있는데, 카드뮴, 비소, 시안, 수은, 유기인, 페놀, 납, 6가 크롬 등 한정된 물질만을 대상으로 하기 때문에 다른 유해 물질들은 공장에서 배출되어도 규제할 수 없는 실정이다.

6) 중금속 및 유기성 독성 물질

중금속은 비중이 4 이상 되는 금속으로서 주로 산업폐수에 포함되어 바다로 배출된다. 중금속은 미생물에 의해 분해가 되지 않고 환경과 생물체 내에 계속적으로 축적된다.

수은, 카드뮴, 납, 구리, 망간, 아연, 크롬, 비소, 니켈, 코발트, 바나듐 등이 이에 해당하는데, 이중 수은과 카드뮴 중독이 가장 잘 알려져 있다.

수은은 산업에서 각종 전기기구의 전도체로 가장 널리 사용되고 있으며 그 밖에는 염소 및 수산화나트륨 제조 시 전극으로, 페인트, 일반산업 용도 등 으로도 많이 쓰이고 있다.

우리 생활 주변에서는 수은은 치과용 아말감과 형광등, 온도계, 인주, PVC제조, 농약, 각종 제약 등에서도 수은 용도를 쉽게 찾아볼 수 있다. 수은은 무기수은과 유기수은 형태로 산업폐수를 통해 해양으로 유입되는데 수중 미생물에 의해 methyl수은 형태로 바뀌면서 해양생물을 오염시키게 된다.

이따이이따이병은 도야마현 진즈강 상류의 아연광산과 제련소 폐수 중에 함유되어 있는 카드뮴이 강물을 오염시켰고 이 물을 농업용수로 이용함으로써 농작물이 심하게 오염되어 결국 많은 사람들이 신장기능장애와 골연화증으로 고통을 받고 죽게 된 것이다.

유기독성물질에는 유기염소계 농약, PCB, 다이옥신 등이 포함된다. DDT와 같은 유기염소계 농약은 강우로 인한 토양침식, 유출수의 하천유입 등으로 바다에 도달하며 거의 모든 해양생물에 축적되고 있다.

화학적, 물리적으로 안정되고 뛰어난 전기절연 특성 때문에 광범위하게 사용되었던 PCB는 생산량이 많고 전 세계적으로 사용되었기 때문에 극지방에서도 발견될 정도로 넓게 퍼져 있다.

지방과 잘 섞이고 잘 분해되지 않는 성질 때문에, 거의 모든 해양 동·식물, 포유류, 인간의 지방조직에서 PCB가 검출되고 있다.

다이옥신은 월남전에서 미국이 대량으로 살포한 고엽제에 포함된 불순물 성분으로 파월장병들에게 심각한 후유증을 안겨 준 맹독성 물질이다.

최근에는 쓰레기 소각시설에서 배기가스로, 제지·제철공장의 폐수 등으로 배출되는 것으로 알려져 있는데, 이 물질이 바다로 흘러 들어 어류나 해양포유류, 인간에게까지 축적된다.

7) 기름 유출로 인한 해양오염

기름 유출사고는 다량의 기름이 제한된 해역에 한꺼번에 배출됨으로써 그 피해가 집중적이고 즉각적이다.

각종 생산활동이나 여가활동이 이루어지는 연안에 심각한 피해를 주는 경우가 많다. 유조선 사고, 각종 선박 사고, 유류저장 탱크와 송유관으로 부터의 기름유출, 선박 폐유, 각종 공장폐수에 포함된 유류 배출 등이 오염의 원인이 된다. 우리나라 연안의 기름오염사건은 매년 증가하는 추세에 있는데, 2007년 12월에 서해의 태안 앞바다에서 삼성중공업 해상크레인 예인선단과 홍콩 선적 유조선 허베이스피리트호의 충돌로 원유 12,547kL가 유출됐던 기름유출 사건은 전 국민에게 해양기름 오염의 심각성을 일깨워 준 사건이었다.

기름이 바다에 유출되면 바람이나 조류의 흐름을 타고 넓은 지역으로 빠르게 확산된다. 확산되는 기름은 해수 표면에 퍼져 해류, 조석, 바람의 영향으로 이동한다. 그 중 용해 성분은 해수로 녹아 들고 휘발성분은 대기 중으로 증발한다. 휘발성분이 날아가고 점성이 높아진 기름은 50%~80% 정도의 수분을 함유하는 갈색의 끈적끈적한 에멀션을 형성하고, 이것은 방제작업을 할 때 큰 장애가 된다.

기름은 기름분해 능력을 가진 박테리아나 균류들에 의해 일부 분해되기도 하는데 독성을 지닌 방향족탄화수소들은 거의 분해되지 않고 해수나 퇴적물 속에 잔류한다. 기름유출사고가 일어나면 다양한 방법으로 방제작업을 하게 된다. 기름의 확산을 막기 위해 오일펜스(기름막)

를 설치한 후, 물에 퍼진 기름을 회수기를 이용하여 수거하거나, 현장에서 태워버리기도 한다. 흡착제 또는 흡착포를 이용하여 기름을 걷어 낸다.

이 모든 방법들을 효과적으로 사용하기 위해서는 긴급한 상황에 적절히 대응할 수 있는 방제 장비와 전문 기술진을 확보하여야 한다.

해양포유류, 바닷새, 해안 서식 동・식물들은 기름이 묻거나 기름에 함유된 유독 성분으로 인해 치명적인 피해를 입는다. 해수 중의 식물성 플랑크톤은 일시적으로 생산력이 떨어질 수 있으며, 동물성 플랑크톤이나 어란, 치어 등도 생활에 장애를 받게 된다.

오염물질을 피해 유영할 수 있는 어류의 경우에도 용해 또는 확산된 기름 성분을 흡수하거나 섭취함으로써 간에 기름의 분해산물이 농축된다. 개펄이나 습지는 기름이 퇴적물 속으로 스며들어 장기간 잔류하게 되므로 기름오염에 가장 취약하며, 이 곳에 서식하는 해양생물들은 수년에서 수십 년 동안 영향을 받을 수도 있다

8) 어선, 화물선, 각종 선박에 의한 해양오염

산업화의 결과로 플라스틱, 깡통, 유리병 등 썩지 않거나 부식되는 데 수백 년 이상 걸리는 쓰레기들이 바다에 버려지면서 많은 문제를 야기시켰다.

플라스틱이나 비닐봉지를 먹이로 착각하고 섭취한 해양생물들이 포만감 때문에 영양실조로 죽거나, 부력장애, 잠수장애를 일으키기도 한다. 폐기물이나 어구 역시 바다를 떠다니면서 해양생물을 옭아매어 죽이며, 선박운항에 심각한 지장을 주기도 한다.

이 밖에 하천에서 유입되는 쓰레기, 행락객들이 버리는 쓰레기, 양식장에서 나오는 쓰레기까지 가세하여 오염 정도가 심해지고 있다. 우리나라 해안에는 양식장에서 쓰는 스티로폼 부위와 비닐봉지, 플라스틱 조각, 나일론 노끈, 포장봉지, 플라스틱 등의 플라스틱류가 가장 많이 버려져 있는 것으로 알려져 있다.

9) 연안 오염

연안 환경 중에서 해수와 담수가 만나는 염하구(estuary)와 조간대(간조 시에 대기에 노출되는 해양과 육지의 접점에 있는 생태계)로는 외해나 대륙붕에 비해서 생산성이 매우 높아 수산생물 생산의 약 60%~70%가 연안지역과 직・간접으로 연계되어 있다.

우리나라 서해안은 조간대가 광범위하게 발달되어 있는데, 조간대 중 개펄은 다양한 생물

종이 서식하는 생태계의 보고이다. 물이 잘 빠지지 않는 개펄은 생물들의 산란지와 서식지이며, 이 곳에 사는 식물들은 자연분해과정을 거쳐 바닥에 서식하는 어패류·곤충류의 먹이가 된다. 또한 개펄은 육지에서 유입되는 각종 유기물과 토사, 그 밖의 오염물질이 쌓이는 곳이다. 이런 오염물질들은 개펄에 자생하는 미생물에 의해 분해된 뒤 자연으로 환원되므로 개펄이 오염물질을 제거하는 역할을 담당하게 된다. 개펄은 해수를 저장하는 능력도 방대해서 해일의 완충지대로 이산화탄소를 저장하는 역활을 한다.

우리나라는 1960년대 초부터 서·남해안 선을 단순하게 만드는 간척사업을 추진해 왔는데 주된 목적은 농지를 확장하는 것이었다.

그러나 매립을 위해 설치하는 방조제로 인한 조류의 흐름 및 수위 변화, 방조제 안쪽의 담수호 오염, 준설과 매립에 따른 부유물질의 농도변화, 방대한 양의 매립토사 등 간척사업에 수반되는 모든 과정들은 조간대 생물의 생활환경을 갑작스럽게 바꿔 놓았다. 환경에 적응하지 못한 어족이 크게 줄고, 오염물질로 병든 각종 생물들로 인해 연안의 황금어장이 파괴되고 많은 사람들이 생계에 위협을 받았다.

1950년대 초 간척사업을 활발히 추진하였던 미국은 간척 전의 개펄로 원상복구 작업을 하였지만 본래의 모습을 완벽하게 재현하지 못했다. 그 이유는 개펄이 사라진 후 생활하수가 그대로 해안에 배출되면서 오염이 심화되고 나서야 개펄의 수질정화능력을 깨닫게 되었기 때문이다.

10) 방사능 물질 유입으로 인한 해양오염

방사능 물질은 자연적인 것과 인공적인 것이 있다. 자연 방사능 물질의 경우 지구 밖에서 들어오는 우주선(cosmic ray), 방사능을 가진 광물을 포함하는 토양 또는 암석 등에서 유래하며 그 농도는 예나 지금이나 큰 변동 없이 낮다.

그러나 인공 방사능 물질은 핵실험과 원자력 발전소 가동 현황에 따라 그 농도가 크게 달라진다.

인공 방사능 물질은 육상에서의 핵실험 결과로 대기 중에 유입된 방사능 물질의 낙진을 통해서 또는 수중 핵실험을 통해서 해양으로 유입된다. 또 육상에서 발생한 원자로 폐기물을 해양에 투기함으로써 유입된다. 많은 양의 방사선이 인체에 미치는 영향은 히로시마 원폭 피해자나 체르노빌 원자력 발전소 사건 피해자, 라듐 취급공장의 직공 등을 통해 밝혀지고 있는데, 발암률을 높이거나 유전성도 띠는 것으로 알려져 있다.

해양과 같은 넓은 영역에서 해양생물이 오랜 기간 동안 낮은 방사선량을 흡수했을 경우 어떤 피해를 입는지는 아직 잘 알려져 있지 않다. 하지만 어란 치사량 증가, 부화량 감소, 기형어란 증가 등의 현상이 나타날 수 있다. 해양으로 유입된 방사능 물질은 입자성 물질과 결합되어 침전하는 경향을 가지기 때문에 퇴적물에는 해수보다 더 많은 양의 방사능 물질이 존재할 수 있으며, 오염된 해양생물을 인간이 섭취했을 경우는 심각한 신체적, 유전적 영향을 받을 것이다.

제8장 하 폐수 처리

폐수는 불순물이나 화학 물질과 같은 못 쓰게 된 물이나 하수속에 오염물질이 그대로 혼입되어 사용할 수 없는 물을 말한다.

폐수에는 주로 액체와 고체, 기체성의 폐기물이 혼입된 상태인데 하수와 상세하게 구분하자면 하수는 생활오수로 가정오수, 화장실, 공장, 병원 등에서 쓰고 버리는 물이라면 폐수는 각종 산업 활동에 의해 공장이나 광산에서 버려진 화학합성물 등의 오염물이다.

대부분의 산업폐수는 난분해성 물질, 유독성 물질이 포함되어 효과적인 처리가 어렵고, 복잡한 처리과정의 문제점을 지니고 있다.

폐수처리의 목적은 폐수 중에 함유된 오염물질을 분해시켜 안정화시키거나 무해물질로 전환시켜 폐수가 하천 등의 자연환경을 오염시키지 않도록 처리하는데 있다. 폐수처리는 처리방법에 따라 물리적, 화학적, 생물학적 처리로 구분된다. 오염된 폐수는 오염된 물과 병원균이 들어있어 크게 물에 녹아있는 물질(용해성 물질)과 녹아 있지 않는 물질(불용성 물질)로 나눌 수가 있다. 불용성 물질은 여과나 침전법 등 물리적 처리로 제거가 가능하지만 녹아 있는 물질은 물리적 방법으로 제거하기가 어렵다. 용해성 물질은 대부분 미생물을 이용하여 분해 섭취하여 불용성 물질로 전환시켜 물리적 방법(침전, 여과)으로 제거한다. 유독성 물질이나 고분자 물질은 산화제나 전기 분해방식으로 저분자 물질로 산화시켜 처리하거나 활성탄과 같은 흡착제에 흡착시켜 제거한다.

생활하수의 유기물, 부유물질(SS), 질소, 인 등의 일반적인 오염물질들은 그 외에 유독성 유기물, 중금속 등의 유해물질을 포함하고 있다. 폐수는 업종, 공정, 운영방식에 따라 폐수의 질과 양이 다르고, 같은 종류의 상품을 생산하는 제조업체라 하더라도 배출되는 폐수의 수질은 서로 다르다. 호기성 처리는 유기물질 제거를 위해 미생물의 물질대사 양식을 빌리는 것으로 원생동물이나 조류 등을 넣어 인공적인 하나의 생태계를 만들어 주는 방법이다. 혐기성 처리는 산소가 존재하지 않는 조건하에서 혐기성균의 구실을 이용하여 폐수를 처리하는 방법으로 유기물질을 최종적으로는 메탄과 탄산가스로 분해하는 방법이다.

일반적으로 폐수 내의 침전 가능한 오염된 물질을 침전시켜 물리적으로 분리하는 과정을 1차 처리(primary treatment)라고 한다. 이 처리의 주목적은 폐수 속에 있는 고형물질과 침전속도가 빠른 부유물질을 제거하는 방법이다.

1차침전지에서 일반적으로 1~2시간 정도 침전시킨다. 침전지 바닥에서 혐기성 미생물에 의한 혐기성 대사가 일어나면 질소가스 등의 기체가 발생하여 침전물들이 부상하여 폐수 내로 재 유입될 수 있다. 또한 악취발생 우려도 있으므로 일정 시간 경과 후 침전지 바닥에서 계속적으로 침전물을 제거해야 한다. 1차 처리로는 용해된 유기물을 제거하지 못하므로 고형물의 함량과 1차 처리방법 등 여러 요소에 따라 유입된 폐수의 20~60% 정도의 BOD를 제거시킬 수 있으며, 일반적인 도시생활하수의 경우 30~40%의 BOD제거 효율을 보인다. 1차 처리를 거친 폐수는 생물학적 처리방법인 2차 처리(secondary treatment)로 들어간다.

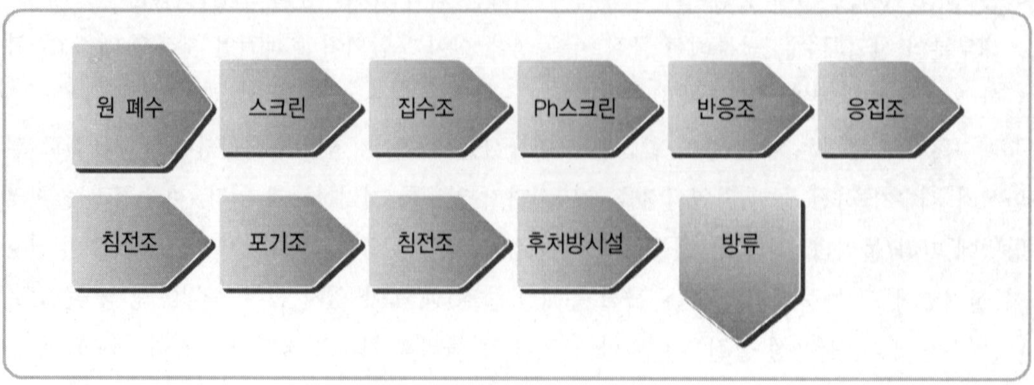

[그림 8-1] 1차하수 폐수처리공정

1 하수처리

1) 하수의 1차 처리

스크린(screen), 집수조(storage tank), 침사조(grit chamber), 침강분리(clarifier), 부상분리(flotation tank) 등과 같은 물리적 방법과 생물학적 처리방법에는 호기성 처리(aerobic treatment)와 혐기성 처리가 있다.

호기성 처리에는 장기폭기법(extended aeration), 활성 슬러지법(activated sludge process), 살수여상법(trickling filter), 회전 원판법(RBC), 산화지법(oxidation ditch) 등이 있으며 살수여상법은 처리 시 미생물의 상태가 부착생활(attach)인 것이다.

혐기성 처리에는 혐기성소화법, 정화조법이 있다.

2) 하수의 2차 처리

BOD를 이용 활성오니 혹은 살수여상에 의해 처리하며 1차 처리에서 처리되지 않는 유기성 고형물의 제거를 목적으로 생물학적 처리방식이 주로 이용된다. 물리적 생물학적 한계가 있을 때 화학적인 유기물이나 부유물질을 미생물에 이용하여 강산성이나 강알칼리성일 경우에 산과 염기를 가하여 물과 염을 생성하여 pH를 조정한다. 중화(neutralization)와 폭기(aeration), 응집침전(coagulation & sedimentation), 산화환원(oxidation & reduction), 흡착(adsorption), 이온교환(ion exchange)을 통해 호기성 미생물을 이용하여 호기적 처리 혹은 혐기성을 이용 소화조 처리를 한다.

3) 하수의 3차 처리(탈 질소화)

물리, 화학, 생물학적 2차 처리에서 제거되지 않은 유기물과 질소, 인 등 영양물질의 독성을 제거하고 슬러지 처리는 농축, 탈수, 살균, 가열 등 고도의 처리과정을 거친다.

4) 하수의 특성

하수라는 말은 주로 도시 하수도에 유입되는 오염된 물을 가리키며, 액상폐기물과 빗물을 포함한다. 하수는 대부분 유기물질로 구성되어 BOD가 COD에 비하여 높고 영양물질인 N, P가 충분히 존재하기 때문에 별다른 전(前)처리 없이 생물학적 처리가 가능하다.

(1) 처리공정도

하수 유입 → 침사지 → 스크린 → 1차침전지 → 생물학적 처리 → 2차침전지 → (여과지)

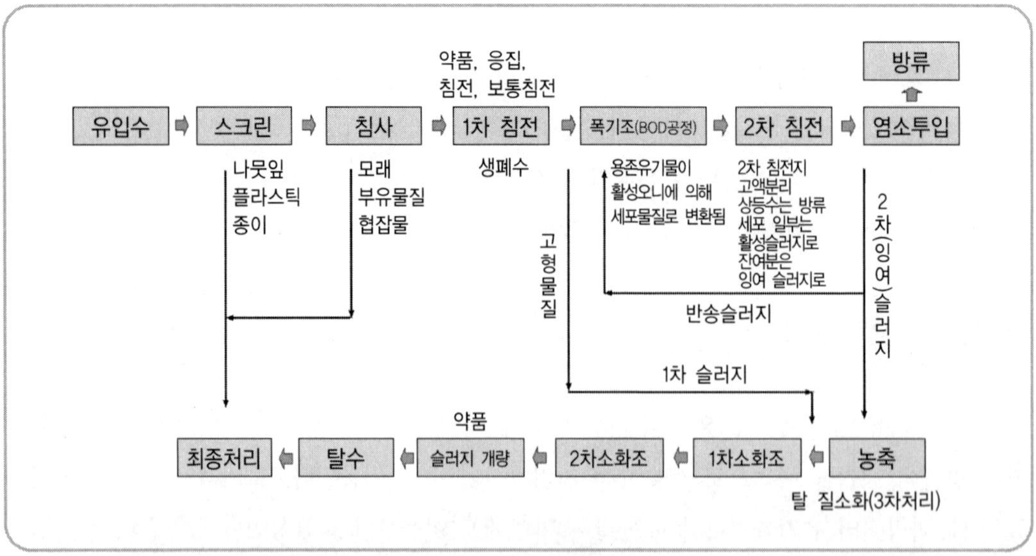

[그림 8-2] 도시하수처리 과정

→소독지→방류 1차침전지슬러지 + 잉여슬러지→농축(소화)→탈수(탈수케익 매립, 퇴비화, 소각처리) 경우에 따라서 1차 침전지를 생략하기도 한다. 위 공정은 가장 대표적인 처리공정이고, 고도처리는 생물학적 처리공정 중 질소(N), 인(P)을 제거할 수 있는 공법이다.

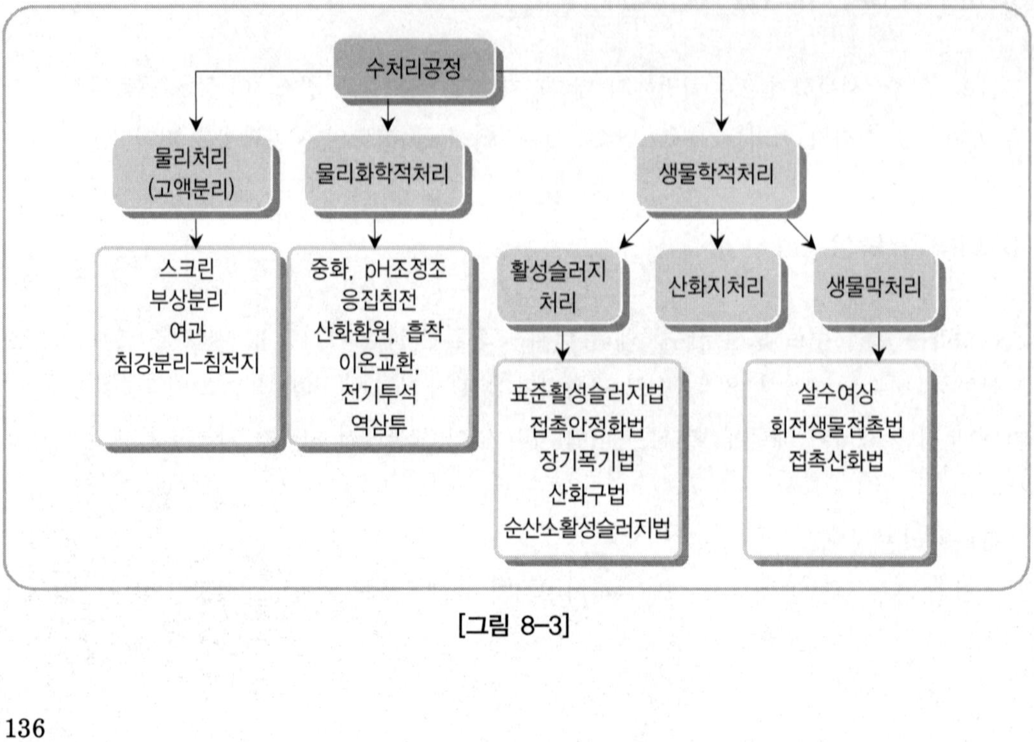

[그림 8-3]

2 폐수처리 공정

폐수는 가정폐수와 공장폐수로 구분되며 가정폐수는 각 가정 및 가정과 유사하게 유해물질을 배출하는 공공건물·영업건물 등으로부터 배출되는 폐수로 일반적으로 오수와 같은 개념이다. 공장폐수는 각 공장으로부터 배출되는 폐수인데 광의적으로는 산업폐수라고 하며, 모든 산업시설로부터 배출되는 폐수를 총칭한다. 생산 공장의 특성에 따라 매우 다양하게 배출되기 때문에 처리 공정이 다양하다. 물리화학적 처리만으로 혹은 물리화학적 처리 후에 생물학적 처리를 하는 경우도 있어 처리공정의 방법이 매우 다양하다.

1) 물리·화학적 처리

부유물질 농도가 높고 유기물 농도가 낮으며 중금속을 함유한 폐수 – 처리공정 스크린 → 유량조정조 → 혼합조 → pH조정조 → 응집조 → 침전지 → (여과지) → (흡착시설)(산화시설) 슬러지 처리시설

시안(CN), 크롬(Cr)을 함유한 도금폐수의 경우 폐수를 종류별로 분리하여 시안 1차 산화와 2차 산화를 통하여 CO_2와 N_2로 산화시키고, 크롬은 아황산수소나트륨($NaHSO_3$)과 같은 환원제로 Cr을 환원시킨 후 응집 침전시킨다.

2) 물리·화학적 처리 + 생물학적 처리

미생물에 영향을 미치는 유해물질이 있거나 오염부하가 매우 높을 경우 부하경감을 위하여 1차 물리화학적 처리 후에 생물학적 처리를 실시한다. 폐수의 성상에 따라 플록이 가볍거나 N-H추출물질이 많을 경우 부상조를 채택하고 반대의 경우 침전지를 채택한다. 처리공정은 다음과 같다.

스크린 → 유량조정(유입하수의 유량 및 수질부하를 균등화하여 후속처리시설의 용량감소 및 운전비용을 절감하기 위해 설치)조 → 혼합조 → pH조정조 → 응집조 → 1차침전지(부상조) → 생물학적 처리 → 2차침전지 → (여과) → 방류

3) 생물학적 처리

우유폐수나 음료공장 폐수처럼 미생물에 나쁜 영향을 끼치는 물질이 없고 BOD가 높은 폐수의 경우 바로 생물학적 처리를 실시한다.

스크린 → 유량조정조 → pH조정조 → 생물학적 처리 → 2차침전지 → 여과 → 방류

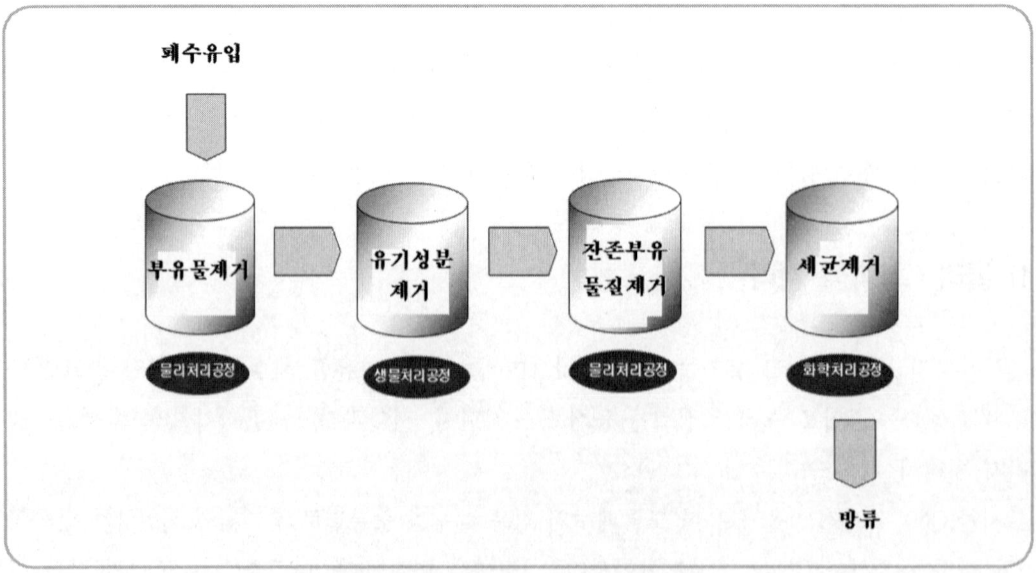

[그림 8-4] 폐기물 처리공정별 분류

3 고도처리

활성슬러지법은 BOD, SS 등을 90% 정도 제거하지만 질소와 인은 미생물에 필요한 영양소로만 제거되기 때문에 질소는 10-30%, 인 10-30% 정도만이 제거된다. 이러한 질소와 인이 남아 방류되면 하천 및 호소에서의 부영양화가 심화되어 상수원 오염으로 정수처리시의 비용 증가뿐만 아니라 보건상의 위해성을 증가시킬 수 있다.

고도처리란 기존의 활성오니처리법 보다 더 좋은 처리효율을 갖는 처리 방법으로 질소와 인의 제거효율이 일정 수준 이상인 공법을 말한다.

1) 질소와 인의 제거효율

기존 처리공법 후단에 추가적인 처리방식을 부가하여 처리하는 공법

단일공정으로 기존의 처리방법 보다 더 좋은 효율을 갖는 공법으로 대별

고도처리 공법에서 유기물은 매우 소중한 자원이다.

N, P 제거 효율을 높이기 위해서는 BOD가 적절히 높아야 유리하다.

[표 8-1] 하, 폐수 1처리공정

예비처리 1차 처리	부상 (Floatation)	폐수중에 포함된 고체입자나 오일입자 및 반응조에서 형성된 Floc에 미세한 기포를 부착시켜 비중 감소에 의한 부력증가로 오염물을 부상시켜 제거하는 시설 ① 용존공기 부상법(DAF) ② 유도공기 부상법(IAF) ③ 공기 부상법(AF) ④ 진공 부상법(VF)
	여과 (Filteration)	화학적 및 생물학적으로 처리된 처리수중에 남아 있는 미세한 부유물질을 제거하는 시설 여재 종류 : single media filter, dual media filter, multimediafilter 가압여부 : 완속여과(중력식), 급속여과(압력식)
	흡착 (Adsorption)	여과시설을 거친 처리수 또는 화학적 생물학적 처리수에 대하여 잔존 BOD, COD의 제거, 탈취, 합성세제의 제거기능을 수행하는 시설
	스크린 (Screen)	하수처리장에서 큰이물, 협잡물 등을 미리 제거하기 위한 장치 ① 스크린의 종류 → 봉랙스크린 – 강철봉으로 수직으로 2.5~7cm 큰찌꺼기 제거 ② 미세스크린 → 작은 협잡물제거 1cm 이하 ③ 망목의 크기 : 조(粗), 중(中), 세(細) 제거방법 : 수동식, 자동식
	침사법 (Grit chamber)	폐수 중에 함유되어 있는 모래, 자갈 등 비교적 입경이 큰 무기성 오염물질을 제거하여 후속처리시설인 펌프 등 기계 장치 및 배관의 마모나 폐쇄를 방지하는 시설 – 0.2/sec 정도의 저 유속으로 흐르게 하여 물질을 가라앉혀 처리
	침전법 (Sedimentation)	① 1차침전지 – 화학적으로 형성된 Floc 및 유입 수중의 부유물질을 중력 침강에 의하여 가라앉혀 부유물질을 제거하는 시설 ② 2차침전지 – 포기조에서 호기성 미생물에 의하여 형성된 Floc을 중력 침강에 의하여 가라앉혀 부유물질은 제거하고 상등수는 처리수조에 보내며 제거된 슬러지는 슬러지, 농축조에 이송되거나 포기조에 반송되는 시설로 보통침전은 정지시키거나 완만하게 3cm/sec으로 2~4시간 이면 침전된다. 약품침전은 약품을 사용하여 부유물의 80%를 4시간 정도로 제거

폐수처리에 이용되는 물리적 처리방법은 [표 8-1]과 같이 스크린, 침전분리, 부상분리와 부유물의 고도처리를 위한 여과방법 등이 있으며 주로 비용해성 물질을 물과 분리하는데 적용되고 있다.

2) 스크린(screen)

폐수처리의 첫 단계로서 비교적 큰 부유물질을 제거하는 장치로써, 폐수 중에 함유된 고형물질의 양을 줄이고, 협잡물의 폐수처리장 유입을 예방한다. 스크린은 망 간격의 차이에 따라 스크린 협잡물은 수시로 걷어내어 매립 또는 소각방식으로 처분된다.

3) 유량조정조

유입하수의 공장폐수와 합병처리 시 독성물질의 일시적 유입에 의한 악영향을 방지하고 유량 및 수질부하를 균등화하여 후속처리시설의 용량감소 및 운전비용을 절감하기 위해 설치한다.

4) 침사지(grit chamber)

공장의 작업장 바닥에서 흘러나오는 물 등에 주로 많이 포함된 모래, 자갈 등의 침사물 분리에 사용된다. 수평으로 침강하는 수평류식, 원통 유로를 따라 와류(vortex)를 형성시켜 침사물을 침강시키는 수직류, 공기를 주입시키는 폭기식 침사지가 있다. 밑바닥에 가라앉은 고형물은 걷어내어 매립 등으로 최종 처분된다.

5) 침강분리(clarifier)

침강분리는 물보다 비중이 큰 부유물 즉 침강성 고형물을 중력에 이용, 분리하여 제거하므로 정화(clarification) 또는 농축(thickening)이라고 한다. 이때 저변에 가라앉은 고형물인 슬러지는 매립 등에 의해 최종 처분된다. 탁도가 큰 폐수처리에 폭넓게 사용되며, 생물학적으로 처리한 폐수의 슬러지 분리에도 활용된다. 침강과정은 부유물의 농도와 입자의 특성에 따라 달라진다. 침강지를 잘못 설계하거나 운영하는 경우 부유물이 다음 단계로 넘어감으로써 전체 처리효율에 큰 영향을 미치게 된다.

6) 부상분리(flotation tank)

폐수 내에 물보다 가벼운 입자를 부상시켜 제거하는 방법으로 이론은 침전방법과 동일하나 부상시키므로 침전지의 모양을 뒤집어 놓은 형태가 된다. 처리방식은 폐수 중의 오일입자 응집으로 생성된 플럭 등에 미세한 기포를 부착시켜 비중감소에 의한 부력증가로 부상시켜 제거하며, 정유공장 폐수, 세차시설 폐수, 통조림공장 폐수같이 기름성분이 많은 폐수, 침전물질보다는 부상물질이 많은 폐수에 적용된다.

4 생물학적 본처리(Biological processes 2차 처리)

생물학적 처리방법은 폐수 내에 존재하는 유기물 중 생물에 의해서 분해 가능한 유기물을 미생물을 이용하여 제거시키는 방법으로 2차 처리라고 한다. 호기성, 혐기성 처리로 크게 나눌 수 있고, 호기성 처리에는 활성슬러지법, 생물막법, 산화지법이 있다. 혐기성 처리에는 혐기성소화법, 생물막법 등이 있다. 폐수 내의 부유, 용존 또는 콜로이드 상태의 생물분해 가능한 유기물을 산화시켜 CO_2나 H_2O로 혹은 가스화 시켜서 침전할 수 있는 미생물 상태로 변화시켜 처리한다.

1) 호기성 처리법(aerobic treatment)

산소를 이용하는 미생물이 유기물질을 산화 분해시켜 무기화 하는 처리방법이다. 미생물에 의한 유기물의 분해 섭취는 미생물의 증가를 초래하므로 영양분의 공급과 폭기조 내 미생물 사이에 알맞은 평형을 유지하여야 한다.

(1) 활성슬러지법(activated sludge process)

국내 생물처리로 가장 많이 사용되는 활성슬러지법의 시설은 기본적으로 폭기조, 침전조 및 슬러지 반송설비로 구성된다. 폐수 중에 함유된 유기물질은 호기성 미생물에 의해 응집, 흡착, 산화분해, 침전의 각 작용에 의하여 제거된다. 큰 부유물은 스크린에 의해 제거 → 하수 중 토사분은 침사지 → 작은 부유물은 침전지에서 침전 → 폭기조(충분한 공기가

하수 중에 있는 유기물의 산화를 촉진) 최종 침전조로부터 유입폐수량의 20%~50%에 상당하는 활성슬러지를 폭기조로 반송한다. 유입폐수와 활성슬러지를 혼합, 2~8시간 정도 폭기하여 최종 침전조에서 슬러지를 분리시켜 상등수를 방류하는 것이다. 산소원으로 공기 대신에 순 산소를 사용하기도 한다. 이는 생물학적 처리공정 내의 유기물의 분해에 참여하는 세균, 진균, 원생동물 등 외부 환경에 민감한 다양한 미생물 생태계의 안정적 유지를 위해 보다 세심한 유지관리가 필요하기 때문이다.

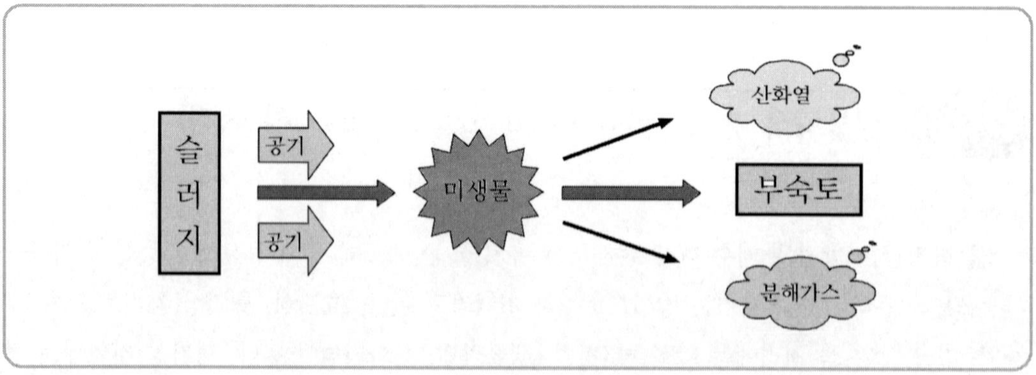

[그림 8-5] 슬러지 부숙화의 원리(호기성 미생물의 반응)

(2) 장기폭기법(extended aeration)

활성슬러지 방법의 변법의 일종으로 표준적인 방법보다 폭기시간이 길다(18~36시간). 그 결과 슬러지의 생산량이 현저하게 감소하고 처리수의 유기물 농도를 줄일 수 있다. 그러나 장기폭기에 의한 동력비의 소모가 많은 것이 단점이다.

(3) 산화구법(oxidation ditch)

생물학적 처리 중에서 가장 간단한 방식으로서 충분한 부지 면적을 염가로 확보할 수 있는 경우에 가장 유리한 방식이며 장기폭기법의 일종이나 폭기시간이 더 길다.

산화지는 하수를 연못이나 웅덩이에 저장하는 동안 자정작용에 의해 안정시켜 쇄석이나 플라스틱재의 여재표면에 부착된 생물막에 의해 폐수 중의 유기물을 제거하는 방법이다.

동력비가 적게 들고 유지관리가 용이한 장점이 있으나, 처리효율이 다른 방법에 비하여 낮고, 악취발생 등의 문제점이 있다.

(4) 회전원판접촉법(RBC)

주로 플라스틱제의 원판체를 여러 장 겹쳐 수평방향의 회전축에 일정한 간격으로 고정시켜 원판 표면적의 일부가 수중에 침적되도록 수조에 설치된다.

회전축에 고정된 판들은 회전축과 함께 천천히 회전하면서 수중과 공기 중을 교대로 접촉함으로써 폐수 중의 유기물질이 원판표면에 부착된 미생물 막에 의해 처리하게 된다. 운전이 간단하지만 수질제어가 어려운 단점이 있다.

살수여상(trickling filter)은 필터위에 뿌려서 미생물막과 폐수 중의 유기물을 접촉시켜 처리한다.

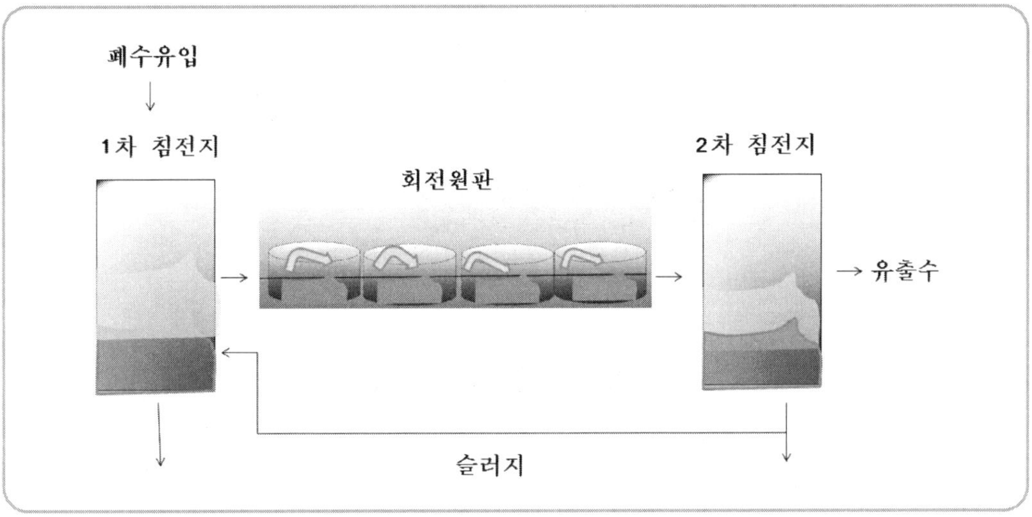

[그림 8-6] 회전원판 처리공정

2) 혐기성 처리(anaerobic treatment)

혐기성 처리(소화)는 도시하수와 산업폐수로부터의 농축된 고농도 유기폐기물의 안정화에 주로 사용된다. 안정화의 목적은 폐기물의 악취를 없애고, 병원미생물의 수를 감소시키고, 궁극적으로 폐기되는 고형물의 부피를 줄이는 데 있다. 혐기성 처리는 여러 그룹의 미생물이 참여하여 유기물을 기체(메탄가스 및 이산화탄소)와 최종 안정된 생성물로 분해시키는 복합적인 생화학 공정이라 볼 수 있다. 혐기성 소화는 유기물 분해율이 높고, 산소공급이 필요하지 않고, 고형 폐기물 생성이 적은 점 등의 이점과 아울러 최종생산물로 얻어지는 메탄가스를 에너지로 활용할 수 있다는 장점을 갖고 있다. 혐기성 세균은 호기성에서의 경우보다 성장이 느리기 때문에 유기물의 분해 안정을 위해서는 15~60일 정도의 충분한 체류 시간이 주어져야 한다. 소화조 내의 미생물 안정성을 높일 수 있는 고효율 혐기성 소화조가 사용되고 있다. 부패조는 단순한 탱크에 하수를 넣으면 가벼운 것은 떠다니며 공기를 차단하는데 이때 탱크 내에 산소가 결핍되어 혐기성 균에 의한 분해가 이루어지고 가스가 발생하여 악취가 나지만 Imhoff tank는 부패조의 결점을 보완하여 고안한 탱크로 냄새가 나지 않는다.

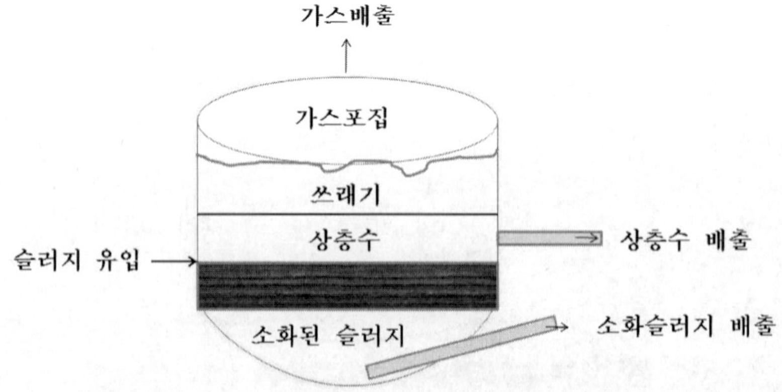

[그림 8-7] 혐기성 소화장치

5 화학적 처리기술

화학적 처리기술은 생물이나 물리적 처리로서 한계가 있을 때, 보완하는 방법으로, 주로 유기물질의 농도를 낮추어 방류하거나, 다음 공정인 생물학적 처리의 전처리 공정으로 사용된다. 화학적 처리에는 중화, 응집침전, 산화, 환원, 흡착 등인데 새로운 고성능 응집제, 흡착제가 개발되고 있고, 오존에 의한 산화 기술도 점차 일반화되어 가고 있다.

(1) 중화(neutralization)

금속가공공장 세정폐수는 강산성을 가지며 피혁 공장폐수는 강한 알칼리성을 나타내는 경우가 많은 데, 이들 폐수가 처리장으로 유입될 경우 철 등의 금속재료와 콘크리트 구조물을 부식시켜 문제를 일으킨다. 따라서 액성이 산성이면 알칼리를, 알칼리성이면 산을 중화제로 첨가하여 폐수를 중화시킨다. 폐수에서의 중화라는 것은 꼭 pH 7을 요구하는 것이 아니라 pH 6.8~pH 8.5 사이를 유지하도록 하면 된다. 산성폐수의 중화제는 석회, 가성소다, 석회석, 소다회 등이 사용되며, 알칼리성 폐수는 황산, 염산 등으로 중화된다. 그러나 산성폐수와 알칼리성 폐수의 양자가 배출되는 곳에서는 양자를 혼합하여 중화할 수 있다.

(2) 폭기(aeration)

폐수 중에 함유되어 있는 휘발성 유기물질 및 황화수소 등의 기체류에 인해 발생되는 악취는 공기를 공급하여 폭기 처리하여 제거한다. 폭기는 또한 폐수에 교반작용을 일으켜 폐수를 균질화시키는 부가적인 목적으로도 사용된다.

(3) 산화 환원(oxidation & reduction)

도금폐수, 금속가공폐수 중의 2가의 철염, 시안화물 등 일부 화합물은 산화시켜 주면 안정한 화합물로 바뀌고 COD값이 감소하게 된다. 산화반응을 이용한 처리방법에는 오존처리, 염소처리, 산소처리 등의 방법이 있다. 반대로 환원처리는 도금공장의 크롬함유 폐수와 구리함유 폐수를 석출, 분리, 회수하며, 환원제로는 2가의 철염, 아황산염, 아황산가스 등이 사용된다.

(4) 흡착(adsorption)

흡착은 용액 중의 분자가 물리적 혹은 화학적 결합력에 의해 고체표면에 붙는 현상이다. 폐수처리에서 흡착은 고체흡착제를 폐수와 일정시간 접촉시켜 오염물질을 흡착시킨 후 흡착제와 처리수를 분리함으로써 완료되며 사용된 흡착제는 특히 폐수를 공업용수 등으로 재사용하고자 할 때 필요한 후처리 공정이다.

(5) 이온교환(ion exchange)

이온교환수지를 사용하여 폐수 중의 유용자원을 회수하고 무해화 할 수 있다. 처리원리는 하전된 양이온 또는 음이온이 이온교환수지(불용성물질)에 의해 치환되면서 화학적으로 같은 양의 하전된 물질로 교환되는 것이다.

6 미생물 고정화에 의한 폐수처리

생물막법은 플라스틱, 세라믹 등의 접촉재 표면에 형성된 생물막을 이용하여 오염물질을 생물학적으로 산화 분해시키는 방법이다. 활성슬러지법과 비교할 때 다양한 미생물의 생식이 가능하여 외부조건의 변동에 대응력이 상대적으로 높다. 특히 영양성분 제거와 관련되는 질화세균 및 탈질 세균이 잘 증식하여 활성슬러지와 비교해서 질소제거율이 높은 장점이 있다.

1) 분리막(membrane)의 이용

분리막은 고분자 재료의 물질 선택투과성질을 이용한 분리기술의 하나로 1960년대에 미국

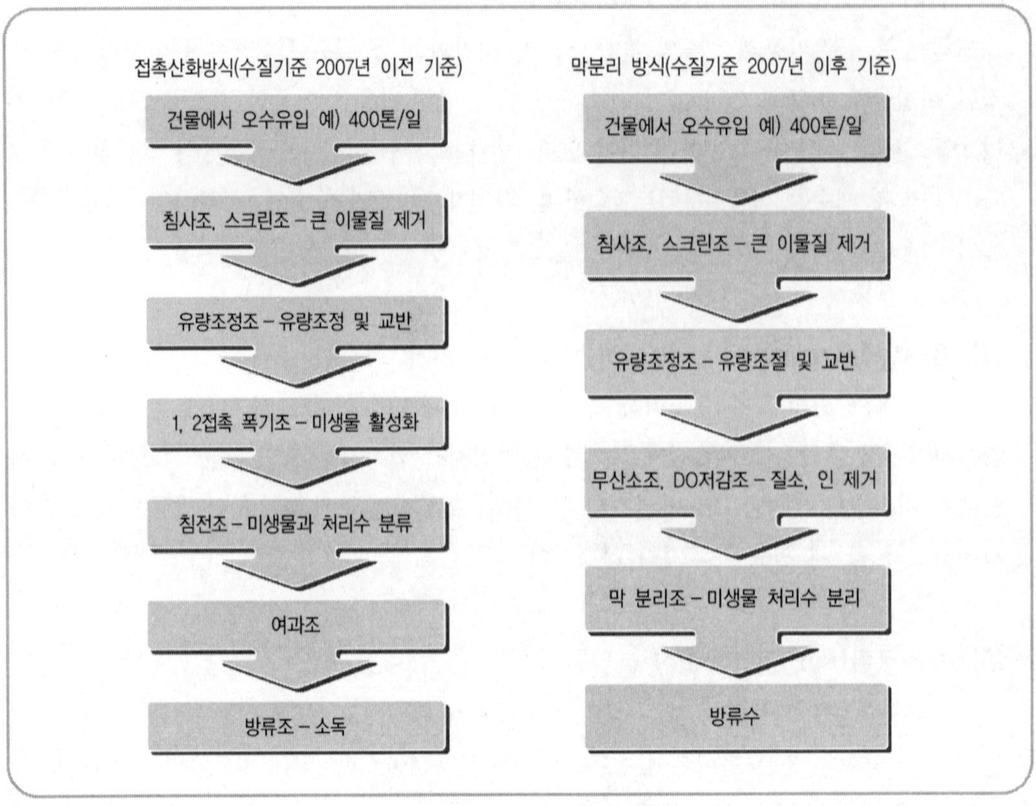

[그림 8-8] 오수처리 시설계통

에서 공업용수의 탈염공정에 적용하기 위하여 개발된 기술로 세계적으로 해수의 담수화, 폐수 재이용을 위한 고도 수 처리 공정에 사용되고 있다. 초기의 분리막은 역삼투막을 중심으로 개발되었으나 최근에는 한외여과(UF), 정밀여과막(MF) 등의 다양한 분리막이 개발되어 수 처리 분야에 광범위하게 적용되어 가고 있다. 폐수처리에 적용되는 공법의 예로 생물학적 처리공정에서 침전조 대신에 분리막을 사용하여 고액분리에 의한 고형물의 제거율 향상과 반응조의 미생물 농도를 높게 유지하는 방법을 들 수 있다.

7 고급산화법(Advanced oxidation process)

산업폐수중의 색 유발물질 등의 난분해성 물질처리를 위해 고급산화법(AOP)이 새로운 처리법으로 도입되고 있다. 오존, 과산화수소, 자외선 등에 의해 OH라디칼을 중간 생산물질로 생산하여 수중 유기물질을 산화처리하는 방법이다. 국내처리장에서도 이용되고 있는 펜톤(Fenton)산화법은 과산화수소와 과산화수소를 분해하여 OH라디칼을 생성시키는 철염을 혼합하여 난분해성 유기물을 산화시키는 공법으로 폐수의 전처리 또는 후처리 공정으로 사용되고 있다. 오염 물질별로 보면 자연 분리물은 물리적 처리에서 제거되고, 수용성 오염물질 및 콜로이드성 입자는 화학적 및 생물학적 처리에서 그리고 질소, 인, 미량의 유기물과 무기물은 생물학적 처리 또는 분리막 등의 고도처리에서 제거된다.

8 청정기술(Clean Tech)

청정기술은 산업폐수 등에 의한 환경오염 문제를 해결하기 위해서 지금까지는 주로 오염물질이 발생된 다음에 이를 처리하는 사후처리기술(End of Pipe Technology)에 의존하여 왔다. 이러한 사후처리기술은 투자비와 운영비가 높아 강화되고 있는 환경규제를 만족시키기 어렵고, 날로 고갈되고 있는 자원과 에너지의 효율적 이용 측면에서도 부적합한 문제점이 있다. 최근 선진국에서는 오염물질을 단순히 처리하는 방식에서 오염물질의 발생을 극소화시키는 방식으로 환경정책이 바뀌어 가고 있는데 이른바 순환, 이용을 통해 용수 공급을 최소화하고 폐수 발생에 의한 수질오염을 근본적으로 차단하는 환경오염을 사전에 예방하는 기술이다.

즉, 환경오염을 미연에 방지하기 위해서는 모든 분야에서 절전해야 하며 낭비를 줄이는 기술 또한 발전되어야 한다. 전 세계 기업에서는 특히 신생기업에서 대기업까지 제품생산에서부터 다양한 분야에서 성장과 효율, 경쟁 우위를 확보하기 위한 수단으로 청정기술에 주목하고 있다. 환경 문제를 해결하는데 초점을 맞추고 제품을 청정기술에 의존하여 실천하기 위해서는 친환경 건축 자재와 공공시설계량기에서부터 첨단 배터리 시스템과 재생 에너지에 이르기까지 기술 범위 또한 확대하고 있다.

제9장 폐기물처리
(waste disposition)

산업혁명 이후 도시화와 공업화가 급속히 진전되면서 갈수록 늘어가는 인공적인 환경이 자연의 환경을 넘어서고 곳곳에서 배출되는 폐기물은 자정작용의 한도를 넘어서 축척되어 폐기물 공해를 발생하게 된다.

이를 예방하기 위해서는 폐기물의 발생량 자체를 우선적으로 줄이고, 발생된 폐기물은 최대한 재활용될 수 있도록 하며 더 이상 사용할 수 없는 폐기물은 환경친화적이고 안전한 위생처리를 함으로써 다시 재 순환형 폐기물 관리체계 정착이 이루어지도록 실시하고 있다.

1 폐기물 발생과 처리

폐기물이란 사용하다가 경제적 이용가치가 사라지고 버리는 물질을 총칭하며 쓰레기・연소재・오니(찌꺼기)・폐유・폐산・폐알칼리・동물의 사체 등을 포함하는 것으로 정의하고 있다(폐기물관리법 제2조). 모든 생활의 형태나 양식, 생활수준에 따라 발생량과 그 조성이 결정된다.

그 처리의 최종적인 책임과 처리방법은 폐기물의 분류체계에 따라서 결정되며 현행 폐기물관리법은 폐기물을 그 발생원에 따라 생활폐기물과 사업장폐기물로 크게 구분하고 있다.

1) 사업장폐기물

대기환경보전법・수질환경보전법 또는 소음・진동규제법의 규정, 공장 등 배출시설을 설치・운영하는 사업장에서 발생하는 폐기물

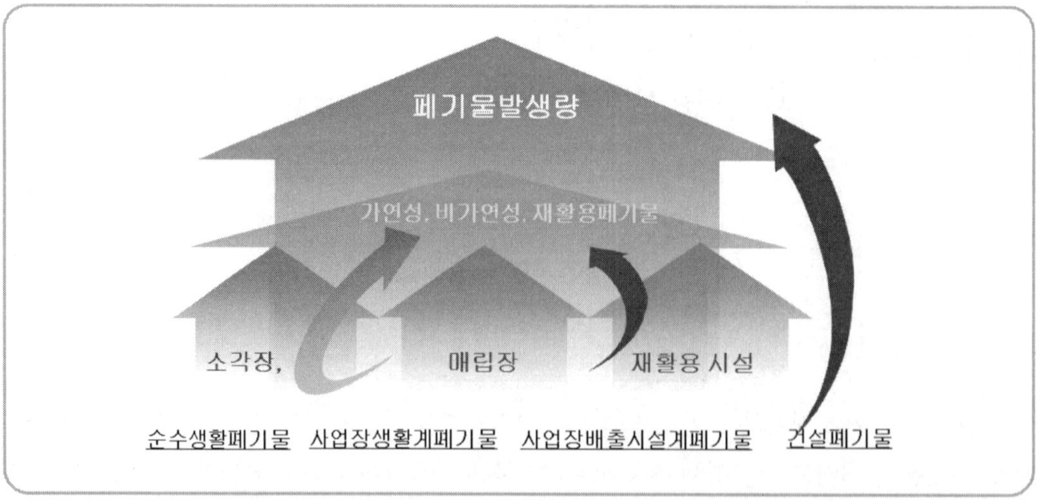

[그림 9-1]

2) 건설폐기물(지정폐기물)

폐기물을 1일 300kg 이상 배출하는 사업장에서 배출되는 사업장 일반폐기물과 공사・작업 등으로 5톤 이상 배출되는 슬러지이다. 폐유・폐산 포장재, 폐합성수지, 폐비닐, 스티로폴, 보온덮개 등 건설현장 자체 발생 및 반입된 건설폐재류, 하자에 의한 재시공시 발생되는 건설폐기물, 가설사무소 철거 시 발생되는 건설폐기물, 세륜슬러지 등 모두 포함

3) 의료폐기물(지정폐기물)

인체조직의 적출물, 실험동물의 사체 등 의료기관이나 시험 검사기관 등에서 배출되는 인체에 위해를 줄 수 있는 폐기물

4) 생활폐기물

사람의 생활이나 사업 활동에 필요하지 않게 된 물질 중 사업장폐기물에 속하지 않는 폐기물

폐기물 발생량은 가연성, 비가연성 그리고 재활용 폐기물 등으로 구분하여 조사하고, 소각장, 매립장, 재활용 시설 등에서 처리되는 폐기물의 양을 매년 기초자치단체 단위로 조사

2 폐기물의 분류

1) 폐기물의 구분방법

지정폐기물을 제외한 폐기물은 크게 발생원에 따라 생활폐기물과 사업장폐기물로 구분하고, 사업장폐기물은 다시 사업장생활계폐기물, 사업장일반폐기물 및 지정폐기물로 구분한다.

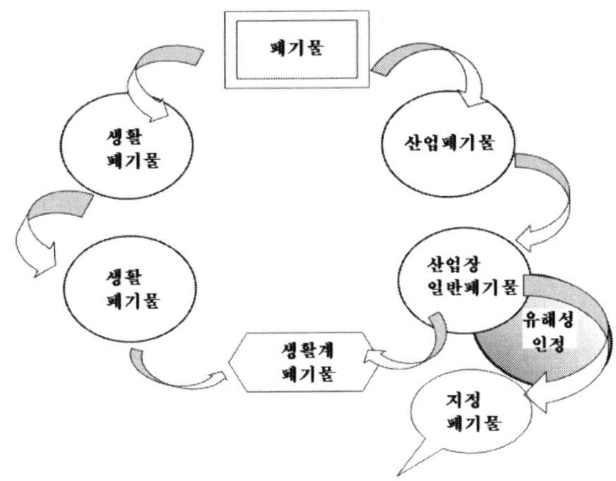

[그림 9-2] 폐기물 분류

[표 9-1] 지정폐기물의 종류(제3조 관련) [별표 1]

1. 특정시설에서 발생되는 폐기물
   가. 폐합성 고분자화합물
      1) 폐합성 수지(고체상태의 것은 제외한다)
      2) 폐합성 고무(고체상태의 것은 제외한다)
   나. 오니류(수분함량이 95% 미만이거나 고형물함량이 5퍼센트 이상인 것으로 한정한다)
      1) 폐수처리 오니(환경부령으로 정하는 물질을 함유한 것으로 환경부장관이 고시한 시설에서 발생되는 것으로 한정한다)
      2) 공정 오니(환경부령으로 정하는 물질을 함유한 것으로 환경부장관이 고시한 시설에서 발생되는 것으로 한정한다)
   다. 폐농약(농약의 제조·판매업소에서 발생되는 것으로 한정한다)
2. 부식성 폐기물
   가. 폐산(액체상태의 폐기물로서 수소이온 농도지수가 2.0 이하인 것으로 한정한다)

나. 폐알칼리(액체상태의 폐기물로서 수소이온 농도지수가 12.5 이상인 것으로 한정하며, 수산화칼륨 및 수산화나트륨을 포함한다)

3. **유해물질함유 폐기물**(환경부령으로 정하는 물질을 함유한 것으로 한정한다)
   가. 광재(鑛滓)[철광 원석의 사용으로 인한 고로(高爐)슬래그(slag)는 제외한다]
   나. 분진(대기오염 방지시설에서 포집된 것으로 한정하되, 소각시설에서 발생되는 것은 제외한다)
   다. 폐주물사 및 샌드블라스트 폐사(廢砂)
   라. 폐내화물(廢耐火物) 및 재벌구이 전에 유약을 바른 도자기 조각
   마. 소각재
   바. 안정화 또는 고형화·고화 처리물
   사. 폐촉매
   아. 폐흡착제 및 폐흡수제[광물유·동물유 및 식물유{폐식용유(식용을 목적으로 식품 재료와 원료를 제조·조리·가공하는 과정, 식용유를 유통·사용하는 과정 또는 음식물류 폐기물을 재활용하는 과정에서 발생하는 기름을 말한다. 이하 같다)는 제외한다}의 정제에 사용된 폐토사(廢土砂)를 포함한다]

4. **폐유기용제**
   가. 할로겐족(환경부령으로 정하는 물질 또는 이를 함유한 물질로 한정한다)
   나. 그 밖의 폐유기용제(가목 외의 유기용제를 말한다)

5. **폐페인트 및 폐래커**(다음 각 목의 것을 포함한다)
   가. 페인트 및 래커와 유기용제가 혼합된 것으로서 페인트 및 래커 제조업, 용적 5세제곱미터 이상 또는 동력 3마력 이상의 도장(塗裝)시설, 폐기물을 재활용하는 시설에서 발생되는 것
   나. 페인트 보관용기에 남아 있는 페인트를 제거하기 위하여 유기용제와 혼합된 것
   다. 폐페인트 용기(용기 안에 남아 있는 페인트가 건조되어 있고, 그 잔존량이 용기 바닥에서 6밀리미터를 넘지 아니하는 것은 제외한다)

6. **폐유**[기름성분을 5퍼센트 이상 함유한 것을 포함하며, 폴리클로리네이티드비페닐(PCBs)함유 폐기물, 폐식용유와 그 잔재물, 폐흡착제 및 폐흡수제는 제외한다]

7. **폐석면**
   가. 건조고형물의 함량을 기준으로 하여 석면이 1퍼센트 이상 함유된 제품·설비(뿜칠로 사용된 것은 포함한다) 등의 해체·제거 시 발생되는 것
   나. 슬레이트 등 고형화된 석면 제품 등의 연마·절단·가공 공정에서 발생된 부스러기 및 연마·절단·가공 시설의 집진기에서 모아진 분진
   다. 석면의 제거작업에 사용된 바닥비닐시트(뿜칠로 사용된 석면의 해체·제거작업에 사용된 경우에는 모든 비닐시트)·방진마스크·작업복 등

8. **폴리클로리네이티드비페닐 함유 폐기물**
   가. 액체상태의 것(1리터당 2밀리그램 이상 함유한 것으로 한정한다)
   나. 액체상태 외의 것(용출액 1리터당 0.003밀리그램 이상 함유한 것으로 한정한다)

9. **폐유독물질**[「화학물질관리법」 제2조제2호의 유독물질을 폐기하는 경우로 한정하되, 제1호다목의 폐농약(농약의 제조·판매업소에서 발생되는 것으로 한정한다), 제2호의 부식성 폐기물, 제4호의 폐유기용제 및 제8호의 폴리클로리네이티드비페닐 함유 폐기물 및 제11호의 수은폐기물은 제외한다]

10. **의료폐기물**(환경부령으로 정하는 의료기관이나 시험·검사 기관 등에서 발생되는 것으로 한정한다)

10의2. 천연방사성제품폐기물[「생활주변방사선 안전관리법」 제2조제4호에 따른 가공제품 중 같은 법 제15조제1항에 따른 안전기준에 적합하지 않은 제품으로서 방사능 농도가 그램당 10베크렐 미만인 폐기물을 말한다. 이 경우 가공제품으로부터 천연방사성핵종(天然放射性核種)을 포함하지 않은 부분을 분리할 수 있는 때에는 그 부분을 제외한다]

11. 수은폐기물
   가. 수은함유폐기물[수은과 그 화합물을 함유한 폐램프(폐형광등은 제외한다), 폐계측기기(온도계, 혈압계, 체온계 등), 폐전지 및 그 밖의 환경부장관이 고시하는 폐제품을 말한다]
   나. 수은구성폐기물(수은함유폐기물로부터 분리한 수은 및 그 화합물로 한정한다)
   다. 수은함유폐기물 처리잔재물(수은함유폐기물을 처리하는 과정에서 발생되는 것과 폐형광등을 재활용하는 과정에서 발생되는 것을 포함하되, 「환경분야 시험·검사 등에 관한 법률」 제6조제1항 제7호에 따라 환경부장관이 고시한 폐기물 분야에 대한 환경오염공정시험기준에 따른 용출시험 결과 용출액 1리터당 0.005밀리그램 이상의 수은 및 그 화합물이 함유된 것으로 한정한다)

12. 그 밖에 주변환경을 오염시킬 수 있는 유해한 물질로서 환경부장관이 정하여 고시하는 물질

* 폐기물관리법 시행령[시행 2022.11.29] [대통령령 제33011호, 2022.11.29, 일부개정]

2) 생활폐기물 발생 및 관리

우리나라 폐기물의 총 발생량은 1993년을 기점으로 점진적으로 증가하였고 생활폐기물은 1995년 쓰레기 종량제가 도입된 이후 크게 감소하였다. 특히, 실제로 매립 또는 소각 처리되는 폐기물의 양은 종량제 시행 이후 재활용률의 급증으로 크게 감소하였다.

3) 폐기물의 발생원별에 따른 분류

(1) 가정폐기물

순수생활폐기물로 사업장폐기물 이외의 폐기물로 가정에서 발생되는 폐기물 단독주택, 연립주택, 아파트 등

(2) 사업장생활계폐기물

사업장에서 배출시설 등의 운영에 관계되지 아니한 폐기물로서 사무실, 식당, 시장, 상가 등에서 배출되는 폐기물

(3) 도시폐기물

백화점, 빌딩

(4) 산업폐기물

사업장 배출시설의 설치・운영과 관련하여 배출되는 폐기물 공장, 공사장
기타 : 학교, 병원, 연구소

(5) 건설폐기물

건설공사로 인하여 발생되는 폐기물

3 재활용 제도

1) 폐기물 예치금

종이팩, 금속캔, 유리병, PET병, 수은전지, 산화은전지, 타이어, 윤활유, 가전제품 등과 같이 재활용이 용이한 제품 및 포장용기의 회수 및 재활용을 촉진하기 위해 실시되는 제도

2) 폐기물 부담금

살충제, 유독물, 화장품 용기, 리튬전지, 니켈, 카드뮴전지, 부동액, 껌, 1회용 기저귀, 담배, 합성수지 등 폐기물 발생 억제를 위해 재활용이 곤란한 제품에 대해 부담금을 부과

3) 공병 보증금제

청량음료수병, 주류병 등 용기회수를 촉진하기 위해 용기를 반환하는 경우 미리 예치된 금액을 반환해 주는 제도

전체 폐기물 중 재활용은 83.6%, 소각은 5.4%, 매립 8.0%, 해양배출 3.0%의 비율로 처리되고 있다.

4 폐기물 소각처리와 여열 회수

폐기물 소각처리란 쓰레기를 불에 태워 산화시키는 화학적 폐기물 처리방법으로 폐기물을 땅에 묻는 것보다 부피는 95~99%, 무게는 80~85% 줄일 수 있어 매립 공간을 절약할 수 있고 효과적이고 지속적인 폐기물 처리방법이라고 할 수 있다. 소각처리 과정에서 열에너지를 얻을 수 있는 경제적 효과를 지니고 있고 철저한 오염방지시설을 갖추고 있는 곳에서만 가능하다. 완벽한 소각으로 인한 폐기물 처리는 물론 신재생에너지 생산의 역할을 하여 자원 절약 및 환경보호를 할 수 있는 대표적인 폐기물 처리방법 중의 하나이다. 단 99% 연소되고 1%의 불완전연소 일지라도 다이옥신이 발생할 수 있으므로 완벽한 소각처리시설에서 연소해야 한다.

소각여열이란 가연성폐기물을 소각하여 발생되는 열을 스팀이나 온수로 회수하여 열원으로 재활용하는 신재생 에너지를 말한다.

1) 재활용 가능한 폐기물 방법

(1) 건설 폐기물
(2) 음식물류 폐기물 재활용
(3) 고형연료제품 제조
(4) 폐목재 재활용
(5) 금속캔 재활용
(6) 폐스티로폼 재활용
(7) 페트병 재활용
(8) 폐타이어 재활용
(9) 유리병 재사용
(10) 유리병 재활용
(11) 폐형광등 재활용

2) 폐기물 기능적 처리 4단계

(1) 발생억제
(2) 재활용
(3) 중간처리
(4) 최종처리

중간처리는 파쇄・압축・고형화・여과・중화・소각・흡착・소화 등의 물리・화학・생물학적 공정을 말하며, 최종처리는 매립 또는 해역배출 등의 방법으로 처분하는 것을 일컫는다. 폐기물 발생량은 1996년에서 2020년 사이에 일정한 범위 내에서 증감을 반복하고 있다.

오늘날 세계 각국은 인위적인 폐기물처리시설을 설치하는 과정에서 님비증후군 문제와 투자비용 급증 등을 비롯한 엄청난 사회・경제적 어려움을 겪고 있다. 또 국가간에도 폐기물처리 과정에서 발생한 대기 및 수질 오염 문제로 분쟁을 겪기도 하는데, 이를 위해 여러 가지 국제협약을 정해 예방과 해결방안을 마련하고 있다. 폐기물 문제를 줄이기 위해서는 성장 위주의 대량생산 및 소비 체제에서 자원순환형 사회경제체제로 전환할 필요가 있다.

5 쓰레기 및 감염성 폐기물 처리 지침

병원 내에서 발생하는 쓰레기는 감염의 저장소로서 작용할 수 있으며, 환경오염의 원인으로 작용하게 되므로 올바른 쓰레기 관리가 병원의 감염관리와 더불어 지역사회의 환경관리 측면에서 중요하다. 모든 직원은 병원 내에서 발생하는 쓰레기의 종류에 따른 처리방법을 숙지하여 깨끗한 환경을 유지하도록 하여야 한다.

생활 쓰레기는 병원에서 나오는 쓰레기 중 감염성 및 유해성이 없는 일반쓰레기를 말한다.

지정폐기물은 사업장 폐기물 중 폐유, 폐산 등 주변 환경오염 또는 인체에 위해를 줄 수 있는 물질을 말한다.

지정폐기물의 정의는 우리나라의 폐기물관리법에서는 쓰레기 연소재, 오니, 폐유, 폐산, 폐알칼리, 동물의 사체 등으로서 사람의 생활이나 사업활동에 필요하지 아니하게 된 물질을 말하며 이는 다시 생활폐기물과 사업장폐기물로 분류하고 사업장폐기물 중 폐유, 폐유기용제 등 주변환경을 오염시킬 수 있는 유해한 물질로서 대통령령이 정하는 폐기물을 지정폐기물로 규정하고 있다.

1) 폐합성 수지

합성수지제조업의 제조공정에서 발생되는 것에 한한다.

2) 폐합성 고무

합성고무제조업의 제조공정에서 발생되는 것에 한한다.

폐농약, 광재, 분진, 폐주물, 폐사, 폐내화물, 도자기조각, 소각재, 안정 또는 고형화 처리물, 폐촉매, 폐흡착제, 폐습수제, 폐유기용제 또는 폐유 각각

3) 기타 지정폐기물 환경부장관이 정하여 고시하는 양

(1) 부식성 폐기물

① 폐산(액체상태의 폐기물로서 수소이온농도 지수가 2.0 이하인 것에 한한다)

② 폐알카리(액체상태의 폐기물로 수소이온 농도지수가 12.5 이상인 것에 한하며, 수산화칼륨 및 수산화나트륨을 포함한다)

(2) 유해물질함유 폐기물

① 광재(철광원석의 사용으로 인한 고로슬래그를 제외한다)

② 분진(대기오염방지시설에서 포집된 것에 한하되, 소각시설에서 발생되는 것을 제외한다), 폐주물사 및 샌드블라스트폐사, 폐내화물 및 재벌구이전에 유약을 바른 도자기 조각

(3) 소각재

안정화 또는 고형화처리물

(4) 폐촉매

(5) 폐흡착제 및 폐흡수제

(6) 폐 유기용제

① 할로겐족 및 기타 폐유기용제(가목외의 유기용제를 말한다)

② 폐페인트 폐락카페인트 및 락카와 유기용제가 혼합된 것으로서 페인트 및 락카 제조업, 용적 5세제곱미터 이상 또는 동력 3마력 이상의 도장시설, 폐기물을 재활용하는 시설에서 발생되는 것과 페인트 보관용기에 잔존하는 페인트를 제거하기 위하여 유기용제와 혼합된 것을 포함한다.

(7) 폐유

기름성분을 5% 이상 함유한 것을 포함하며, 폴리클로리네이티드비페닐 함유 폐기물 및 폐식용유를 제외한다.

(8) 폐석면

① 석면의 제조·가공시 또는 공작물, 건축물의 제거 시 발생되는 것(슬레이트 등 고형화되어 있어 비산될 우려가 없는 것을 제외한다)

② 슬레이트 등 고형화된 석면제품 등의 연마·절단·가공공정에서 발생된 부스러기 및 연마·절단·가공시설의 집진기에서 모아진 분진

③ 석면의 제거작업에 사용된 비닐시트·방진마스크·작업복 등

(9) 감염성폐기물

환경부령이 정하는 의료기관이나 시험·검사기관 등에서 발생되는 것에 한한다. 감염성폐기물은 병의원, 동물병원 등의 의료, 진료, 치료, 검사행위 및 시험 연구과정 등에서 발생되는 폐기물을 말하며 위의 행위 및 과정 등에서 발생되더라도 다음의 폐기물은 감염성폐기물에 해당되지 않는다. 약병, 수액병, 앰플병, 바이알병 및 석고붕대 등 임신초기 일경우 재택환자로부터 발생되는 탈지면류, 페합성수지류 및 손상성 폐기물 등 동물병원이 아닌 장소에서 발생되는 동물사체(전염병 등에 의한 폐사동물은 가축전염병 예방법을 적용하고, 애완동물, 경마장 등에서 발생되는 폐사동물)는 발생량에 따라 생활 또는 사업장일반폐기물로 분류한다. 감염성폐기물은 인체 조직물 등 적출물, 탈지면 등의 의료기관, 시

험검사기관에서 배출되는 인체에 해를 줄 수 있는 물질이다.

4) 감염성폐기물의 종류

(1) 조직물류

인체 또는 동물로부터 적출되거나 절단된 물체, 실험동물(수의사법 제2조 제4호의 규정에 의한 동물병원에서 발생되는 것에 한한다). 또는 실험동물의 사체와 인체 또는 동물의 피・고름・분비물. 다만, 매장 및 묘지 등에 관한 법률 제2조 제1항의 규정에 의한 임신 4월 이상의 사태를 제외한다.

탈지면류 : 인체 또는 동물의 피・고름・배설물・분비물 또는 소독약이 묻은 탈지면・붕대・거즈・일회용기저귀・생리대

① **폐합성 수지류** : 일회용주사기・수액세트・혈액 백 또는 혈액투석시 사용된 폐기물
② **손상성 폐기물** : 주사바늘・수술용 칼날・한방침 또는 치과용침
③ **혼합감염성 폐기물** : 제1호 내지 제5호의 감염성폐기물과 혼합되거나 접촉된 폐기물로서 다른 감염성폐기물로 분류되지 아니한 폐기물

(2) 종류별 전용용기에 표시하는 도형의 색상

① 인체조직물 등 태반 : 적색
② 기타 조직물류 : 적색
③ 탈지면류, 폐합성수지류, 혼합감염성폐기물 : 오렌지색
④ 병리계폐기물, 손상성폐기물 : 노란색

(3) 감염성폐기물 발생 의료기관 및 시험・검사기관 등

① 의료법에 의한 의료기관 및 연구소
② 지역보건법에 의한 보건소 및 보건지소
③ 보건진료소
④ 혈액관리업무를 행하는 혈액원
⑤ 검역소 및 동물검역기관
⑥ 수의사법에 의한 동물병원

⑦ 국가, 지방단체의 시험・연구기관(의학・치과의학・한의학・약학 및 수의학)

⑧ 대학・그 부속 시험・연구기관(의학・치과의학・한의학・약학 및 수의학)

⑨ 시험・연구를 하는 연구소

의학・치과의학・한의학・약학, 수의학에 관한 연구소

⑩ 기타 환경부장관이 정하여 고시하는 기관

(4) 감염성폐기물의 기준 및 방법

공통사항

① 감염성폐기물(조직물류에 한한다)은 화장장에서 소각할 수 있다.

② 감염성폐기물(인체조직에 한한다)은 본인 요구시 양도하여 화장장에서 소각, 매몰할 수 있다. 이 경우 배출자 또는 의료인은 이를 상세히 기록하여 3년간 보존하여야 한다.

(5) 수집・운반의 경우

① 용기에 넣어 포장된 상태로 전용의 운반차량으로 수집・운반

② 운반차량은 섭씨 0° 이하의 냉동시설 설치, 운행 중 항상 냉동설비가 가동

③ 흩날림・유출 및 악취의 누출을 방지할 수 있는 밀폐된 적재함이 설치된 차량

④ 적재함 내부는 내수성 자재로 소독 및 살균을 할 수 있는 구조 안에 온도계를 부착하고 소독약품 및 장비와 이를 보관할 수 있는 설비

⑤ 적재함은 사용할 때마다 약물소독의 방법으로 소독

⑥ 수집・운반차량의 차체는 백색으로 도색

⑦ 적재함의 양쪽 옆면에는 감염성폐기물 수집・운반차량, 감염성폐기물의 도형, 업소명 및 전화번호를, 뒷면에는 감염성폐기물의 도형을 부착 또는 표기하되 크기는 가로 100cm 이상, 세로 50cm 이상(뒷면의 경우 가로・세로 각각 50cm 이상)이어야 하며 글씨의 색깔은 녹색

(6) 기타

주변 환경을 오염시킬 수 있는 유해한 물질로서 환경부장관이 정하여 고시하는 물질

제10장 환경호르몬 or 내분비계 장애물질 (Endocrine disruptors)

1 환경호르몬 정의

환경호르몬은 산업활동에 의해 만들어진 화학물질이 체내에 유입되어 몸에서 정상적으로 생성되는 호르몬의 역할을 하는 물질을 뜻한다. 생체가 원래 가지고 있는 호르몬과 유사하게 작용하여 정상적인 호르몬분비에 이상을 일으켜 생체호르몬 양을 변화시키고 교란시켜서 호르몬 저하 및 과다를 유발하여 인체의 면역성 저하, 정자수 감소와 선천적 기형, 불임, 자궁내막증 등의 장애 작용을 일으킨다. 이는 환경호르몬의 구조가 여성호르몬과 비슷한 작용을 하여 여성의 몸 안에서는 호르몬을 과다하게 작용하고 남성의 몸 안에서는 억제하여 정자수를 감소시키는 역할을 한다. 그러나 수많은 화학물질 중 환경호르몬으로 밝혀진 것은 극히 일부분이며 화학조미료나 플라스틱 같은 대부분의 물질은 잠재적인 위험성을 지니고 있는 것으로 알려져 있다.

1) 환경호르몬의 특성

(1) 난분해성
(2) 생물체에 잔류기간 지속
(3) 생물체의 지방 및 조직에 농축(먹이사슬을 통하여 순환)

2) 환경호르몬의 종류

(1) 다이옥신 : 고엽제, 쓰레기 소각장, 각종 염화물, 표백된 종이, 담배연기

(2) 유기염소계 화합물(PCB, PVC 등) : 전기절연체로 기존의 사용물질들의 폐기 시 문제가 됨

(3) 유기염소계 농약(DDT, BHT 등) : 살충제, 제초제

(4) 플라스틱과 플라스틱 첨가제(스틸렌류, 비스페놀 A, 프탈산에스텔류)

(5) 산화방지제(BHA)

(6) 살균제(OPP)

(7) 비이온계 계면활성제(알킬페놀산)

(8) 필(피임약) : 의약품으로 사용되는 합성 에스트로겐류

(9) 기타식품, 식품첨가물 등

2 환경호르몬의 생태계 영향 및 종류

환경호르몬에 대한 선진국의 공식적인 입장은 대상물질의 종류, 시험방법, 노출형태, 생체 내에서의 작용메카니즘 등이 과학적으로 아직 명확하게 밝혀져 있지 않아 OECD, 미국 환경청(USEPA), 일본환경청 등에서 규명과 연구를 하고 있으며 세계생태보전기금(WWF :

1	2	3
• 다이옥신류 등 유기염소계 물질 6종 • DDT 등 농약류 44종 • 펜타~노닐 페놀 • 비스페놀A • 디에틸핵실프탈레이트 등 프탈레이트 8종 • 스티렌 이합체, 삼합체 • 벤조피렌 • 2,4-디클로로페놀 등 기타물질 4종	• 디에틸 프탈레이트 등 가소제 9종 • 플라스틱에 존재하는 물질 17종 • 다이옥신 등 산업장 및 환경 오염물질 21종 • 농약류 75종 • 수은 등 중금속 3종 • DES 등 합성에스트로겐 8종 • 식품 및 식품 첨가물 3종 • 식물에 존재하는 에스트로겐 유사호르몬 6종	• 플라스틱 용기, 음료캔, 병마개, 수도관의 내장코팅제, 치과치료 시 이용되는 아말감 : 비스페놀A • 합성세제 : 알킬페놀 • 컵라면 용기 : 스티렌 이합체, 삼합체 • 폐건전지 : 수은
세계생태보전기금 (WWF)(67종)	일본 후생성 (142종)	내분비계장애물질용출이 우려되는 생활용품

[그림 10-1] 내분비계 장애가 우려되는 물질의 종류

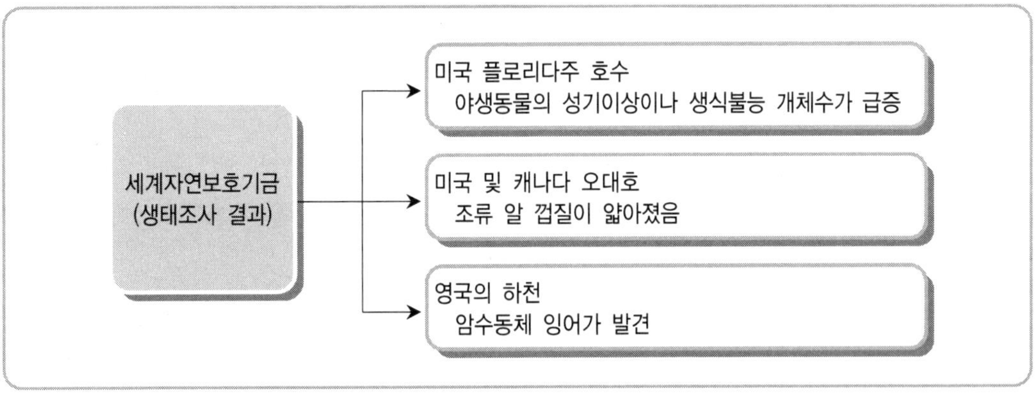

[그림 10-2]

World Wildlife Fund)은 67종, 일본 후생성 142종의 물질을 환경호르몬으로 분류를 하고 있다.

그 외 보고에 의하면 지난 50년간 인간의 정자수가 반으로 줄었다.

이러한 환경호르몬은 생물체내에 축적되어 수세대에 이르기까지 영향을 미치며 일부는 불가역적인 변화를 일으키는 것으로 알려져 있다.

3 환경호르몬의 대책 및 주의사항

우리가 마시는 수돗물은 소독처리 되어 나오지만 또 다른 유해물질은 없는지 특히 지하수를 마신다면 지하수 오염에도 주의해야 한다.

정수기는 세균과 미생물, 불쾌한 맛과 냄새를 없애는 것이 주목적이므로 필터에 의존하여 방치해서는 안 되며 필터는 호르몬저해 화학물질을 제거하지 못하기 때문이다.

특히 골프장 주위나 농촌의 경우 먹는 물의 오염은 살충제나 제초제를 뿌리는 계절과 그 직후에 최고도에 달하기 때문에 주의해야 한다.

음식에 있어서도 어린이들과 가임연령의 여성들은 다이옥신과 PCB(폴리염화비페닐)와 같은 호르몬저해 유해화학물질로 오염된 물고기의 섭취를 피해야 한다.

또 다이옥신에 많이 폭로된 치즈, 버터, 양고기, 쇠고기 등 동물성 지방 섭취를 피하고 대신 야채와 곡류, 과일이 풍성한 식단을 택하여 유기농 야채를 사거나 직접 기르면 더욱 좋을 것이다.

특히, 플라스틱과 음식과의 접촉을 최소화하고, 플라스틱 용기에 넣든지 플라스틱 랩에 씌워 가열하거나 전자렌지에 넣는 것은 가급적 피한다.

전자렌지를 쓸 때 유리나 자기 용기를 사용하도록 하여 합성화학물질의 불필요한 사용과 이에 대한 노출을 피해야 하며 손을 자주 씻는 습관을 가져 합성화학물질이 증발되어 실내에 있는 물건이나 가구, 의류에 붙어 그것을 만지지 않도록 한다.

살충제는 살아있는 유기생명체를 죽이도록 만들어진 것으로 인간이나 동물에게 해로우므로 진드기 등도 살충제를 사용하지 않고 잡으면 더욱 좋다.

아이들 장난감은 페인트칠을 하지 않은 나무나 천연섬유로 된 장난감으로 하고 플라스틱을 씹지 않도록 주의시킨다.

골프장은 유해화학물질에 폭로될 위험이 매우 많은 곳임을 명심해야 한다. 미국의 한 골프장에 대해 조사를 한 결과 골프장 경영자들은 농부가 밭에 뿌리는 것보다 최소한 4배 이상의 살충제를 사용한다.

미국 롱아일랜드 골프장에서 사용되는 52종의 살충제 가운데 7개가 내분비호르몬 저해효과가 있는 것으로 알려졌다. 골프장에서는 손을 입에 갖다 대지 말고, 골프를 끝낸 후 바로 손을 씻도록 한다. 또 골프장에서 흘러나오는 냇물에서는 물놀이나 낚시를 하지 않도록 한다.

호르몬 교란은 예방 대책이 시급하고, 지금까지의 환경·보건과 전혀 차원이 다르다. 특히, 환경이 심각하게 오염돼 있는 일상생활의 경우 화학제품으로 만들어진 화장품, 플라스틱 용기, 립 크로즈, 방향제, 주방세제 등 널리 퍼져있으며 호르몬 교란 상황도 심각할 것이다.

환경호르몬에 대한 정보에 보다 많은 관심을 갖고 인체에 유해한 이러한 물질들이 일상생활 속에서 혹은 우리의 산업활동 속에서 어디에 어떻게 사용되는지 확인하여 서로 정보를 나누고 정부나 기업이나 기타 사회단체에 끊임없이 의견을 제시하며 우리가 함께 살아갈 예방대책을 세워야 할 것이다.

Environmental and Industrial Health

제2부

산업보건

제1장 직업건강

제2장 근골격계 부담작업 유해요인조사

제3장 작업환경 관리

제4장 작업환경측정

제5장 물질안전보건자료

제6장 건강진단

제7장 사업장 건강증진

제8장 산업재해와 직업병

제 1 장

직업건강

1 산업보건의 의사소통

산업보건을 직업건강으로 넓은 의미로 사용하고 있지만, 산업보건이란 국제노동기구(ILO)와 세계보건기구(WHO)에서는 '모든 산업장에서 일하는 근로자의 신체적・정신적・사회적 건강을 최고로 유지・증진시키는 것이다, 작업조건으로 인한 질병을 예방하고 건강에 유해한 취업을 방지하며, 근로자를 생리적, 심리적으로, 적합한 작업환경에 배치하여 일하도록 하는 것'으로 정의하고 있다.

시대가 변하면서 산업체의 보건체제는 직업병 예방이라는 작은 틀에서 벗어나 일과 사람을 중심으로 한 종합적이고 포괄적인 건강 개념으로 건강유해요인들까지 고려하여 확대되었다. OHSAS(안전보건경영시스템)에서는 국제적 인증표준으로 산업재해를 예방하고 쾌적한 작업환경을 조성하는 경영을 시행하도록 하고 있다. 보건관리자 선임대상 업종을 제조업 중심에서 건설업, 감정노동 작업자, 야간작업자 및 운수 및 창고업 등 계속 확대해 나가고 있다. 각 산업체 내에서도 지금까지 안전보건관리자의 고유한 직무의 역할만 강조했다면 앞으로는 본인을 포함하여 모두 건강을 유지할 수 있도록 다른 직종과 함께 공유하는 의사소통이 필요하다. 다각적인 측면에서 분석하고 거리낌 없는 분위기가 이루어져야만 나와 회사전체가 건강하게 유지될 수 있다. 산업보건이 확대됨에 따라 보건관리자가 가장 어렵게 생각하는 부분이 조직 내 의사소통의 문제이다.

보건관리자는 회사의 철학과 조직문화가 요구되는 인물인지 먼저 자신을 점검하며 현실적인 조화를 이루도록 화합해야 한다. 산업체 안전・보건이 직능별로 각자 자신의 역할만 수행했다면 지금은 다른 조직과 대화와 협상을 통한 소통으로 산업보건조직이 안전보건 통합체계로 확대되고 있다.

산업재해의 위험성을 줄이고 창의적인 활동으로 근로자들이 잠재적 위험에 대처하며 직원들의 건강을 관리하면 경영에도 장기 생산성과 행복을 증진시키는데 도움이 된다.

그렇다면 안전보건관리자의 마음가짐은 어떻게 가져야 되는가? 직원들간의 업무상황과 일정을 조율하여 인간관계 관리와 시야를 넓히고 서로 나쁜 감정에 집착하여 휘둘리어서는 안된다. 복잡한 상황에 처했을 때 서로가 모든 상황을 속속들이 이해하는 것이 불가능함을 인정하고 각기 다른 단점들을 결합하는 방법으로 상호보완적 관계에 초점을 맞추는 것이다.

안전보건 연간계획 일정이 정해졌다 해도 변수는 항상 생길 수 있다. 회사내 일정은 완벽하게 정해놓고 진작 외부연계 날짜를 정했지만 다시 한번 확인을 하지 않아 그사이 변수가 생겨 임박해서 일정이 틀어진 경우도 있다.

ex) 건강검진을 실시할 때 사후관리를 할 때도 실시하기 전에 팀 내 혹은 조직간 합의하에 언제 검진을 실시할지 혹은 당일 날 회사경영상 특별한 일은 없는지 점검을 한다든지 사후관리 상담날짜를 맞추면 작업하는 현장에서 근로자가 잠시 나와도 지장이 없도록 해야 한다. 검진날짜는 미리 정해졌지만 제조부서에서 생각 외로 생산물량을 도저히 맞추지 못해 몇 달 기간동안 검진할 시간을 빼지 못하면 보건과 생산팀의 의사소통이 충분이 이루어지지 못했다는 뜻이다. 뒤늦게 회사 내에서는 일정조절을 했으나 외부 검진기관도 그전에 약속된 날짜 외 일정이 꽉 차 다른 날짜가 없다면 또 다른 날짜를 위해 임박한 일정 맞추기에 시간조정을 한다. 급해져서 사내메일이나 문자 등을 통해서 화가 난다고 감정대로 표현해서는 안 된다. 이런 것 하나까지도 아무것도 아닌 것 같지만 조직은 각자 자신들의 빡빡한 일정 속에서 업무를 진행하기 때문에 간단하다고 생각하면 오산이다. 검진받는 사람은 하루 시간 내어 그냥 날짜잡고 하면 간단한 것을 뭘 그렇게 어렵냐고 말하기도 한다. 그 하루일정을 빼내기 위해서 얼마나 많은 사람들이 머리를 맞대고 있었는가 말이다. 이러한 스케줄과정에서도 의견충돌이 생기는 일도 많다. 그러나 회사에서 하루 온전히 검진만 할 수 있도록 한다면 문제는 거의 없지만 작업 중에 사내에서 검진을 할 때는 시행착오도 많고 사소한 개인감정 때문에 일부러 신경을 덜 쓸 때도 있다.

안전하게 일을 수행하기 위해서는 이렇게 여러 분야를 거치는 관계를 쓸데없는 일이라고 단정하고 '내 업무만 잘하면 되지 그런 절차는 회사에서 알아서 해줘야 하는 게 아닌가?…' 이렇게 생각한다면 협조 없이는 단순한 업무도 제대로 해내기 어렵게 된다.

- 현장개선 파악
- 현장답사
- 한도설정
- 기술과 협력
- 사회분석회의
- 모든 직원들의 솔직함
- 함께 자주 볼 수 있는 곳

[그림 1-1] 환경 · 안전 · 보건 통합(보는 법 배우기)

보건관리자는 문제 해결을 위해 자유롭게 말하고 꾸밈없는 경험담을 통해 이해를 돕도록 하는 것도 큰 몫을 해낸다. 일이 돌아가도록 중간 중간에 피드백을 계속하다보면 혼란스런 과정을 막을 수 있다. 변화를 거듭하며 빠르게 나아가기 때문에 여럿이 함께해야 빠른 업무처리를 할 수가 있다. 조직간 의사소통이 깔끔하게 이루어져야 업무에 대한 최고의 효율성을 나타낼 수 있다.

ex) 타 부서 직원들과 생산부서에 대해 소음 혹은 화합물, 분진 등의 유해성에 대해 토론할 때 전혀 다른 분야인 직원들은 관심도 없고 시간만 때우거나 이해하지 못하고 대충 넘어가는 경우가 있다. 그러나 한 직원이 오래전에 시골 갔다가 나무를 톱으로 벤 적이 있는데 겹겹으로 3중 마스크를 착용했는데도 불구하고 코밑에 나무가루가 하얗게 앉았더라는 경험담을 이야기 함으로써 침체된 주위 분위기가 갑자기 관심을 보인다면 눈으로 보이지 않는 중금속이나 미세먼지(PM 10, PM 2.5)가 호흡기를 통해 기관지나 폐, 심장에 얼마나 쉽게 들어가는지를 자연스럽게 이해하게 된다. 백번의 설명보다 한사람의 경험담 하나가 만인을 설득하게 만든다.

위기는 가치를 검증하고 문제를 해결하는 과정에서 직원들의 유대관계를 돈독하게 하고 조직문화가 적절하게 유지된다. 누구나 직책이나 직급에 상관없이 누구에게나 말할 수 있어야 한다. 구조적 문제나 개인적 문제 때문에 집단의 의미 있는 소통이 가로 막히는 일이 없도록 하며 조직의 합의가 곧 변화로 이어지고 직원들이 자신보다 우월하다고 느끼면 인간적으로 미흡하더라도 친하게 지내며 배우려는 노력을 기울인다. 조직구성원의 집단지성을 끊임없이 적극적으로 모아 서로 솔직하게 말하고 말 못하는 여러 이유와 공포가 존재한다면 그 이유들을 찾아 근절시켜야 한다. 당장 손에 잡히지 않는 그 무언가를 창출해내기 위해 여러 사람이 머리를 맞대고 한도를 설정하며 창의적 반응을 촉진할 수 있도록 집단을 움직이려면 활발하게 움직여야 한다. 보건관리자가 창의력을 가지고 임한다는건 안전보건법의 한계를 넘어서서 새로운 유해・위험요인과 안전보건의 신 사각지대까지 파악하여 경영에 도움이 되면서 근로자가 쾌적한 환경에서 최선의 건강보호를 받으며 건강증진할 수 있도록 환경과 안전, 보건에 결함이 없는 상태로 유지하는 것이다.

ex) 작업환경관리를 할 때에도 옥내에 있던 배출가스가 밖으로 빠져나오면 대기오염이다. 작업장 밖이 공장지대 건물로 사방으로 막혀 있는 구석진 장소가 있다면 환기가 되지 않는 한 평 정도의 남은 빈 공간이 그냥 잡초만 무성한 곳도 있지만 남은 땅이 아까워 작업자들이 채소나 과일나무를 키울 수도 있다. 작업하다가 휴식시간에 담배도 피울 겸 자라나는 식물을 바라보면서 녹색의 힐링을 만끽하는 것은 좋은데 풍성하게 자란 과일을 먹어서는 안 된다. 딸기나 포도가 자란다면 대기오염 속에서 죽지 않고 잘 자랄 수 있다. 하지만 환경호르몬 범벅이므로 그냥 관상용으로 키울 것을 전체 작업자 교육을 해야 한다. 작업하지 않는 옥외이므로 작업환경측정은 하지 않는다. 그곳의 작업자들 말고는 장소가 숨겨져 있어 잘 보이지 않기 때문에 안전보건관리자가 공장 전체를 순회하여 문제가 될 만한 싹은 뿌리를 뽑아야 한다. ESH(환경, 안전, 보건)위원회 정기총회가 열리는 날에 그 장소에 꽃이나 나무를 심어 화단을 만든다던지 소신껏 자신의 의견을 밝히고 이해하기가 힘들어 할 때는 풍부한 답변을 할 수 있도록 공부해 두자.

회의 때마다 남들보다 많은 질문 혹은 한마디도 안한다면 여러 사람에게 지장을 줄 수 있으므로 한번 말할 때 짧고 간단하면서 이해가 되도록 해두는 것이 좋다. 자칫 말이 길다보면 그들의 입장에서 자신의 일을 위해서 다른 부서의 입장은 전혀 고려하지 않는 것처럼 보일 수 있기 때문에 분위기를 보고 우선순위를 정해 나름대로 판단해서 말하는 것도 좋다. 단 공감할 수 있고 현실적으로 맞는 목표를 세우며 안정되고 균형 있는 팀으로서의 역할이 중요하다.

흔히 조직사회에서 말하는 의사소통은 전문직이나 특수직에게는 별로 해당사항이 없다고 생각하는 경우가 많았다. 특히 의료인은 고유의 업무이니만큼 별정직이 많고 자신의 직무만 생각하기 쉽다. 이렇게 되면 일이 언제 끝날지 모르고 시간은 흐르고 눈치만 봐야 하는 사태가 발생한다. 그렇다고 타 조직에서 보건관리의 어려움을 알 턱도 없고 관심도 없지만 잘된 사업장은 안전보건경영체제 도입에 따라 빠르고 다양하게 다른 조직에도 차질 없이 대처하며 생산에 지장을 주지 않고 근로자 건강을 보호하려 초점을 맞추고 있다.

ex) 각 부서에 검진결과에 대한 상담실시 날짜를 공지해도 근로자가 보건실에 오지 않는다면 그쪽 부서 팀장 혹은 관리자와 충분히 소통이 되지 않아 사원들이 오지 않는 것이다. 사원들은 알고 있으면서 오지 않는 경우가 많다. 상담 전에 이미 병원에서 각 개인에게 검진결과를 통보했기에 자신의 건강상태는 대충 알고 있지만 혹시나 검진결과가 좋지 않아 두렵기도 하고 그냥 넘어가고 싶은 것이다. 보건관리자가 기다리다 지쳐서 연말이 되어서야 다시 서둘러 몇 번씩 부서에 말하고 되풀이하면 그때서야 대충 상담을 겨우 끝내기도 한다. 이런 씩으로 업무가 지연되면 그동안 질병이 진행 중에 있는 직원들이 있었다면 건강은 더 나빠질 수도 있고 다음에 팀장이나 근로자를 만날 때도 기분 좋게 일을 처리할 수가 없어 마주치면 서로가 조심스럽고 스트레스를 느끼게 된다. 평소에 타 부서 직원들과 잘 지냈다면 이런 일은 없었을 것이다. 혼자서 업무를 할 수 없는 이유이다.

서로 다른 차이를 이해하고 친하게 지내면 일의 효율이 배가된다고 하여 술자리를 마련한다. 그러나 처음은 좋았지만 자주 술자리를 마련하여 개인적인 유대가 강하게 되면 본래의 목적이 흐려져 또 다른 문제로 발생할 수 있으므로 적당한 선에서 이루어져야 한다. 나중에는 자유로운 회의가 아니고 한사람의 주도권이 강하거나 혹은 흥청망청 노는 분위기로 변할 수 있어 분별력을 잃고 판단이 흐려질 수도 있다.

리더십을 말할 때 한 사람의 주도아래 이루어지는 건 처음은 그럴듯해 보여도 시간이 지나면 다수를 무능하게 만들 수 있다.

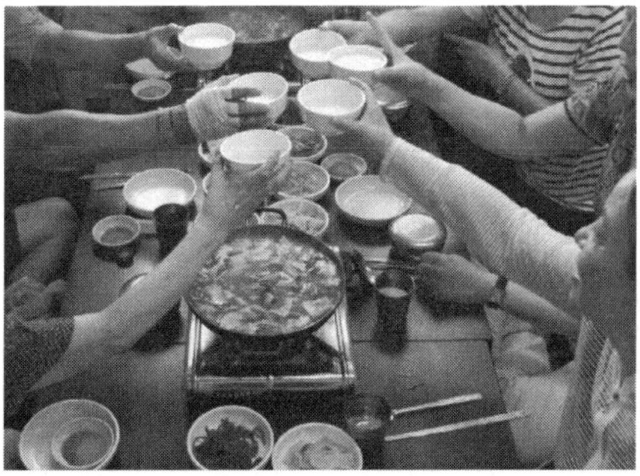

[그림 1-2]

그 외에도 직원들이 건강하게 근무할 수 있도록 지원하고 직장 밖에서도 보람찬 생활을 영위할 수 있는 분위기가 되어야 한다. ERP(Enterprise Resource & Planning, 전사적 자원관리)가 잘된 사업장은 경영정보시스템이 잘 이루어져 날짜를 뺄 수 없을 경우에 하루전체를 안전보건교육이나 검진하는 날을 정하기도 한다.

주로 대기업은 안전 쪽은 시설이나 설비를 바꾸면 바로 눈에 보이고 비용이 들어가므로 활동이 크게 느껴지지만 환경관리기사의 역할은 산업체 전반적 환경보건 행정업무가 많기 때문에 일은 많으나 그 일이 타부서 직원들의 눈에 잘 보이지 않는다. 보통 예사로 보는 구석까지 알 수 있고 보건관리자의 업무수행에 상호보완적으로 운용함으로써 보건관리의 효과를 극대화 시킬 수 있다.

같은 팀이 회의를 할 때도 생각의 차이가 너무 커서 어색하고 불편할 수 있지만 개인감정이 아니라 조직 내에서 객관적인 자신의 한계를 볼 수 있도록 오늘 자신의 언행을 돌아본다. 참거나 희생한다는 생각을 하게 되면 스트레스가 쌓이고 긍정적인 방향으로 나아가기가 어려워지고 시간이 흐를수록 진작 자신의 건강과 행복은 저 멀리서 떨어져가고 있는 것은 아닌지도 생각해야 한다. 내가 행복해야 다른 사람의 건강을 편안하게 돌볼 수 있다.

끊임없이 개선하고 개발해야만 주위에서도 보건관리자가 그냥 단순하게 근로자 건강만 챙기는 줄 알았더니 그러기 위해서는 이런 복잡한 과정을 거치며 작업을 하고 있음을 알 수 있다. 각자 전문성을 가지고 따로 작업했던 환경, 안전, 보건의 융합이 의사소통에 문제가 생기면 시간이 지날수록 골이 깊어진다. 의견을 전달해도 도와주지 않고 자존심만 상하니까 혼자 알아서 처리하면 결국은 결여된 부분이 나타난다. 시간이 지나면 작은 결점하나라도 수습이 어려워져 대화를 단절하고 혼자서 일을 처리하게 되는데 그렇게 되면 넓고 깊은 면을 보지 못하여 서류상 법의 한계만 넘어갈 수 있지만 그 후로도 항상 불안해진다. 진정성을 가지고 함께하고자 하는 마음 즉 건강관리를 얼마나 잘했을까?... 스스로 묻는 자가 되어야 한다.

조직 간의 수평적 관계로 서로 문제점을 발견하고 즉시 실천할 때도 함께함이 중요하지만 이 부분은 기본적으로 경영지침에 따라 움직이므로 수직적 구조에서는 진정한 소통이 어렵다. 사소한 일에도 불만이 생길 수 있어 빨리 해소되어야 한다. 사소한 원인부터 본인이 인식하지 못한 문제나 의문점이 발생 시 처음 몇 번은 싸움이라도 하지만 나중에는 침묵으로 일관한다면 업무상황을 복잡하게 만들뿐만 아니라 인간관계도 황폐해지고 만남 자체도 회피하게 된다.

ex) 근골격계 유해요인조사를 실시할 때 그냥 시기가 되면 각 부서에 메일 보내고 현장에 가서 하면 되지 않는가?...이렇게 생각한다면 먼저 근골격계 프로그램팀을 구성하는 과정에서 주도하는 보건관리자와 직속부서와 다른 부서 사이의 일정이나 현장 내 제조상황 등 간단하게 여겼던 여러 변수가 있다. 그동안 소통이 잘되지 않았던 관계로 서로 합의가 이루어지지 않아 시기가 늦추어지므로 내 일을 하면서도 눈치를 보면서 어렵게 일을 마무리 지었다면 지금은 그런대로 잘 되었지만 앞으로가 문제다며 일단 안심한다. 근로자가 근골격계 문제에 노출되지 않기 위해서는 좀 더 전문적으로 다가서야 하겠지만 생산에 지장을 줄까봐 부서에 눈치를 보느라 진행과정에서 많이 힘들었지만 그나마 끝낼 수 있어 기쁘다고 안심할 수 있다. 작업자와 작업대의 위치와 설치문제도 대충 했는데 근골격계 유해요인 조사를 했다는 증거만 남긴다면 다음에는 어떻게 할 것인가? 한번으로 끝날 문제가 아니라서 함께 참여하는 걸 어렵게 여긴다면 상대가 부담스러워진다. 또한 아무도 혼자서 이 일을 하느라고 고생했다고 생각하지 않는다. 자신의 좁은 마음을 알아차려야 하고 결국은 누가 보더라도 이 일은 쉬워서 쉽게 할 수 있다고 생각할 것이다. 안전·보건관리자의 노력과 열정으로 이루어진 것을 아무도 모른다.

그러므로 언제나 자유롭게 발언하고 색다른 관점을 제시해 현실을 명확히 파악할 수 있어야 하며 아무리 능력 있는 안전·보건관리자라도 혼자서는 한계가 있고 사후관리 상담이나 건강증진 프로그램이 며칠이면 끝날 일이 몇 달이 걸려 시간을 허비할 수가 있다. 연결고리가 되어 근로자에게 다가가야 한다.

대부분 안전·보건은 법의 저촉을 받지 않는 선에서 혹은 재해가 발생하지 않았다면 업무를 잘하고 있다고 본다. 그래서 쉽게 대처하는 경우도 많다. 문제만 발생하지 않으면 된다는 사고방식 그 자체는 버려야 한다. 전 공정을 통해 유해요인을 관찰하는 것도 공부하고 경험한 만큼 보이기 때문에 협조를 얻어 서로 솔직하게 묻고 내가 인식하지 못하는 문제들이 존재하고 있음을 항상 명심해야 한다.

ex) 제조 생산직파트에서 유기용제나 흄, 미스트가 발생하므로 농도가 법정한도를 초과하면 작업내용에 적합한 마스크를 착용하게 되어 있다. 그러나 작업환경결과가 정상으로 법정기준에 미치지 못하면 마스크를 착용하지 않아도 되지만 유해요인요소가 항상 존재하므로 마스크 착용을 권장하기도 한다. 사람마다 면역체계가 약하거나 가족력이 있어 알레르기나 질병에 노출될 가능성이 많기 때문에 현장에는 언제나 마스크가 마련되어 있어야 한다. 그러나 필수사항이 아니므로 작업자들이 착용하지 않아도 강제로 할 수는 없다. 그냥 먼지를 마시며 하루 보통 8시간 작업을 하면서 메스컴에서 미세먼지 나쁨이 나타나면 마스크가 있는지 문의를 많이 한다. 근로자 자신이 일하는 곳에는 온갖 미세먼지가 날리고 있는데 출퇴근 외에는 진작 밖으로 나가지도 않으면서 대기 미세먼지 때문에 마스크 착용을 해야 한다고 말한다.

산업체 내에서 일어나는 모든 화합물이 배출시설인 굴뚝에서 가장 많은 미세먼지 형성물질이 배출된다면 작업자가 근무하는 내부시설에서는 어떻게 해야 하는지 짐작이 될 것이다. 내부시설이 잘 되어 있고 화합물의 농도가 낮다고 해서 전적으로 인체에 무해한 것은 아니기 때문에 마스크는 회사 내에서는 누구나 필히 착용하기를 권한다.

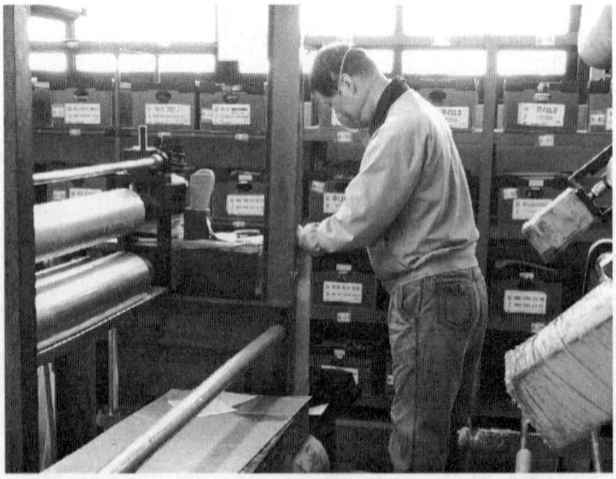

[그림 1-3]

산업체 작업장 내 오염은 고용노동부의 산업안전보건법에 따른다. 즉, 산업체는 작업환경측정으로 근로자가 작업하는 실내 공간 내에서 이루어진다. 다중이용시설이나 학교법에는 미세먼지(PM 10 혹은 PM 2.5)를 측정하지만, 산업체는 PM 10과 PM 2.5는 측정대상에서 제외되어 있다. 안전보건관리자가 작업장에 더 관심을 가져야 하고 직종 간 의사소통이 더 절실한 부분이다.

일반적으로 대기 중 미세먼지 농도가 높은 이유는 우리나라가 제조업이 주를 이루는 국가이면서 도시인구밀도가 높아 단위면적당 미세먼지 배출량이 많은 지역이다. 전 세계적으로 대기오염에 대한 미세먼지(PM 10, PM 2.5)연구가 많다 보니 상대적으로 실내오염에는 미세먼지(PM 10, PM 2.5)가 적은 것으로 착각하기 싶다. 실제로 국내 고농도 미세먼지 배출은 사업장이 전체 배출의 약 40% 이상으로 가장 높게 차지하는 배출원인으로 보고되고 있다.

PM 2.5가 산업체 직접배출(1차오염)이 25%인 것에 반해, 대기로 흘러나온 질소산화물, 황산화물, 암모니아, 휘발성유기화합물 등의 유해물질을 통한 2차 오염 생성비율이 50~75%로 미세먼지(PM 2.5)가 만들어진다. 자동차 외 대부분 산업체에서 나온 배출가스이므로 환경부에서 대기오염으로 관리하고 있다.

산업체 실내에는 각 공정별 여러 작업이 이루어지고 있다. 실내에 존재하는 많은 종류의 휘발성 유기물은 2차 오염물질로 화학반응의 전조물질이 된다. 톨루엔(Toluene)이나 자일렌(Xylene) 중금속(납, 카드늄)과 휘발성 유기물질(VOCS) 등이 존재한다. 보통 실내미세먼지(PM 2.5)는 대기 먼지보다 유기탄소(OC)를 대략 2배 이상 함유하고 있으며, 실내공기 중의 PM 2.5 성분 중에 총 먼지 질량의 약 50%가 유기탄소, 황산염 20%, 질산염과 암모늄이 각각 8%를 차지한다(박주형, 2018. 실내 공기 중의 미세먼지). 이는 2차 생성의 미세먼지를 형성하는 조건을 갖추고 있는 것이다. 또한 유기용제 뿐 만 아니라 보통 기계압축기에서 나오는 열의 온도가 800℃ 정도 될 때 증발과 응축을 통해 PM 2.5 형태가 급격하게 올라온다(조성원). 미세먼지(PM 10, PM 2.5) 속에는 알루미늄, 구리, 카드뮴, 납 등 중금속이 다량 포함돼 있고, 흡입하였을 경우 입자가 너무 작아 대부분 기도에서 걸러내지 못하고 폐 속 깊이 바로 들어가거나 인체에 축적돼 면역과 내분비 기능의 이상을 초래할 뿐만 아니라 폐암, 심장질환, 뇌질환을 일으키기도 하므로 오염물질들을 원천적으로 저감하는 방향으로 나아가야 한다.

국소배기장치 및 전체환기가 설치되어 있는 부서라도 각 유기용제사용 근로자는 마스크를 착용하지만, 같은 실내에서 공정이 다른 근로자들은 마스크 착용을 하지 않거나 실내에서 돌아다니며 업무를 관장하는 경우가 많다. 작업환경측정과 특수검진결과에서 정상범위에 있고, 또한 다른 공정에서 작업하는 작업자의 일반질병의심이 나타나더라도 미세먼지에 관심을 가져야 하는 이유이다. 즉 작업환경측정농도가 참고치보다 낮다고 하더라도, 코로나 19가 종식되어도 마스크는 전 사원이 계속 착용하도록 하여 다각적인 유해·위험요소를 근절시켜야 한다. 산업보건이란 결국은 근로자들의 건강을 유지하고 질병을 예방하는데 궁극적인 목적이 있기 때문이다.

Tip : 장기간 근무하는 동안, 지속적인 낮은 농도가 인체에 해를 끼친다.

1) 산업보건의 목적

(1) 산업재해 예방
(2) 직업병 예방
(3) 산업피로 예방
(4) 작업능률 향상

2 역사적 변천

1) 외국의 산업보건

서양의 산업보건은 산업혁명 이전과 산업혁명 시대, 20세기를 통해 꾸준한 발전을 거듭하였다.

(1) Hippocrates(BC 4세기) : 광부, 직물공, 화물 운반공, 선원, 군인, 화학공에 있어 환경에 의해 질병이 노출되었으며 직업과 질병의 상관관계를 설명, 납중독이 최초로 기록된 직업병이다.

(2) Ramazzini(1633~1714) : 산업보건의 시초로서 1700년에 직업인의 질병(De Morbis Artificum Diatriba) 저서를 편찬하였다. 직업병의 원인을 두 가지로 구분하여 하나는 작업장에서 사용하는 유해물질이고, 다른 하나는 근로자들의 불완전한 작업이나 과격한 동작이라고 규정하였다. 20세기 이전에 인간공학분야에 관하여 원인과 대책을 언급한 산업의학의 아버지라고 불리우며 '직업인의 질병'이라는 저서를 편찬했다.

(3) Percivall Pott(18C) : 산업혁명시기에 굴뚝청소부로 일하던 10세 미만의 남아에게 고환암이 발생한 것을 보고, 암의 원인은 검댕 속 여러 종류의 방향족 탄화수소에서 비롯되었음을 알고 1788년 굴뚝청소부법을 제정토록 했다.

(4) Alice Hamilton(20C) : 미국 최초의 산업위생 학자이자 최초 산업의학자이다. 미국산업보건분야에서 1910년 납 공장을 조사하여 유해물질이 납, 수은, 이황화탄소 노출과 질병의 관계를 규명했고, 40년간 각종 직업병 발견 및 작업환경 개선과 미국의 산업재해보상법을 제정하는데 크게 기여했다.

(5) **국제노동기구**(International Labour Organization : ILO) : 1919년 창립되었으며, 근로자의 권익과 안전보건을 위한 국제단체이다. 각 국에 노동법이 제정되었고, 우리나라는 1982년부터 총회에 참석, 1991년 정식으로 가입하였다.

2) 우리나라 산업보건의 역사

(1) 1960~1980

우리나라의 산업보건은 1962년에 근로안전관리규칙을 제정함으로써 산업안전보건 정책의 기틀을 마련한 시대라고 할 수 있다. 1963년에는 노동국에서 노동청으로 승격되었으며 산업보건교육이 1963년에 정식으로 실시되었다. 노동청은 여러 차례 신설 및 개편함으로써 근로기준법이 적용되는 시기이다. 안전 및 보건의 역할이 불분명하여 일부 대기업을 제외하고 대부분 산업체에서는 보건관리요원으로 의사의 지시를 받아 간호조무사도 간호사의 역할을 대신했고, 안전관리 역시 의무병출신이 산업체에서 안전담당자로 활동을 하는 예가 많았다. 낙후된 시설물과 작업장에서는 방호 안전장치의 결함이 많아 화재와 폭발이나 낙화, 절단, 진동과 같은 산업재해와 안전사고가 빈번하게 발생하였다. 관리 또한 미흡하여 안전교육을 시켜도 작업자들은 보호구를 착용하지 않고 작업을 진행하였다. 안전, 보건담당자는 근로자에게 주로 안전화와 보호구 착용과 같은 단순한 착용에 대한 안전교육에만 주력했다. 메탄올, 벤젠, 톨루엔 등의 유기용제를 사용하는 작업장은 심한 냄새로 인하여 문을 열어두거나 그대로 방치하여 냄새가 작업장 안에 정체되어 작업자들이 하루 종일 몽롱한 상태에서 작업하는 사업장이 대부분이었다.

(2) 1981~1990

산업안전보건에 관한 독립법인 산업안전보건법이 1981년에 제정, 공포되고 노동청에서 노동부로 승격되면서 산업안전보건 행정이 기반 구축기로 본 궤도에 오르게 되었다. 산업간호사는 산업보건담당자로 간호사면허증 취득자에 의해서만 보건관리담당을 할 수 있었으며 위생사 또는 환경기사 자격자는 산업위생보건담당자로 활약하였다. 1987년에는 한국산업안전공단이 설립되어 산업안전보건 행정에 대한 토대가 마련되었으며, 산업안전보건법(1981년) 제정 이후로 의사는 산업체에 촉탁의로 선임만 되어 있을 뿐 실제 업무는 산업간호사가 거의 다 보건관리 역할을 담당하는 곳이 많았다. 의약분업이 되지 않아 누구나 약국에서 전문적인 의약품은 물론 주사용 앰플도 쉽게 구입할 수 있어 약이 남용되던 시기였다. 작업장에 유기용제 냄새로 인해 두통이 심할 때를 대비해서 근로자들은 진통제를 하루에 몇 알씩 복용하여 진정시키기도 했고 또한 질병이 생겨도 원인을 치료하지 않고 단순히 상태만을 호전시키는 경향이 있어 산업간호사가 있는 보건관리실은 그나마 약물복용을 억제시키고 현장교육이 있을 때마다 지도 조언을 해왔다.

보건관리 담당자는 상담 및 치료, 현장순회는 있었지만 실질적으로 작업장 시설이나 보호구가 미비한 상태에서 구체적인 관리가 되지 않아 근로자들을 대상으로 지도 조언자체가 큰 효력을 보지 못했고 때로는 안전보건의 활동범위가 광범위하여 구분하기도 어려웠지만 법적 제제는 거의 없었다.

(3) 1990~2000

1990년에는 산업안전보건법을 전면 개정하여 사업장의 안전보건 관리체계를 개편함으로써 자율적 안전보건관리 정착을 위한 획기적인 계기가 마련되었다. 보건관리자의 자격을 의사, 간호사, 산업위생 및 환경기사를 전문 분야별로 직무를 수행하도록 했으며 산업보건의 제도 신설과 보건관리대행제도 신설을 했다. 산업안전보건법 개정(1990년) 이후 산업체의 작업시설과 화학적 제품사용에 대한 규제가 강화되면서 작업환경측정 보고제도 도입으로 산업위생사의 역할이 커졌으며 산업간호사는 보건관리자로서 의사의 지시나 감독 없이 독자적으로 직무 수행을 할 수 있게 되었다. 1991년 우리나라는 도약기로서 국제노동기구에 가입한 후 노동부의 산업체에 대한 감시는 더욱 깊고 넓게 구체적으로 가중되었다. 산업의사와 산업간호사, 산업위생기사 혹은 환경대기기사가 보건관리자로 활동하면서 법적 요건이 좀 더 확실해졌고, 초창기에는 노동부의 시찰이나 점검 등 직업병이나 유기용제 중독, 오염방지 등의 건강에 영향을 미치는 환경 인자를 제어하는 산업위생공학에 무게를 두기 시작하면서 각 산업체마다 근로자의 작업이 적절한지 채용 시에 배치 전 검사를 통한 적성배치를 하고, 매년 2회씩 작업환경을 측정하게 했다. 현장 내에 전체 및 국소배기장치를 설치하고 환기가 잘되고 있는지, 특히 벤젠이나 톨루엔을 사용할 때 근로자가 방독마스크를 필히 착용토록 하여 안전공단의 산업체 점검도 강화되었다. 작업장의 환경적 요인으로 인해 직업병이 발생되지 않도록 안전한 작업환경시설을 구비하고 근로자의 일반질환에 대한 일차적 진단과 작업장에서 사용 중인 화학물질에 따른 질환을 규명함으로써 사전에 대비하고 예방하는 산업의학의 진료방법을 강구하게 되었다. 특히, 한국산업안전공단은 산하 지방노동청이나 지방노동 사무소를 통해 각 산업체의 안전・보건관리자 교육 및 산업체

시찰을 통해 유해위험작업 시설의 설비나 마스크, 헬멧, 장갑, 보호구 등이 미지급 시에 사업주 체벌 등 보호구 점검을 하며 무재해운동을 추진했다. 그러나 1997년 이후에 IMF라는 사회의 큰 변혁 속에 기업 활동규제완화에 관한 특별조치법이 생겼다. 기업의 부담은 컸고 자율고용으로 수많은 보건관리자가 퇴사를 하면서 각 기업체에서는 다시 계약직을 뽑기 시작하면서 그 후 산업간호사는 잡일과 낮은 임금에 불안한 고용이 계속되면서 비정규직 상태로 확대되기 시작했다.

(4) 2000년~

산업안전보건 분야가 본격적으로 발전된 시기로 직업병과 성인병에 대한 건강관리가 더욱 강화되었으며 산업재해예방 5개년 계획이 2005~2009년에 수립·시행되었다.

제조, 건설업, 서비스업종을 넘어 2020년 이후 운수 및 창고업 등 산업재해가 심해 작업환경관리가 더 넓게 필요하게 되었다. 작업장의 개선과 근로자들의 건강관리를 위해 안전보건에서는 산업재해를 예방하는 위험요소를 사전에 발견하고 특히 안전·보건관리자들이 화학물질의 유해 위험물을 평가하여 작업환경관리를 철저히 함으로써 보건교육 및 근골격계 유해요인조사, 감정노동자들의 스트레스 관리 등 건강증진 프로그램 등 다양한 대책을 통해 근로자의 안전과 건강증진에 최선을 다하도록 하고 있다.

3 산업보건 조직

한국산업안전공단에서는 각 분야에서 각자의 전문적인 지식을 산업체에서 활용할 수 있도록 산업안전보건관리자 신규 및 보수교육 등을 해마다 비영리 민간조직 단체에서 교육을 받을 수 있도록 제시하고 있다.

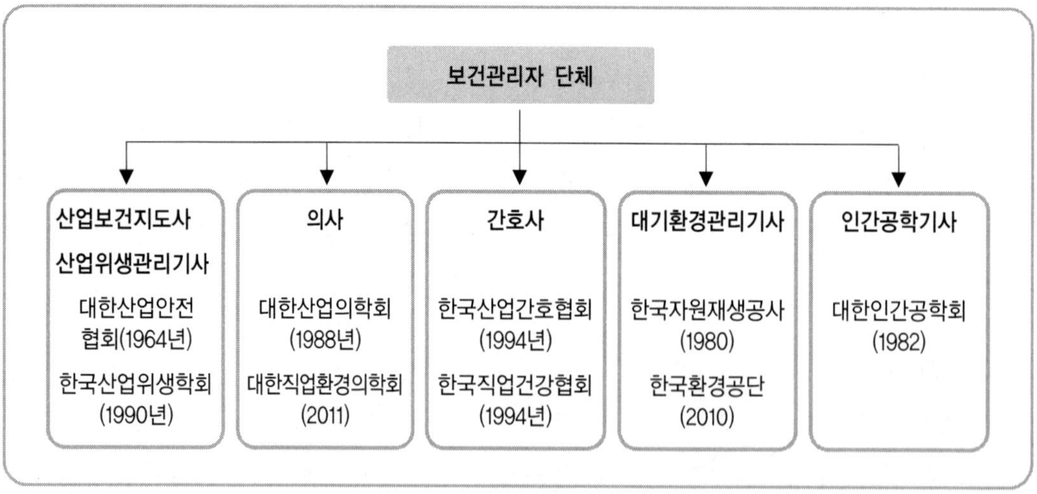

[그림 1-4]

4 산업체 안전보건의 구성요소

1) 보건관리자 배치 인적자원(시행령 제16조 별표 5)

(1) 유해제조업 상시근로자 2000인 이상일 때 보건관리자 2인 선임(의사 또는 간호사 1명 포함)

(2) 유해제조업 상시근로자 500인 이상 2000인 이하일 때 보건관리자 2인 선임(별표 6 중 누구나)

(3) 유해제조업 상시근로자 50인 이상 500인 이하일 때 보건관리자 1인 선임(별표 6 중 누구나)

(4) 기타 제조업 상시근로자 3000인 이상일 때 보건관리자 2인 선임(의사 또는 간호사 1명 포함)

(5) 기타 제조업 상시근로자 1000인 이상 3000인 미만일 때 보건관리자 2인 선임(별표 6 중 누구나)

(6) 기타 제조업 상시근로자 50인 이상 1000인 미만일 때 보건관리자 1인 선임(별표 6 중 누구나)

(7) 기타 사업 상시근로자 5000인 이상일 때 보건관리자 2인 선임(의사 1명 포함)

(8) 기타 사업 상시근로자 50인 이상 5000인 미만일 때 보건관리자 1명 선임(별표 6 중 누구나)

2) 보건의료시설

건강관리실을 갖추고 약품보관, 소독기, 응급처치용품 등 구급함, 침대 등의 시설 설비를 관리하고 건강관리실을 통해 들어온 환자의 치료 및 투약뿐만 아니라 상담 및 필요한 비품구입 관리를 한다.

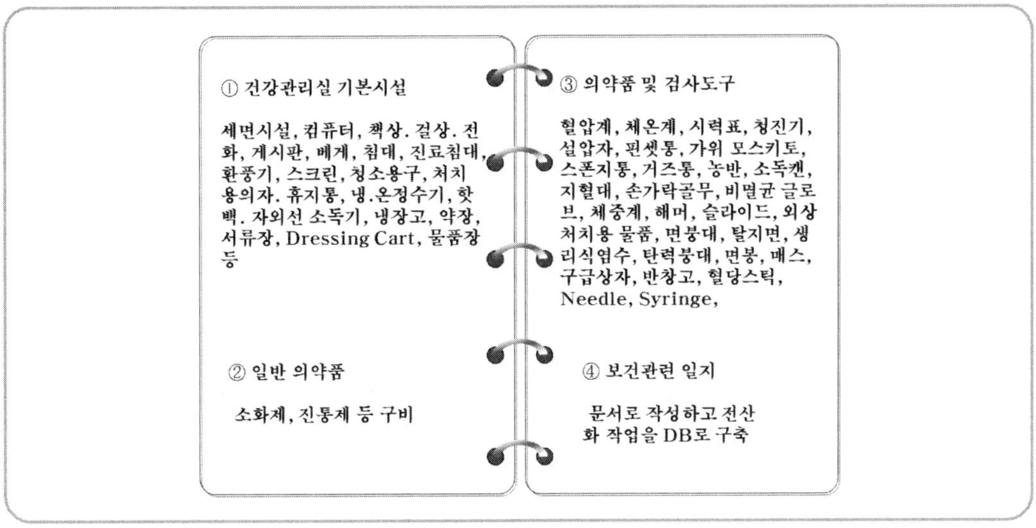

[그림 1–5]

5 산업보건관리자의 자격 및 직무

1) 보건관리자의 직무(산업안전보건법 시행령 제12조) 공통

(1) 산업안전보건위원회 또는 노사협의체에서 심의・의결한 업무와 안전보건관리규정 및 취업규칙에서 정한 업무

(2) 안전인증대상기계등과 자율안전확인대상기계등 중 보건과 관련된 보호구(保護具) 구입 시 적격품 선정에 관한 보좌 및 지도・조언

(3) 위험성평가에 관한 보좌 및 지도・조언

(4) 물질안전보건자료의 게시 또는 비치에 관한 보좌 및 지도・조언

(5) 제31조제1항에 따른 산업보건의의 직무(보건관리자가 별표 6 제2호에 해당하는 사람인 경우로 한정한다)

(6) 해당 사업장 보건교육계획의 수립 및 보건교육 실시에 관한 보좌 및 지도・조언

(7) 해당 사업장의 근로자를 보호하기 위한 다음 각 목의 조치에 해당하는 의료행위(보건관리자가 별표 6 제2호 또는 제3호에 해당하는 경우로 한정한다)

① 자주 발생하는 가벼운 부상에 대한 치료

② 응급처치가 필요한 사람에 대한 처치

③ 부상・질병의 악화를 방지하기 위한 처치

④ 건강진단 결과 발견된 질병자의 요양 지도 및 관리

⑤ 가목부터 라목까지의 의료행위에 따르는 의약품의 투여

(8) 작업장 내에서 사용되는 전체 환기장치 및 국소 배기장치 등에 관한 설비의 점검과 작업방법의 공학적 개선에 관한 보좌 및 지도・조언

(9) 사업장 순회점검, 지도 및 조치 건의

(10) 산업재해 발생의 원인 조사・분석 및 재발 방지를 위한 기술적 보좌 및 지도・조언

(11) 산업재해에 관한 통계의 유지・관리・분석을 위한 보좌 및 지도・조언

(12) 법 또는 법에 따른 명령으로 정한 보건에 관한 사항의 이행에 관한 보좌 및 지도・조언

(13) 업무 수행 내용의 기록・유지

(14) 그 밖에 보건과 관련된 작업관리 및 작업환경관리에 관한 사항으로서 고용노동부장관이 정하는 사항

보건관리자의 자격

산업안전보건법 시행령 제21조(보건관리자의 자격) 및 동 시행령 [별표6]에 의거

보건관리자는 다음 각 호의 어느 하나에 해당 하는 사람으로 한다.

1. 법 제143조 제1항에 따른 산업보건지도사 자격을 가진 사람
2. 의료법에 따른 의사
3. 의료법에 따른 간호사
4. 국가기술자격법에 따른 산업위생관리산업기사 또는 대기환경산업기사 이상의 자격을 취득한 사람
5. 국가기술자격법에 따른 인간공학기사 이상의 자격을 취득한 사람
6. 고등교육법에 따른 전문대학 이상의 학교에서 산업보건 또는 산업위생 분야의 학위를 취득한 사람(법령에 따라 이와 같은 수준 이상의 학력이 있다고 인정되는 사람을 포함한다)

[그림 1-6]

6 산업보건관리자의 활동영역

산업체는 대부분 처음 입사하여 선임될 때 보건관리자가 여러 직군으로 나뉘어져 있어 산업체 근로자 인원수에 따라 산업보건의를 제외한 간호사, 산업위생기사, 환경기사 혹은 인간공학기사로 나누고 있다. 산업안전보건법에 따라 업종 또는 일정 규모 이상의 사업장에서는 안전관리자, 보건관리자 등을 선임하도록 했고 그 인력기준에 따라 300인 이상 사업장의 경우 전담 인력을 배치하도록 정하고 있다. 현재 보건관리자로 선임된 간호사나 산업위생기사, 환경기사 혹은 인간공학기사는 각 업종별, 규모별 특성에 따라 업무수행에 차이가 많아 혼돈을 주기도 하여 각자 업무에 협조를 이루어야 가능하다. 처음에는 이런 복잡한 관계가 어렵고 무엇을 해야 할지 답답할 수 있다.

대개 모든 대기업은 자격자별로 선임되어 있어 각자 맡은 전문분야만 할 수 있지만 그 외 산업장에서 보건관리자 채용에 부담을 느낀다. 대기업 외 보통 법정 인원 수가 대부분 1명이므로 독자적으로 작업환경 관리와 건강관리 모두를 소화해내기가 어렵다.

1) 보건관리자 자격자별 활동

(1) 자체 선임 보건관리자 중 간호사는 건강관리는 잘하지만 산업체 내 전반적인 작업환경 관리는 부족한 편이다.

(2) 인간공학기사는 2017년부터 보건관리자로 선임되어 활동하기 시작했고 작업자의 신체적, 인지적 특성을 고려한 적합성 여부 등을 잘 확인할 수 있다. 작업환경관리와 산업심리, 작업생리, 인간공학적 관리를 수행한다.

(3) 산업위생관리기사는 주로 안전관리자가 많고 작업환경관리에 집중되어 있고 건강관리가 미흡하다. 제조업체에서 화학약품에 대한 관리는 근로자에게 직접 유해한 영향을 미치므로 작업환경관리는 중요한 부분을 차지한다.

(4) 산업보건의는 산업안전보건법 제43조 규정에 의한 건강진단 실시결과의 검토 및 그 결과에 따른 작업배치, 작업전환, 근로시간의 단축 등 근로자의 건강보호조치, 근로자의 건강장해의 원인조사와 재발방지를 위한 의학적 조치 등의 직무를 수행하고 보건관리자의 업무를 지도한다.

(5) 환경관리기사는 배출시설과 방지시설의 정상적인 운영·관리를 위해 대기오염측정과 오염대책을 강구하고 제거하며 감소시키기 위해 법적으로 정해진 대기오염물질 관리를 주로 한다.

간호사	산업위생사	환경관리기사	인간공학기사
건강검진 및 상담, 건강증진 프로그램 운영, 특수검진 및 일반질환 관리, 건강진단사후관리에 적극적으로 업무 수행	물질안전보건자료의 게시, 비치, 보호구의 적격품 심사, 전체 환기 및 국소배기장치 설비점검 등 작업환경관리 수행	환경·산업보건에 대한 전반적인 업무, 환경기술인으로 대기오염물질의 배출·방지시설 관리 등 수행	산업심리 및 인간공학적 근골격계 유해요인 조사를 주축으로 산업보건에 대한 전반적인 업무

[그림 1-7] 보건관리자 활동 분야별 특징

산업체가 요구하는 보건관리는 거의 건강관리와 작업환경관리에 대한 업무수행이다. 그러나 전문적 역할이 서로 다르므로 간호사는 건강관리, 그 외 보건관리자는 작업환경관리 등으로 자격에 맞는 전문적 역할을 수행하므로 대기업을 제외하고 자격자별로 다 수용하지 못하므로 직무에 어려움이 따른다. 특히, 비제조업 사업장은 작업자가 건강관리에 노출된 부분이 많아 건강관리에 중점을 두어야 한다.

7 보건관리자의 역할

1) 직접간호 제공자

응급처치 및 간호, 일차보건의료 제공, 2차 보건의료에 의한 의사 처방에 따른 처치, 취업 시 채용검사, 정기 건강검진, 특수검진 등 근로자 상병 및 결근에 대한 감독, 간접 간호 제공, 유해 작업환경 및 환경위생에 대해 일차적으로 조치한다.

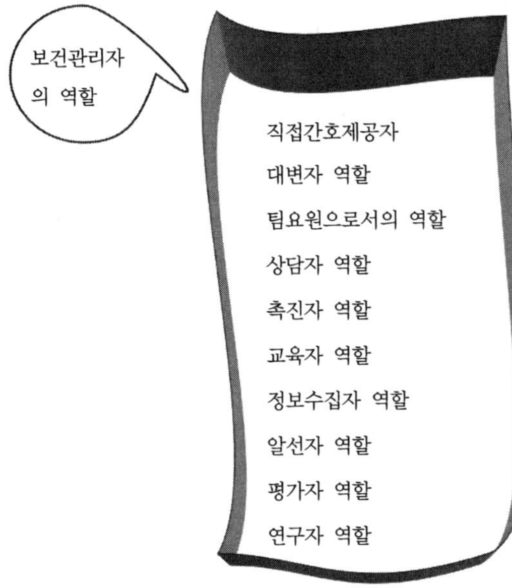

[그림 1-8] 보건관리자의 역할

2) 대변자 역할

해당 산업체 관리자가 근로자 건강상태를 이해하지 못할 때 보건관리자가 책임지고 관련 관리자에게 설명한다. 즉, 채용 검진 시 의사소견을 이해하지 못하거나 표적장기별 노출기준에 대한 이해를 하지 못하는 부분을 설명해준다. 또한 의사의 진료가 필요하거나 근로자가 작업환경을 이해하지 못할 때 근로자의 건강상태를 설명하여 이해하도록 돕는다.

3) 팀 요원으로서의 역할

환경안전보건위원회(ESH)의 일원으로 다른 요원과 하나의 팀이 되어 직업병이나 재해예방 관리를 위한 보건의료 전문가로서 보건관리자 역할을 담당한다. 내부 영역으로서는 각 자격자들의 특성만 해서는 미약하므로 간호사는 작업환경에 대한 지식에 전념하고 산업위생사는 건강관리, 환경대기기사는 건강관리와 작업환경에 대한 지식을 갖추어서 지금 이 사회가 요구하는 인적 자원 관리, 노동자 안전과 건강, 기업 윤리, 변화에 대한 적응, 조직 교육 등 팀

요원으로서 적극적인 참여가 요구된다.

4) 상담자 역할

근로자의 신체적·정신적·정서적 문제를 상담할 수 있다. 건강상담은 내담자를 공감하고 서로 진실해야 마음의 문을 열 수 있다. 보건교육의 효과를 기대 하려면 경청도 중요하지만 방문 그 자체로 근로자가 편안한 마음을 가질 수 있도록 하며 따뜻한 차 한잔이라도 마시고 갈 수 있도록 빈 손으로 보내지 말아야 한다. 때로는 근로자가 말도 못하고 그냥 갈 때도 있지만 마음이 허락되면 언제나 올 수 있는 그런 곳으로 먼저 상담자가 마음의 문을 열어준다.

5) 촉진자 역할

근로자들이 당면한 근로환경의 개선을 위하여 위험물 노출에 대한 대처를 능동적으로 접근하도록 근로자를 지도 및 조언을 한다. 즉, 화합물 사용부서인 경우 물질안전보건자료가 현장 내에 비치되어 있으므로 꼭 읽어보도록 하고 교육을 통해 더 잘 알도록 이해시킨다. 아주 작은 일이라도 귀마개 착용을 잘하고 있다면 당연히 여기지 말고 건강관리를 잘하고 있는 사원에게 격려와 칭찬을 아끼지 않는다.

6) 교육자 역할

근로자 법정교육 외에도 보건교육 사업이 활성화되도록 근로자 건강습관 개발을 위한 교육 실시를 통해 보호구 사용을 장려하고 보호구의 성능을 유지하도록 변화하는 추세에 달라진 안전보건법을 위시해서 지켜야 할 사항들에 대해 근로자 개인 및 집단에 대한 일반 보건교육을 실시한다.

7) 정보 수집자 및 관리자 기능

근로자의 직업병 및 상해의 원인이 되는 작업환경에 대한 정보 수집과 정보의 사용을 계속 관리하며 건강기록부 및 응급사태의 관리자로서 보고를 한다.

8) 알선자 기능

근로자 건강과 관련된 기관과 유대 강화하여 정밀한 검진을 위해 근로자의 질병과 관련된 병원을 알선해 주거나 근로자가 전문병원을 추천해주기를 원할 때 자료를 찾아 알려준다.

9) 평가자 기능

근로자의 건강에 유해한 영향을 주는 물리적, 화학적, 인적, 사회적, 정서적인 요소 평가를 관찰한다. 좀 더 정확한 평가를 위해 작업환경을 비롯하여 여러 요인을 통해 관찰하는 습관을 기른다.

10) 연구자 기능

건강증진 연구자로서 당해 산업 근로자 건강과 관련된 제반 연구결과를 보건사업에 활용한다. 즉, 유기용제 사용부서간의 환경과 관련된 유해요인을 당사에서 발생할 수 있는 각종 문제에 대해 검토하고 시행하여 유기용제가 근로자건강에 미치는 영향 등을 연구 분석하거나 확인하여 대처한다.

8 보건관리자의 일반적인 보건 활동

1) 산업위생사 및 환경대기기사, 인간공학기사 활동

주로 행정업무와 복합적으로 업무가 주어지고 산업위생사는 전문직으로 자리매김을 하고 있으나 아직도 일부 기업체를 제외하고는 잡다한 일처리에 더 많은 업무가 자리하고 있다. 환경대기기사, 인간공학기사 및 산업위생사가 보건관리자인 경우 작업환경관리에 초점이 맞춰져 있어 건강관리는 의사의 소견에 따라 맞춤식 관리는 할 수가 있다. 그러나 산업체는 여러 상황들이 존재한다. 법적으로 일반의약품을 지급할 수가 없다고 해서 각 개인별로 미리 여러 의약품을 각 개인 근로자에게 지급하여 알아서 약복용을 하도록 하는 일은 없어야 한다. 산업체 근로자들의 건강은 복잡하고 다양한 양상에서 나타나고 있음을 먼저 꿰뚫고 있어야 한다. 근로자들이 검진을 받기 전에 몇 가지 문진표에 체크는 하지만 대충 기입하는 예가 많으며 건강검진 후 의사소견은 항목에 나타난 검진수치에 따라 결정되므로 그것 자체로 바로 판단하고 결정하기 싶다.

예를 들면 규칙적인 식습관과 운동을 하는데도 불구하고 검진할 때마다 성인병의 소견이 나타나거나 정상수치보다 높게 나타날 때 다른 면을 관찰할 줄 알아야 한다. 보건관리자는 병이 나타나기 전에 혹은 더 병이 진전되기 전에 적절한 환경을 조성해서 근로자가 질병에 노출되지 않도록 쾌적한 환경에서 작업할 수 있도록 건강검진과 작업환경을 체크하여 건강증진과 관련하여 여러 차원에서 보아야 한다.

보건관리대행을 할 때도 대행사에 의존하지 말고 산업 간호에도 관심을 가져야 하는데 외부 보건관리대행에서 하는 관리는 현장을 순회한다 하더라도 정기적으로 들어오고 기록 중심적이기 때문에 작업현장의 상황 그 자체만 보기 쉬워 산업보건행정부분에는 긍정적이지만 근로자의 잠재적인 성향까지 보지 못하기 때문에 상담이 제한적일 수 있고 근로자 개개인의 평소 습관과 과거병력을 구체적으로 다 알 수 없으므로 의사소견에만 한정적일 수 있어 질적으로 관리가 떨어지기 쉽다.

산업체는 건강관리 외에도 여러 변수가 많다는 점을 인식하고 있어야 재해를 예방하는데 큰 몫을 담당할 수 있다. 개인의 상황과 기업의 규모, 임금, 복지 수준과 근로자의 성별, 연령, 학력, 국적, 고용형태 등 이런 다양한 요소들이 불평등한 요인과 관련되어 있으므로 이로 인해 나타나는 격차를 극복하고 불평등요인을 감지하여 접근전략을 마련하는 것이 중요하다.

2) 산업간호사의 활동

대기업에는 조직서열이 복잡하게 구비되어 있어 보건관리자가 해야 할 일을 정해주지만 보통 중소기업에서는 대충 알려주고 일단 채용했으니 전반적으로 간호사가 알아서 일을 잘 할 것이라는 생각을 하게 된다. 같은 제조업이라 해도 산업체마다 만들어내는 제품이 다양하므로 해야 할 업무가 다르고 다른 일까지 겸직해야 하는 부분이 종종 있다. 교육과정에는 실전에 대비해 구체적으로 배운 것도 없고 무엇을 해야 할 지 또 다른 분위기만 살피게 된다. 다행히 전임자가 일일이 다 가르쳐주고 나가면 일단 안심이 되지만 대부분의 경우 인계를 못 받고 입사하는 경우가 많고 건강관리나 상담보다 겸직의 업무처리가 훨씬 많다.

대부분의 경우 협력의 관계보다 조직의 수직구조 하달형식에 따라 수행하는 일들이 많다. 자율성은 적고 수직적 보고형식은 근로자 건강에도 막대한 영향을 미친다.

근로자의 건강에 영향을 미치는 요인은 개인차도 있지만 사업장의 조직과 환경 속에서 발생하기 때문에 눈에 보이는 건강상태에만 한정 짓지 말아야 한다. 눈에 보이는 경미한 상처는 누구나 치료할 수 있다. 그러나 예방과 건강증진은 여러 전문가의 자율적인 관찰없이는 할 수가 없다.

주로 환자 간호를 중심으로 상처치료나 일반적인 상비약을 제공하는 경우가 많고, 특수 혹은 일반검진결과 후 사후관리와 기록을 중심으로 해야 하는 것으로 알고 있지만 유해제조업일수록 검진도 많고 산업위생 관련 사무업무가 주를 이루기도 한다.

기존 제조업에 한정된 산업보건의 건강관리가 그 영역이 차츰 커져서 재해가 많아지고 있는 건설업이나 서비스 산업까지 모든 직업군의 직업건강 관리의 시점에 직면해 있으므로 앞으로도 산업환경의 문제를 지속적으로 연구하고 개발해야 할 책임이 있다.

사무직 채용검진은 법적인 제재는 사라졌지만 건강검진 결과가 참고치에서 벗어나더라도 입사시키고 나중에 사후관리를 위해 기초자료로써 아주 유용하므로 시행하는 것이 좋다.

보건관리자가 2인 사업장에는 현장과 보건업무를 나누어 맡기도 하지만 산업위생사가 없을 때 산업간호사가 선임된 기업체에서 안전관리자도 현장 점검을 나간다. 각자 보는 시각 차이가 다르므로 안전관리자는 시설과 관련된 안전점검에 초점을 둔다면 산업간호사는 근로자의 건강과 관련된 얼굴색, 모습 등을 관찰할 것이고 어떤 곳은 작업환경측정을 실시하기도 한다.

환기시설 점검은 최소한 작업장을 순회하면서 공기유통이 잘 돌아가는지 확인하고 의문점이나 문제가 발생하면 안전관리자와 즉각적인 문제해결을 할 수 있도록 상의를 하고 산업안전보건위원회에 보고해야 한다. 간호사가 현장 순회를 하지 않는 곳은 오히려 나의 일이 아니니까 모른 체 한다거나 관심 밖으로 돌리게 되면 작업장 내 모든 부분이 건강과 연결되어 있기 때문에 오히려 업무를 하는데 어려움을 겪게 되고 시야도 좁아진다.

보통 상비약을 원할 때 감기나 두통 소화불량과 같은 증상을 호소할 때 간단하게 주면 된다. 간호사도 의사의 처방이 필요한 약은 지급하지 못한다. 일반의약품을 주더라도 간호사외에는 지급할 수 없고 왜 복용해야 되는지를 관찰해야 하고 잘 기록해 두었다가 나중에 일반검진이나 특수검진결과와 관련이 있는지도 조사해야 한다. 한사람이 여러 번 올 때 혹은 올 때마다 모습이 더 창백해 보인다든지 할 때는 상담내지는 세심한 관찰이 필요하다. 섭취한 음식종류를 확인하고 가려야 할 음식과 첨가해야 할 음식들을 설명해 주면서 최근에 스트레스도 얼마나 받고 있는지도 상담한다.

더운 여름철 외에는 음식이 상해서 식중독을 일으키는 것보다 과식이나 운동부족, 스트레스로 인해 소화불량이 많이 나타나지만 원인을 잘 모를 때는 작업장의 취급물질에 따라 중독 가능성도 잘 살펴야 한다.

만약 유해 화학물질 취급물질에 의한 중독가능성에 의심이 간다면 최근의 작업환경측정 결과와 특수검진 결과를 주목해야 할 것이다.

건강진단은 근로자 전원에 대해 실시하며 일반질병이나 직업병 의심이 있는 사람을 찾아내어 정밀검사를 실시하는데, 2차 건강진단(정밀검사)은 1차 건강진단으로 발견된 건강 이상자에 한하여 실시하고 근로자 건강상담은 특수·일반검진 후 결과를 토대로 사후관리를 한 후 자료를 남겨 두어야 한다.

근로자의 근무수행 중에 결과에 따른 적정배치를 하고 근로자의 건강이상이나 신체적 결함이 발생할 경우 적성에 맞는 근무지를 배치하도록 주선한다.

장시간 근무할 때 피로축적으로 생산량이 늘지 않고 결근율이나 재해율, 질병률이 늘 수 있으므로 단축근무나 건강증진지도 및 조언을 하여야 한다.

단축근무는 윗선에 보고하든지 산업안전위원회에 보고하여 적정한 수준에서 탄력적인 근무가 이루어지도록 한다. 상담을 하다보면 근로자 본인도 몰랐던 개인적인 편식이 있음을 알 수 있는데 이 때는 골고루 적당한 영양섭취를 할 수 있도록 교육 및 기록을 한다. 안전보건교육은 월 1회 2시간 이상 교육을 하고 교육 자료와 교육 때 찍은 사진을 함께 보관해 두어야 한다.

그 해에 따라 Covid 19나 계절성 독감이 만연할 때 근로자 보호를 위해 대기업은 자체 내 병원이 있어서 근로자가 편한 시간에 갈 수 있지만 보통 규모가 작은 기업은 시간을 내어 예방접종을 할 수 있다. 작업이 많아 빠질 수 없다면 주로 인근 병원에 의뢰하면 의사와 간호사가 산업체에 와서 단체로 예방접종을 해주기도 한다.

기타 건강유지와 증진을 위해 필요한 조치로는 사내 헬스장 설치가 된 사업장에서 건강 상담 후 이용률을 높이고 운동이 습관화 되도록 격려해 주며 때로는 헬스장에서 요가 프로그램으로 강사를 초청하여 정신적, 육체적인 스트레스를 줄이도록 한다.

흡연 및 금연사업은 보건소에 의뢰하여 꾸준한 관리를 통해 흡연율을 줄일 수 있도록 여러가지 이벤트 등을 적용해서 금연을 유도하며 충분히 발휘할 수 있도록 느긋하게 시간을 두고 도와야 한다.

보건관리자는 근로자 가장 가까이에서 작업환경을 관리하며 작업관련성 질환을 유추해 낼 수 있는 가장 효과적인 인력이다. 자유롭고 다양한 역할을 할 수 있는 곳이지만 현실은 고유의 영역보다 보건관련 기록·문서처리에 치우치는 경우가 대부분이다.

대부분의 산업체에서는 수직적인 관계에 얽매여 제한을 받는 곳이 많고 업무를 이해하고 그 회사만의 특징에 따라 때로는 건강관리에 대한 이벤트가 필요하며 창의적이고 자율적인 부분으로 자리매김하기가 어렵다. 학생때는 자격증 혹은 면허증 취득에 관한 과목에 치중하므로 앞으로 자신이 살아나가야 할 의사소통에 대해서는 제대로 익히지 못해 사회에 나오면 다른 직종에 비해 조직간 불평불만이 많을 수밖에 없다. 동료들과 서로 갈등이 있어 불신이 있다면 결국 공감없는 대화는 퇴사하는 순간까지 팀웍도 어려워지고 불편한 관계속에서 자신의 업무에 탁월한 능력이 있다 하더라도 소속감 결여 혹은 사회성이 부족하다는 이유로 이상한 사람으로 주목되어 더욱 업무를 해내기가 어렵게 된다. 그러나 근로자 건강을 위해 먼저 관심을 가진다면 찾아오는 누구에게나 '어떻게 하면 가장 최선의 방법일까?'를 항상 생각하면서 임하다 보면 재직하고 있는 동안이라도 활기차고 생명력 넘치는 경험을 접해보는 보람 있는 직업이기도 하다.

3) 보건관리자(산업간호사)의 현실

첫 번째 이유로는 산업간호사는 거의 별정직으로 직급이 없는 경우가 많다. 직급이 있다 하더라고 낮은 직급으로 그것도 오래 버티지 못한다. 대부분 다른 직원들이 한 직급씩 올라갈 때 보건관리자는 경력이 쌓여도 부를만한 호칭이 없어 그 자리에 머물러 있다. 근로자들은 조직서열에 걸맞은 판단을 하게 되고 나이와 경력, 학력에 상관없이 조직의 호칭에 맞게 대하게 된다. 업무에 앞서 여기서부터 미세한 갈등이 생기기 시작하여 나중에 극한 갈등으로 퇴사하는 경우가 대부분이다.

둘째는 일이 많아서 늦게라도 처리하면 되는 부분이 있는가 하면 시간을 두고 처리해야 할 일이 많지만 건강과 관련된 부분이기에 업무가 잠재적인 부분이 많아 항상 불안하다. 같은 일이라도 시간이 흐를수록 산업보건이 어렵고 복잡해서 항상 연구하는 자세에 있다. 같은 질병을 가진 근로자라도 상황에 따라 대처방법이 다르므로 생각 속에 잠겨있으면 근로자들은 바쁘게 돌아가는 작업현장과 비교한다.

셋째는 산업체의 영역은 우리 삶의 큰 틀로서 경제를 이끌어가는 가장 큰 원동력이며 세계 변화에도 가장 민감하게 작용하는 곳인 만큼 산업보건 역시 시대에 따라 갈수록 경향이 깊고 넓어지며 다양해지고 있다.

넷째 보건관리자로 입사를 하면 바로 옆에서 이끌어주는 이도 없고 안전보건관리자와 직종이 달라 의사소통에 문제가 생기는 경우가 많다. 특히 함께 일하는 바로 위 상사에 의해 산업간호사의 위치가 좌지우지되는 경우가 다반사이다. 상황에 따라 추상적인 업무부분도 객관적으로 도출해내어야 하는 과정에서 의사소통의 한계라 할까 산업환경에 대한 간호의 특수성때문에 타인의 입장에서 보면 마치 놀고 있는 취급을 받을 수 있어 업무처리를 하는데도 눈치가 보이고 혼자서 상황을 관찰하는 일이 많다. 즉 보고와 소통이 원활해야 하는데 미세한 갈등과 더불어 의사소통의 한계가 드러나기도 한다.

9 산업보건 심리와 상담

1) 잠재적인 의사소통

의사소통에 있어 조직간 의사소통도 중요하지만 업무상 소통 역시 중요하다. 건강검진 사후관리 상담이 대부분인 곳이 많지만 보건관리자의 기본자세는 사실상 의사소통부터 시작되어야 한다. 실제로 언어적이든 비언어적이든 근로자와 말을 하기 전에 벌써 서로간의 몸짓과 눈빛 등 언행에 의해 어느 정도 소통이 잘될 수도 혹은 기분이 나쁠 수도 있기 때문에 처음 본 순간부터 기분이 나빴다면 중요한 말을 놓칠 수도 있다. 상대를 쉽게 생각하고 자신도 모르게 함부로 말하고 있는지도 조심해야 한다.

근로자가 불만이 있는지 판단하여 작업의욕을 갖도록 작업환경을 만들어 주고, 작업 조건을 개선해주어야 하는 일은 재해와 연관되므로 산업심리에서 매우 중요하다.

건강 상담을 할 때에는 특수 혹은 일반검진 결과 및 사업장 내 인간관계, 본인 혹은 가족의 고통이나 아픔 등을 고려해야 하고 불안한 미래에 대해 상담을 원할 때는 언제나 경청하는 자세를 취해야 하며 내담자를 도와주려는 진실한 마음으로 편안하게 대해 주어야 한다. 사실 재해는 잠재적이고 개인적인(혹은 선천적인) 것으로부터 불안이 싹 트기 시작해서 재해의 간접적인 영향을 지니고 있다가 어떤 개인적인 상태가 나빠졌을 때 불안한 행동을 하게 된다.

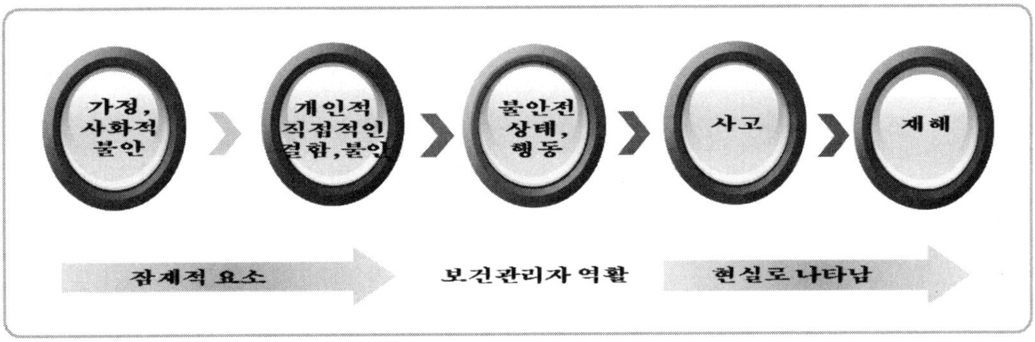

[그림 1-9] 보건관리 활동영역

처음 접근할 때는 아주 미미하게 보일지라도 근본 원인을 다스리지 않으면 언젠가는 재해를 당할 확률이 매우 높다. 보건관리자는 건강의 예방과 유지증진이 시설이나 화학제품 등 물질적인 유해 위험성에 관한 관리도 중요하지만 각 개인의 감정상태와 연관되어 있음을 판단하는 능력을 키워서 근로자가 불안전한 상태를 완화시켜서 장해를 당하지 않도록 노력해야 한다.

안정된 분위기에서 일할 수 있도록 하기 위해서는 먼저 사람자체를 보아야 한다. 직무에만 의존하게 되면 근로자들을 대할 때 딱딱하고 날카롭게 보이므로 자신도 모르게 냉랭해질 수 있다. 작업자가 불손한 태도로 대했다고 자존심을 내세우게 되면 근로자의 고통을 바로 볼 수가 없고 보건관리자 자신도 일하기가 힘들어진다.

예를 들어 해결할 수 없는 집안의 아픔을 우연히 건강 상담을 통해서 알게 되었을 때, 평소 근로자의 기분 나빴던 언행이나 불안한 상태를 깨닫게 되고 예민한 부분을 이해하게 되는데 이 때 가족력이나 기왕력을 알게 되면 가장 중요한 요점부터 짚어나가게 된다. 사실 예리한 통찰력이 필요하지만 1~2년 동안은 일을 배우기도 버거운데 상담의 여유까지는 어렵다. 조직 안이라서 근로자가 깊이 있게 상담하기를 꺼려하는 경우도 많기 때문에 비밀을 지킨다는 사실을 꼭 표현해 주고 진실한 자세를 확실하게 보여주어야 한다.

보건관리자는 기록, 문서 등만 판단해서는 결코 올바른 관리를 한다고 볼 수 없다. 물론 직무사항은 기본이지만 기본만해서 되는 일이 아니다. 산업체 내의 모든 이들과 녹아있는 삶을 통해 근로자가 무엇을 원하는지 편안함을 느끼도록 자연스럽게 느낄 수 있도록 해야 한다. 그렇다고 그들의 감정대로 바로 응대하라는 뜻은 아니다. 근로자의 불편함을 이해하고 기초자료의 환경을 생각해야 하며 안전과 건강관리를 고쳐나가고자 하는 마음을 가지고 있는지 잠시 자신의 생각을 매 순간 근로자와의 의사소통에서 정리해야 한다.

근로자들을 위해 우선순위가 무엇인지, 실행할 수 있도록 도와주는 역할이 먼저 선행된다면 마음의 고통을 거창하게 표현하지 않아도 스트레스 관리를 할 때 기본적인 틀을 잡을 수 있다.

수많은 근로자들 중에는 고아출신부터 최근 이혼으로 아픔을 겪는 근로자 등 각각 지방출신들이 한 곳에서 모여 조직이라는 울타리 속에서 함께 일을 하므로 아주 사소한 일에서부터 문제가 발생할 수 있다. 생각의 차이와 차별을 잘 구분해야 한다.

의사소통이란 알고 보면 내가 알고 있는 부분만 이해하려 하기 때문에 마치 내가 알고 있는 것이 전체인 것으로 착각하기 쉽다. 그래서 때로는 나만 바보 되고 손해를 보는 것 같아 서로 오해할 수도 있고 할 말만 하게 되는 것이다. 참는 것이 아니라 잠시 침묵을 지키면서 마음으로 베풀고 이해하려 노력해야 사람이 보이고 문제풀이가 보일 것이다.

대부분 근로자들의 인식이 의무실은 치료나 소화제, 진통제를 지급하고 단순하게 친절을 생각하는 근로자들이 많기 때문에 초창기는 업무를 해나가기가 어려울 수도 있다.

가령 보건관리자가 작업장을 순회할 때 "심심해서 놀러 왔어요?"라고 묻는 작업자도 있지만 좀 지나면 그게 아니라는 것을 알게 될 것이다. 차츰 시간이 지나면서 잘못된 점을 고치기도 하고 또한 시행착오로 인해 어렵고 힘든 부분에 대해서는 대화로 이끌어 나가다보면 어느새 공감대를 형성하게 되고 근로자들이 서서히 바뀌는 모습을 느낄 수 있을 것이다.

예를 든다면 제조 준비과에 근무하던 근로자가 사흘을 멀다 하고 안전사고를 당하였고 또한 두통으로 하루에 진통제를 복용하지 않는 날이 거의 없을 정도로 찾아온다면 약을 복용하지 못하도록 교육을 하지만 쓸데없는 일이다. 때로는 언성을 높여 가면서까지 그에게 계속적인 지도 조언을 했지만 나아지는 점을 볼 수가 없다. 나중에 알고 보니 고아였고 항상 불안했으며 누군가와 대화가 절실하게 필요하다는 마음을 알게 될 것이다. 근로자의 과거를 몰랐기 때문에 아마 불안한 심리적인 문제가 더 컸다는 점을 공감했다면 무슨 말이든 깊이 경청했을 것이다. 상대의 아픔을 인식했을 때 보건관리자의 능력이 발휘되는 순간이다. 능력이 부족하다면 그냥 알면서도 약 주고 뒤돌아 설 것이고, 만약 깨달았다면 조용히 그의 말을 진심으로 들어줄 것이다. 후자였다면 근로자는 스스로가 모든 면에서 조금씩 서서히 정서적인 안정감을 되찾기 시작할 것이고 그 후로는 다치는 일도 거의 없어진다.

아무리 쉬운 작업이라도 사소한 일인데도 자주 다치는 재발자는 언젠가는 대형 사고를 일으킬 가능성이 매우 높다는 점을 꼭 명심해야 한다. 아무도 모르게 집중적인 관리가 필요하다. 대화를 하지 않아도 근로자는 알고 있다. 나중에 근로자가 퇴사한지 오래되어도 잊지 않고 덕분에 건강관리를 잘하고 있다는 소식을 전하기도 한다. 그는 자신의 건강관리를 잘하고 있음을 자랑스럽게 여기며 칭찬의 대답을 듣기 원한다는 점을 알아야 한다. 자주 전화가 오더라도 때로는 염려스러울 수도 있지만 그럴 때마다 그에게 힘을 주고 누군가와 소중하게 잘 아는 사람이 있다는 그의 마음을 이해해야 할 것이다.

절실하게 도움이 필요한 근로자에게 때로는 조건 없는 사랑을 베풀어야 한다. 조건 없는 사랑이 참 애매하여 받아들이는 상대편이 오해가 가지 않도록 조절이 필요한데 이 또한 직업 특징상 간호사라는 표면적인 이미지를 가지고 있기 때문에 중도에 포기하고 냉랭해질 수 있다. 그들이 친절함과 돌봄을 동시에 받고 싶어 한다는 점을 상기한다면 이 모든 것은 거창하지도 않고 진실한 관심이 첫째 덕목임을 깨닫게 될 것이다.

2) 일반적인 사례

(1) 사내 식당에서 점심시간에 식사를 하면서 우연히 보게 된 근로자가 밥을 물에 말아서 고춧가루를 꼭 뿌려야 밥을 먹을 수 있다고 한다. 보건관리자는 근로자의 과거력을 조금 알고 있기는 했기 때문에 그의 어린 시절 환경을 이해하고 넘어갈 것이다. 만약 마음속으로 참 이상한 사람이네… 등 부정적인 생각을 하게 된다면 보건관리자는 이미 전문가는 아닌 것이다. 스치고 지나갈 수 있는 미미한 점이지만 전문가는 자신이 이런 상황을 어떻게 받아들이는지 스스로 분석할 줄 알아야 하고 대부분 일반인들과 같이 생각하고 관심이 없거나 무시해서는 안 된다. 이미 그 근로자는 습관처럼 살아왔는데 하루아침에 고치기에는 매우 어려울 것이라는 점을 염두에 두어야 한다. 사실 개인의 습관일 뿐이고 안전사고와는 직접적인 연관은 없지만 어릴 때의 환경을 짐작할 수 있다.

(2) 여성근로자들의 고민은 대체로 집안일이 많다. 남편의 외도, 자식들의 빗나감, 대출문제 등등… 남편이 있어도 혼자 감당해야 하는 부분도 많다. 열심히 일하다가도 자신을 배신한 남편이 생각나면 갑자기 흥분하여 호흡곤란과 식은땀을 흘리며 보건실에 내원하는 경우도 있다. 어디 가서 말 못할 사정이라면서 어렵게 문제를 꺼낼 때 성심껏 들어주고 도와주려는 자세를 가져야 할 것이다. 실제로 남편의 외도가 이혼으로 이어졌을 때 세 아이를 키우면서 기(氣) 죽을까봐 아이들 학교행사에 다 참석하면서 직장생활을 한다는 건 결코 쉬운 일이 아니다. 이러한 과정을 지켜보면서 복도에서 혹은 식당에서 우연히 마주칠 때마다 '힘내라'고 옆에서 싸인을 보내거나 응원해주는 그 한마디가

내담자(근로자)에게는 얼마나 큰 힘이 되는지 몇 년 후에 "내 인생에서 가장 힘들 때 도와주셔서 감사합니다"라는 연락을 받을 때도 있다. 사실 상담자가 그 당시 해준 것도 없지만 당사자는 그만큼 마음이 절박한 심정이었기 때문에 조그만 관심이 내담자에게는 아주 큰 힘을 얻게 된다.

(3) 근로자들이 때로는 다친 부위에 치료를 해서 상처가 다 나았을 때 그들은 이렇게 말한다. '의사한테 잘 배웠네요!'라고…. 그들 나름대로는 고맙다고 칭찬하는 말인데 그런 말을 들었다고 한숨을 쉰다든지 화를 낸다든지 수준을 판가름해서 외면하거나 미워해서는 더더욱 안 될 일이다. 그들은 간호사가 왜 화난 모습을 하는지 때로는 이질감을 느끼거나 이해하지 못하고 더군다나 칭찬까지 해줬는데 이번에 온 간호사는 건방지다 혹은 냉정하다든지 이상하다는 반응을 보일 수 있다. 처음에는 이럴 때일수록 한 발 물러서서 조용히 물러서 있는 것도 좋다.

(4) 상비약을 받아가면서 꼭 설명을 상세하게 해주기를 바라는 근로자가 있는데 이 때는 확실하게 설명해 줘야 한다. 고맙게 생각하고 고개를 끄덕이는 이가 있는가 하면 한술 더 떠서 인터넷에서 본 자료들을 오히려 설명해 주려한다. 주로 알려진 유명인이 개발한 약품이라면서 반박하듯 대하거나 과대 선전인 건강식품 홍보물에 대해서 목소리를 높일 때도 비웃지 말고 기초상식부터 조용히 설명해 준다. 보조식품 말고도 대중적인 홍보가 잘 되어 있어도 약 복용에 있어서는 근로자 대부분의 수준이 거의 비슷하다.

(5) 같은 직장 안에서 겉으로 보기에는 남루하고 전혀 그렇게 보이지 않는데 유부남이 젊은 미혼여성을 사모하여 혼자 고민하다가 숨이 막힐 것 같다고 상담 받기를 원한다면 참 황당할 수가 있다. 여기까지 올 때는 고민하고 고민한 아주 어려운 걸음이라는 점을 명심해야 한다. 그럴 때도 내 감정이 앞서서 말을 하게 되면 상대방이 상처를 받게 된다. 상담자는 분명히 욕한 적도 없고 놀랄 뿐이었는데 내담자인 근로자는 상처를 받을 수 있기 때문에 조용히 다른 곳을 주시하고 그냥 경청의 자세로 들어준다. 비록 윤리적으로 잘못된 감정 상태이지만 '얼마나 힘들었으면 여기까지 왔을까?'를 먼저 생각하게 된다면 명확한 답은 없지만 숨통이라도 트이게 해주는 일 역시 매우 중요하다. 남녀문제는 민감한 상황이기도 하지만 잘못 생각하여 자살까지 가는 경우도 있기 때문에 혼자서 해결하기 어려울 때는 전문적인 상담자를 추천해 주는 방법도 좋다. 보통 기혼자가 이런 경우는 잘 없지만 누구든 연애감정과 관련된 상담을 한 근로자는 나중에 시간이 지나면 자신이 상담했던 부분을 창피하게 생각하고 피할 수 있기 때문에 기분 나쁘

지 않게 마치 잊어버린 듯한 행동이 필요할 때가 있다. 인간관계의 미묘한 감정은 답이 없지만 스스로의 조절이 필요하다.

(6) 작업현장에 장애인이 있다면 작업장을 순회할 때 멀리서라도 눈이 마주치게 되면 먼저 미소를 지어주는 것도 좋고, 가까이 있을 때 손이나 팔이 불편하다면 근로자가 잠시나마 여유가 된다면 몇 초 동안 서로 즐겁게 손뼉 치기 하는 것도 좋다. 팔을 움직임으로 해서 활력도 주고 움직임의 범위도 알게 되고 정서적으로 안정감을 느끼게 된다.

(7) 고혈압이 있는 근로자가 입사 배치 전 검진을 받을 때 그전에 항고혈압제를 복용하여 왔으므로 입사 때 혈압이 정상인 경우가 많아 본인이 혈압이 높다고 말하지 않으면 알 수가 없다. 입사 후에 스트레스가 급격하고 약 복용을 하지 않았을 경우 근로자의 혈압이 240/130 정도가 된다면 병원에 누워서 입원치료를 받아야 할 것이다. 병가휴가를 받아 치료했으면 좋으련만 회사에 눈치가 보여 그렇게 하지 않으려 하고 윗선에 보고하는 것을 매우 두려워한다. 어려운 형편상 혼자 벌어야 하고 딸린 가족들이 많다면 참으로 곤란하다. 회사는 다녀야 하고 자신의 고혈압보다 퇴사 될까봐 두려워한다. 고민을 해야 하는데 보건관리자의 역할이 아주 중요하다. 병원치료를 받으며 보건관리실에서 병원에서 처방받은 항고혈압제를 확인하고 혈압도 계속 와서 측정해야 한다는 약속을 꼭 받아야 한다. 이렇게 혈압이 높았는지 몰랐다고 나중에는 매우 고마워하는 근로자도 있다. 때로는 기다려주고 치료에 협조하고 편안하게 해줌으로써 서로 간에 신뢰를 쌓는 일은 매우 중요한 일이다. 이처럼 혈압이 높은 경우는 병가 휴가를 받아 병원에서 입원을 원한다면 입원치료를 받을 수 있도록 설득해야 할 것이다.

그리고 대부분 고혈압으로 항고혈압제를 복용하는 경우 조절이 잘되어 혈압을 재었을 때 정상수치가 나오면 병원에서 의사의 충고를 받았음에도 불구하고 이제 '고혈압은 아니다'라고 생각하는 이들이 많다. 분명 본인도 알고 있을 텐데 일단 정상수치가 나오면 약으로 조절되는 것을 생각하지 않고 약 복용을 회피하며 대증요법이나 약초 재료에 대해 문의를 해오는 경우도 많으므로 어설프게 설명하지 말고 의사의 진단과 지시사항을 받아들이도록 설명해야 한다.

위에 열거된 사례들이 주로 근로자 1000명 미만인 경우 현장순회가 자유롭고 가족적인 분위기일 때 업무 외 상담도 많이 들어온다. 특이한 경우일 수도 있고 산업체 구성원마다 수준과 분위기가 달라서 전혀 해당되지 않는 곳도 있지만 그러나 어디를 가던 다양한 사람들이 있다는 사실을 항상 명심하고 보건관리자로서 근로자 누구에게나 마음의 문을 열고 인격적인 수준을 평가하지 말아야 할 것이다.

10 기업별 보건관리자의 역할

산업장의 인원기준으로 보면 소기업(50인 미만), 중소기업(50인 이상 300인 미만), 중견기업(300인 이상 1000인 미만), 대기업(1000인 이상) 순으로 평균적으로 나눈다. 대기업에 대한 정확한 기준이 있지는 않지만 중소기업기본법(별표 1 중소기업의 업종별 상시근로자수, 자본금 또는 매출액의 규모기준[제3조제1호 관련])에 의거하여 그 이하는 소기업, 그 이상 되는 기업은 중견기업 또는 대기업으로 분류한다.

1) 대기업 보건관리자의 역할

대규모의 기업에는 의사, 간호사, 산업위생기사, 인간공학기사 및 환경대기기사 등 보건관리자는 직능(professional ability)별로 다 갖춰져 있는 경우가 많아 자격자의 특성에 맞춰 전문분야만 전담하는 경우가 많다. 가령 산업위생사는 현장순회나 국소배기시설이나 보호구 적격품 관리 등 작업환경관리에 주력하고 간호사는 건강과 관련된 법정근로자 교육이나 응급처치나 상비약, 사후검진 관리 등만 맡아서 한다.

건강검진을 위시하여 보건과 관련된 직무는 자체 병원소속과 연계하여 이루어지는 곳도 있고 조직도에 나와 있는 회사자체 매뉴얼대로 해야 한다. 대규모 기업의 단점이라면 정해진 일만 전담하므로 일차보건의료 서비스와의 연계가 약해질 수 있다. 근로자가 많고 자체 병원도 있지만 보건관리실(의무실)을 찾는 인원수가 많아서 간호사인 경우는 현장순회는 할 수도 없고 간호 분야만 전담해야 하며 건강관련 분야에서도 각 파트별 확실하게 분담이 되어 있다. 장점으로는 각 파트별로 나누어 있어서 해당 작업장에 관한 모든 정보를 알 수 있고 유해요인을 관리하거나 제거하기가 쉽다. 예를 들면 검진결과에서 간호사가 검진사후관리 중에 간장질환과 고지혈(이상지질혈증) 파트만 전담하고 다른 간호사는 고혈압과 당뇨파트만 전담해서 그것만큼은 확실하게 관리가 되는 점이다.

주로 현장순회를 하는 산업위생사가 무재해 운동, 위험물 관리 및 물질안전보건관리, 보호구지급 관리, 안전사고 조사 및 소방업무 등을 한다면 간호사는 물리치료실 업무 및 건강관리실 운영에 필요한 사내 의원관련 업무를 한다.

어떤 대기업의 보건관리는 완전히 기업병원에 맡기고 따로 의무실을 두어 산업간호사가 상비약이나 경미한 상처만 치료해 주며 의사의 진료가 필요한 근로자는 기업 내 병원으로 후송한다. 법적 자격조건에는 없지만 산업체 자체내에서 대형사고가 많은 곳에 응급구조사를 채용하기도 하고, 상담사를 채용하기도 한다. 이렇게 보건관리자가 해야 할 일이 너무 많을 때 대기업 자체에서 분야별 필요한 전문가를 두기도 한다.

2) 중견기업 보건관리자의 역할

업종별로 다를 수 있으나 기타 제조업 상시근로자 1000명 미만 사업장의 규모에서는 대기업처럼 할 수 있는 입장이 되지 않고 산업안전보건법 보건관리자 선임이 1인이므로 주로 간호사나 산업위생기사 중에 1명이 채용되어 보건관리 업무를 맡게 된다. 중견기업 사업장의 경우 안전관리자인 산업위생사는 직급을 가지고 있지만 산업간호사는 대개의 기업체에서 별정직 혹은 사원으로 채용되어 업무 외에도 조직체계의 제재를 받는다. 간호사와 안전관리자의 역할은 서로 다르고 법적으로 뚜렷하게 명시되어 있지만 실제 현장에서는 법과 무관하게 일이 중복되거나 애매한 관계일 때도 있어 불협화음의 원인이 되기도 한다. 처음부터 경험을 쌓아 나가야 하는 어려움이 있지만 체계가 잡히고 경력이 오래된 산업간호사는 대부분 보건관리자로서 직무수행을 잘 이행해 나가고 있다.

각 분야별로 업무를 담당하는 것이 최상의 방법이겠으나 열악한 산업현장의 여건 상 직능별로 모든 보건관리자를 채용하여 직무를 수행하게 한다는 것이 기업체 입장에서 현실적으로 어렵고 산업간호 분야에서도 산업위생 분야와 잘 협조해 나아가야 한다. 더불어 안전관리자와 보건관리자는 항상 함께 업무가 연결되어 있어 회사사정에 따라 역할이 혼재되어 있는 경우가 많다.

예를 들면 사내사고를 당한 근로자가 보건관리실에서 응급처치를 받으면서 병원에 보낼지의 판단을 했을 때 안전관리자도 알고 있어야 한다. 사고의 원인이 무엇인지 현장에 가서 파악을 하는 일은 안전관리자 뿐만 아니라 보건관리자도 살펴 보아야 한다. 또한 300인 이상 산업체 보건관리자는 간호사가 산업체에 선임된 경우가 많아 건강과 관련된 부분은 잘 해 나가지만 안전관리자와 간호사의 마찰이 일어나는 부분이 많다.

간호는 '돌봄'에 맞춰있어 대부분 일이 추상적이고 잠재적인 관리가 많아 일지에 기록을 남기기가 어려운 면도 있다. 개인과 면담한 상황에 대해 비밀에 대한 누출은 할 수 없고 물론 기록을 남기긴 하지만 약품의 출입대장과 건강증진활동, 건강검진 사후관리 등 외에는 간호사의 활동이 눈에 띄는 부분이 잘 보이지 않을 수도 있다. 사실 산재 예비 재발자를 찾아내어 안정시키고 건강을 유지하도록 증진시키는 업무는 건강검진 사후검진 후 관리만큼 큰 몫을 하지만 눈에 보이지 않기 때문에 업무 비중을 전혀 차지하지 못한다.

생산현장의 물질의 변경이나 개선 후에도 계속 관찰에 들어가야 하므로 이런 부분 역시 주관적인 부분이라서 일로서 취급을 받지 못한다. 용제를 바꾸어서 나타나는 건강장해 현상도 관찰하고 현장순회나 상담 역시 생산에 큰 영향을 주는데도 불구하고 간접적이라서 잘 나타나지 않는다. 특히 근로자의 개인 정보 상 비밀에 부쳐야 하는 일들도 있어 나중에 인사고가에 올리기에 미흡한 부분도 많다. 어느 직종의 보건관리자로 선임되더라도 미숙한 부분을 해결하기 위해서는 모두가 준비를 해야만 한다.

3) 중소기업의 보건관리자의 역할

상시근로자 300인 미만인 산업장에서의 보건관리자는 보건관리업무에 지장이 없는 범위 안에서 다른 업무를 겸할 수 있다. 기업규제완화정책으로 경영이 어려운 산업체는 산업보건 대행을 할 수도 있다. 간호사는 반드시 주 업무가 주축이 된 후에 해야 하고 겸직 사무 업무를 하다보면 잠시 할 수 있는 일이 아니라서 본 직무에 소홀해지지 않도록 노력해야 한다. 안전관리자가 산업위생사 자격증을 취득해서 근무하는 경우가 많고 소규모 산업장일수록 작업환경보다 근로자 건강관리에 더 많이 노출되어 있기 때문에 산업위생사가 보건관리자인 경우는 건강관리에 초점을 맞추어 관리해야 하며 간호사인 경우는 건강관리에 있어 근로자들과 소통이 먼저 이루어지고 화합을 이루는 게 먼저인데 겸직을 하다보면 자칫 잘못 하다가는 사무실 아르바이트 취급을 당하거나 비정규직으로 계속 방치될 수 있어 다른 업무를 겸하더라도 조절을 잘해야 한다.

4) 소규모 산업장의 보건관리 대행

안전관리는 보건관리로, 안전관리기관은 보건관리 전문기관으로 다른 업무를 겸할 수 있다. 전체 우리나라 근로자의 75% 이상이 50인 이하의 산업장에서 근무하고 있으며 열악한 환경으로 보건관리 대행 사업에 의존하고 있다. 이들 사업장의 대부분은 사업주가 직접 전반적인 업무를 수행하는 등 생산 활동의 규모가 작고 경제적 여건이 어려워 안전보건 기반이 사각지역에 놓여 있는 것이 현실이다. 특히, 이들 사업장은 산업안전보건법상 안전·보건관리자를 의무적으로 두지 않아도 되기 때문에 산업재해 예방을 위한 기본적인 관리가 어려운 실정이다.

11 보건교육

보건관리자가 대부분 직무교육을 받는 교육은 주로 규정에 대한 것이고 보수교육을 받아도 현장에서 구체적으로 실천하기에는 어려움이 느껴 질 수도 있다. 보건관리자 교육(제29조 제2항 관련)은 신규 34시간, 보수교육 24시간을 이수해야만 한다.

또한 근로자 안전·보건교육 내용은 교육 할 시간과 작업장의 일정을 맞추기 위해서는 먼저 상부에 공문을 보낼 때 교육제목과 날짜와 일시, 교육방법 등을 정해 놓고 준비한다. 특히 검진 후 사후관리를 할 때 생산직 제조방식이 자동화 시스템으로 설치된 곳에는 근로자 1명이 빠지면 전체 작업이 연장되는 수도 있기에 근무시간에 나오기 어려워 관리가 안 되는 경우도 많다. 일처리가 늦어지는 경우도 많지만 그러는 가운데에 시간을 내어 근로자 법정교육은 실시하여 증거자료를 남겨 두어야 한다. 결제된 교육계획안에 따라 공문 협조 체계대로 장소와 시간, 주위환경을 살핀 후 교육을 실행하며 다양한 방법과 매체를 활용하여 교육 대상과 주제에 따라서 전체교육, 소그룹 교육, 개별교육으로 구분하여 실시한다.

사업장에서 실시되는 자체 보건교육이 있지만 필요시 전문기관으로 한국산업안전보건공단 등의 외부지원교육으로 실시할 수 있으며, 교육 내용에 따라 무상으로 지원되기도 하므로 적절히 활용할 수 있다. 자체교육은 사업장 내부 자원으로 실시되는 교육이며, 집체교육일 때는 파워포인트로 시각의 효과를 높이고 집중을 유도하는 방식이 좋다.

[표 1-1] 근로자 안전보건교육(제26조 제1항, 제28조 제1항 관련)

<table>
<tr><th>교육과정</th><th colspan="2">교육대상</th><th>교육시간</th></tr>
<tr><td rowspan="4">정기교육</td><td colspan="2">사무직종사 근로자</td><td>매분기 3시간이상</td></tr>
<tr><td rowspan="3">사무직종사 근로자 외의 근로자</td><td>판매업무에 직적 종사하는 근로자</td><td>매분기 3시간이상</td></tr>
<tr><td>판매업무에 직적 종사하는 근로자 외의 근로자</td><td>매분기 6시간 이상</td></tr>
<tr><td>관리감독자의 지위에 있는 사람</td><td>연간 16시간 이상</td></tr>
<tr><td rowspan="2">채용시 교육</td><td colspan="2">일용근로자</td><td>1시간 이상</td></tr>
<tr><td colspan="2">일용근로자를 제외한 근로자</td><td>8시간 이상</td></tr>
<tr><td rowspan="2">작업내용 변경시 교육</td><td colspan="2">일용근로자</td><td>1시간 이상</td></tr>
<tr><td colspan="2">일용근로자를 제외한 근로자</td><td>2시간 이상</td></tr>
<tr><td rowspan="3">특별교육</td><td colspan="2">별표 제5제1호라목 각 호(제 40호 제외한다)의 어느 하나에 해당하는 작업에 종사하는 일용직근로자</td><td>2시간 이상</td></tr>
<tr><td colspan="2">별표 5 제1호라목 제40호의 타워크레인 신호작업에 종사하는 일용직근로자</td><td>8시간 이상</td></tr>
<tr><td colspan="2">별표 5 제1호라목 각 호의 어느 하나에 해당하는 작업에 종사하는 일용근로자를 제외한 근로자</td><td>16시간 이상(최소 작업에 종사하기 전 4시간 이상 실시하고 12시간은 3개월 이내에서 분할하여 실시가능) .단기간 작업 또는 간헐적 작업인 경우에는 2시간 이상</td></tr>
<tr><td>건설업 기초안전. 보건교육</td><td colspan="2">건설 일용근로자</td><td>4시간 이상</td></tr>
</table>

교육의 실시 근거자료로는 교육 계획안과 결재서류, 평가자료, 교육 참석자의 서명, 교육 결과 보고서 등 이므로 서류를 빠짐없이 보존하여 교육실시 과정을 사진이나 동영상으로 촬영하여 기록에 첨부하여 보관해 둔다.

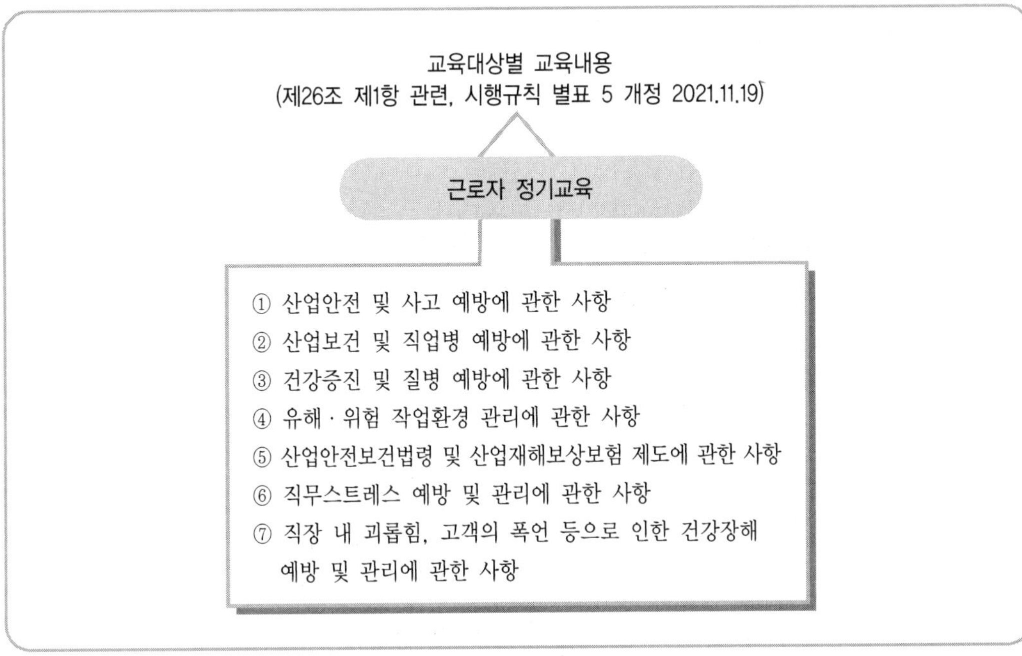

[그림 1-10] 교육대상별 교육내용

1) 교육 종류별 교육

(1) 채용(배치 전)시 교육

① 작업공정 및 재료 작업방법, 취급방법, 유해성 작업시작 전의 점검사항
② 사업장의 업무에서 발생할 수 있는 위험 또는 건강장해의 예방법
③ 재해 시 응급처치 및 보건관리업무의 소개 및 건강관리실의 이용안내
④ 근로자 건강증진
⑤ 물질안전보건자료에 관한 사항
⑥ 기타 안전·보건관리에 필요한 사항

(2) 근로자 정기교육(산업안전보건법 제29조제1항)

① 산업안전보건법령, 작업공정의 유해위험에 관한 사항, 표준안전작업방법에 관한 사항 등 근로자의 작업과 관련한 일반적인 안전보건 사항에 대해 실시하는 교육
② 응급처치법

③ 작업장체조

④ 작업환경측정 실시 전 설명

⑤ 유기용제사용 전 성질 및 취급방법, 인체에 미치는 영향

⑥ 소음관리, 보호구 착용시 장점 및 이용안내

⑦ 작업대와 자세

⑧ 관리감독자 정기안전・보건교육

⑨ 기계・기구 또는 설비의 안전・보건점검에 관한 사항

⑩ 관리감독자의 역할과 임무에 관한 사항

⑪ 근로자 건강증진 및 산업간호에 관한 사항

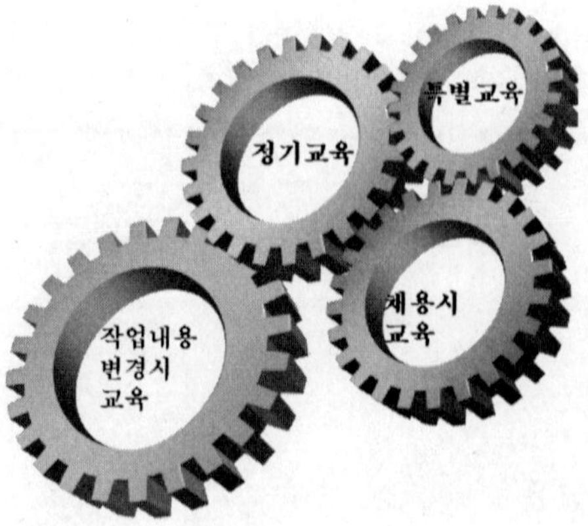

[그림 1-11] 사업 내 안전보건교육(산업안전보건법 제29조제1항 관련, 별표 5)

(3) 작업내용 변경 시 교육(산업안전보건법 제29조)

근로자가 유해위험작업 수행과정에서 당할 수 있는 재해를 사전에 예방하기 위하여 사업주가 채용 시, 작업내용 변경 시 등 유형별로 근로자에게 실시하여야 하는 안전보건교육을 말한다. 현장에 배치하기 전에 실시하는 이론을 중심으로 하는 교육, 현장에 배치된 뒤에 실제로 작업에 임할 때까지 그 사이에 실시하는 현장교육을 실시하여 불안전한 요소를 제거하도록 한다.

(4) 특별안전보건교육

근로자가 최초 유해・위험한 작업에 종사하기 전에 교육을 16시간의 교육시간 중 작업에 종

사하기 전에 4시간을 실시하고 12시간은 종사일로부터 3월 이내에 분할하여 실시 가능하다. 주로 밀폐된 장소, 고압실내작업, 폭발성, 반응성·발열성 물질, 자연발화성 액체·고체 및 인화성 액체의 제조 또는 액화석유가스 취급작업, 화학설비의 탱크 내 작업 등 교육시간을 적용한다.

그 외 수시 교육으로는 계절성 독감이나 변종 바이러스로 인한 환경요인에 대한 주의사항 및 예방대책과 위험작업 현장에서 작업에 착수하기 전, 작업현장의 위험한 요소와 안전작업방법 및 절차에 관하여 작업 전 교육을 실시하고 필요시 수시로 일반 및 특수건강진단 결과에 대한 사후조치와 성희롱 예방, 에이즈예방, 금연, 절주, 운동, 식이, 비만관리 등의 교육을 한다.

2) 공문 및 기록보존

[표 1-2] 산업안전보건 서류보존 기간

2년	산업안전보건위원회 회의록
	자율안전확인신고 서류
	자율검사프로그램 검사결과 서류
3년	안전보건관련 각종 담당자 선임서류
	안전보건조치에 관한 서류
	산업재해 발생원인 등 기록에 관한 서류
	건강진단에 관한 서류
	작업환경측정에 관한 서류
	안전인증 및 안전검사에 관한 서류
	기관석면조사결과 서류
5년	작업환경측정 결과표
	지도사의 업무에 관한 사항에 대한 서류
30년	발암성물질 등 작업환경측정 서류
	석면해제, 제거 서류 중 고용노동부령에서 정하는 서류

12 보건계획

1년 혹은 분기별, 월별 보건사업 일정을 잡는다. 예를 들어 작업환경측정 및 특수검진 날짜, 비품이나 월 소모 의약품, 보호구 구입 등을 위해 예산확보를 한다.

대기업을 제외한 산업체의 연간 보건사업 일정을 계획할 때는 보건만 별개로 하기가 어렵고 안전과 연결되어 있어 함께 작성하여 서로 공유·유지해야 업무처리가 가능하다. 연간계획을 세우는 형식은 각 기업체의 특성에 따라 달리할 수 있다.

[표 1-3] 산업안전보건 연간계획 일정

활동영역	세부적 활동내용	월(Month)											
근로자 안전보건진단		1	2	3	4	5	6	7	8	9	10	11	12
안전보건 활동	안전보건예방 홍보												
	작업환경측정												
	건강검진 실시												
	ESH안전·보건진단												
근로자교육	보건예방교육												
	산업안전예방 교육												
	교육전문위원 교육												
	작업환경측정 전 설명												
안전수칙 관리	사고통계 및 원인조사, 청구												
	응급상황대처 관리												
	화학물질관리(MSDS)												
	위험물요소 물질 관리												
	일반안전수칙 관리												
안전보건 사후관리	특수·일반 질환 관리												
	유해요인조사(근골격계)												
	건강증진 프로그램												
	안전보건상담												
	뇌·심혈관계질환 관리												

13 환경안전보건(Environment, Safe, Health) 위원회

1) 산업안전보건위원회의 구성(제25조의 2)

OECD회원국을 중심으로 산업안전보건위원회는 국제사회에서는 이미 기업의 안전(Safety)과 보건(Health)·환경(Environment)의 문제를 통합하여 시행하고 있다. 적극적인 사전관리 활동으로 기업이 직면한 유해·위험성을 사전에 관리할 수 있다는 차원에서 효율적인 시스템으로 분석하고 개선해 나가는 체계이다.

각 기업체는 안전보건관리체제를 구축하여 산업재해 예방에 대하여 노동자와 사업주 간의 견해차를 줄이고 건강장해를 예방하는 방안을 모색한다. 사업장에서 근로자가 유해·위험 요인에 노출되지 않도록 노사가 함께 심의·의결하기 위한 기구이다. 현재 안전·보건·환경과 관련된 효과는 눈에 잘 띄지 않다 보니 기업의 경영합리화 대상에서 누락되기 쉽다. 위원회의 구성(시행령 제25조의 2 및 제25조의 3)은 사업장 규모에 따라서 구성인원이 차이가 있지만 근로자와 사용자 위원은 각 최소 3명 이상으로 구성되어야 한다. 위원장을 비롯하여 근로자위원 9인 이내와 사용자 위원 9인 이내로 하고 근로자와 사용자를 동수로 구성한다. 당해 사업의 대표자, 안전관리자, 보건관리자 및 명예산업안전감독관은 당연직 위원이 되며, 근로자 대표는 사업주가 지명하는 자와 노동조합을 대표하는 자가 지명하는 자로 임명직 위원이 된다.

위원회의 위원은 당해 사업장에 소속된 자로 하며 안전·보건관리자의 업무를 위탁하는 경우에는 당해 대행기관의 해당사업장 담당자로 한다. 근로자 위원과 사용자 위원 중 각 1인을 공동위원장으로 선출할 수 있으며 사측 위원은 사업장 대표자와 안전 및 보건관리자로 구성하며, 노조측 위원은 노동조합 대표자와 산업안전부장 및 명예산업안전감독관을 포함하여 위원회 회의를 소집하고 산업안전보건위원회에서 문제를 개선하고 자체적으로 해결해 나갈 수 있도록 법으로 권하고 있다. 다만, 안전관리자, 보건관리자가 각 2명 이상인 경우에는 사업주가 지명한 각 1인이 당연직위원이 된다.

산업안전보건법 제49조의2 제2항에는 공정안전보고서 작성시 산업안전보건위원회의 심의를 거치도록 규정하고 따라서 50인 이상 사업장은 산업안전보건위원회를 개최하여야 한다. 30인이상 50인미만 사업장은 노사협의회로 대체할 수 있고 30인 미만으로 노사협의회도 없는 경우에는 근로자대표의 의견을 들어야 한다.

산업체에서는 고용노동부의 지시사항을 바탕으로 하여 산업체의 자율에 따라 공식명칭인 산업안전보건체계는 ESH(Environment, Safe, Health)를 효과적으로 관리할 수 있는 조직을 구성하고 있다. 사업주는 중대재해에 관한 사항이나 유해하거나 위험한 기계·기구와 그 밖의 설비를 도입한 경우 안전·보건조치에 관한 사항과 산업안전보건위원회의 회의는 대통령령으로 정하는 바에 따라 개최한다. 그 결과를 회의록으로 작성하여 3년 동안 보존하여야 한다. 위험물평가 실시내용은 위험성평가 대상의 유해위험요인, 위험성 결정의 요인, 위험성 결정의 조치의 내용, 위험성평가를 위해 사전조사한 안전보건정보, 그 밖에 사업장에서 필요하다고 정한 사항 등이다.

당해 사업의 대표자인 사용자 위원과 근로자 대표자 회의는 각 과반수의 출석으로 개의하도록 하고 3개월에 한번씩 열리는 정기회의는 위원장이 소집하며, 임시회의는 위원장이 필요하다고 인정할 때에 소집한다.

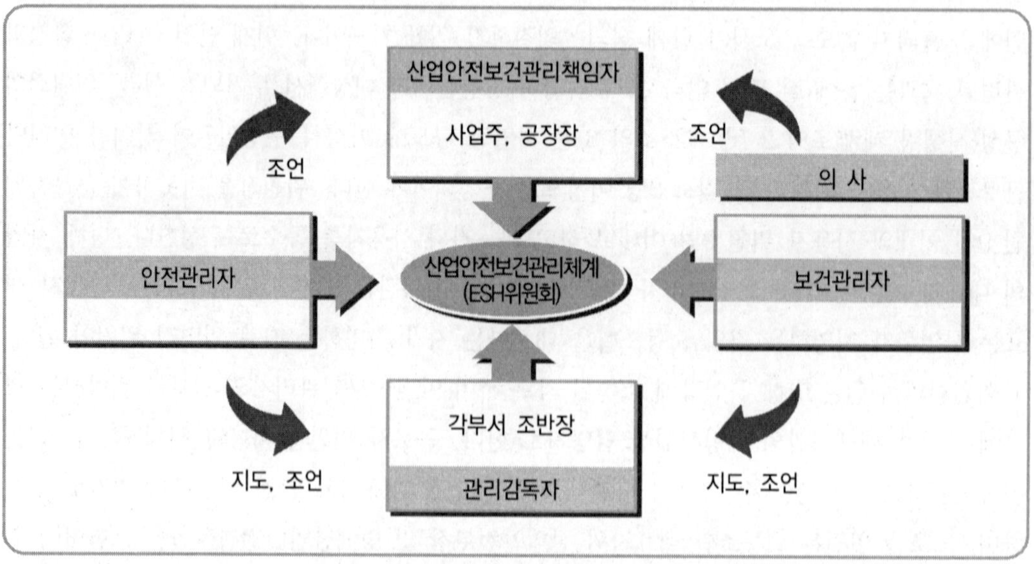

[그림 1-12] 산업안전보건관리체계 구성

(1) 안전보건관리책임자(제15조)

사업장을 실질적으로 관리하며 업무를 진행하여 안전 및 보건관리자가 어떻게 계획되고 운영되는지 안전·보건관리를 책임진다. 사업주가 사업장에 상주하는 경우 안전보건관리책임자가 되어야 한다. 그러나 사업주 본인은 다른 곳에 있고 별도의 공장이 있는 경우 그 공장을 실질적으로 관리하는 사람인 공장장이 안전보건관리책임자가 된다.

(2) 산업보건의

의사를 보건관리자로 둔 경우를 제외하고 사업주는 근로자의 건강관리나 그 밖의 보건관리자의 업무를 지도하기 위하여 사업장에 산업보건의를 두며, 산업보건의를 두어야 할 사업의 종류·규모, 산업보건의의 자격·직무·권한·선임방법, 그 밖에 필요한 사항은 대통령령으로 정한다.

(3) 보건관리자(제18조)

① 사업주는 사업장에 제15조 제1항 각 호의 사항 중 보건에 관한 기술적인 사항에 관하여 사업주 또는 안전보건관리책임자를 보좌하고 관리감독자에게 지도·조언하는 업무를 수행하는 사람(이하 "보건관리자"라 한다)을 두어야 한다.

② 보건관리자를 두어야 하는 사업의 종류와 사업장의 상시근로자 수, 보건관리자의 수·자격·업무·권한·선임방법, 그 밖에 필요한 사항은 대통령령으로 정한다.

③ 고용노동부장관은 산업재해 예방을 위하여 필요한 경우로서 고용노동부령으로 정하는 사유에 해당하는 경우에는 사업주에게 보건관리자를 제2항에 따라 대통령령으로 정하는 수 이상으로 늘리거나 교체할 것을 명할 수 있다.

④ 대통령령으로 정하는 사업의 종류 및 사업장의 상시근로자 수에 해당하는 사업장의 사업주는 제21조에 따라 지정받은 보건관리 업무를 전문적으로 수행하는 기관(이하 "보건관리전문기관"이라 한다)에 보건관리자의 업무를 위탁할 수 있다.

제조업을 중심으로 50인 이상 사업장에 보건관리자를 두어야 하며 보건관리자 선임대상 업종을 별표 5에 일원화하여 규정하여 별표 1에 의해 보건관리자 선임이 제외되는 업종 중 유해·위험도가 높은 업종에 대하여 적용 확대되었다.

(4) 안전관리자(제17조)

① 사업주는 사업장에 제15조제1항 각 호의 사항 중 안전에 관한 기술적인 사항에 관하여 사업주 또는 안전보건관리책임자를 보좌하고 관리감독자에게 지도·조언하는 업무를 수행하는 사람(이하 "안전관리자"라 한다)을 두어야 한다.

② 안전관리자를 두어야 하는 사업의 종류와 사업장의 상시근로자 수, 안전관리자의 수·자격·업무·권한·선임방법, 그 밖에 필요한 사항은 대통령령으로 정한다.

③ 고용노동부장관은 산업재해 예방을 위하여 필요한 경우로서 고용노동부령으로 정하

는 사유에 해당하는 경우에는 사업주에게 안전관리자를 제2항에 따라 대통령령으로 정하는 수 이상으로 늘리거나 교체할 것을 명할 수 있다.

④ 대통령령으로 정하는 사업의 종류 및 사업장의 상시근로자 수에 해당하는 사업장의 사업주는 제21조에 따라 지정받은 안전관리 업무를 전문적으로 수행하는 기관(이하 "안전관리전문기관"이라 한다)에 안전관리자의 업무를 위탁할 수 있다.

제조·건설업을 중심으로 50인 이상 사업장에 선임되어야 하며 사업주 또는 관리책임자를 보좌하고 관리감독자에게 지도·조언을 하도록 사업장에 안전관리자를 두어야 하며, 선임이 제외되는 업종 중 유해·위험도가 높은 업종에 대하여 적용 확대했다.

(5) 관리감독자(제16조)

① 사업주는 사업장의 생산과 관련되는 업무와 그 소속 직원을 직접 지휘·감독하는 직위에 있는 사람(이하 "관리감독자"라 한다)에게 산업 안전 및 보건에 관한 업무로서 대통령령으로 정하는 업무를 수행하도록 하여야 한다.

② 관리감독자가 있는 경우에는 「건설기술 진흥법」 제 64조제 1항 제2호에 따른 안전관리책임자 및 같은 항 제3호에 따른 안전관리담당자를 각각 둔 것으로 본다.

관리감독자는 현장에서 안전·보건점검 등을 수행하여야 하며 직무와 관련된 안전·보건에 관한 위험성 평가에 대한 의향을 근로자에게 올바르게 전달될 수 있도록 안전보건교육이 되어 있어야 한다. 관리감독자는 경영조직에서 생산과 관련되는 중간에 있는 중심위치로 당해 업무와 소속 근로자를 직접 지휘, 감독하며 주로 경험 많은 작업장 반장이나 조장이 역할을 담당하고 있다. 현장에서 작업자들의 능력이나 성격을 가장 잘 알고 불안전하거나 비위생적인 상태를 제거할 수 있는 기회를 가장 많이 알고 있기 때문에 불안전한 행동을 즉시에 시정할 수 있고 현재까지 일어난 사고나 재해에 대해서도 가장 많이 알고 있다. 안전보건을 확보할 수 있는 시설의 설비나 작업방법에 있어서 근로자들의 현 상황을 가장 잘 알고 있기에 실무에 있어 산업안전의 핵심적인 역할을 담당한다. 즉, 관리감독자는 최 일선에서 근로자들의 작업시설의 설비 및 작업량·작업속도·온도 등을 가장 잘 알고 있으므로 적절한 조절을 하며 작업을 처리해 나간다. 그 외 관리감독자의 직무(산업안전보건법 시행령 제15조)에서는 기계기구·설비의 안전보건점검과 보호구 착용 및 방호장치의 점검에 관한 교육지도와 재해에 관한 보고 및 이에 대한 응급조치 및 유해, 위험한 작업에 대한 특별안전교육 실시작업장 정리정돈 및 통로확보의 확인 및 안전·보건관리자의 지도・조언에 대한 협조를 담당한다.

기존에 안전이나 보건 측면에서 각자 담당했던 개별 문제 중심적 대응방식과 사후 대처 처리 방식을 최근 환경안전보건위원회에서는 문제가 발생하기 전에 사전에 위험노출을 차단하기 위하여 전 공정별 위험성 평가를 도입하여 모두가 함께 의논하고 실천하도록 되어 있다. 정기적 평가는 1년에 한 번씩 하도록 되어 있고 그 외 현장의 변화에 따라 수시평가도 해야 한다. 기계, 설비, 화학용제에 대한 위험성평가는 안전보건에서는 계속 개발되고 발전해가고 있지만 근로자 개인의 잠재적인 불안전한 요소로 인한 사고의 대처기법은 아직 개발되지 않았다. 보건파트에서 근로자의 불안전한 요소만큼은 책임을 지고 연구하고 도출해 내어야 할 과제인 만큼 위험성평가는 현재 큰 관심사이고 산업체에서는 폭 넓고 다양한 활동을 하고 있지만 근본적으로 사업주가 안전보건에 관심이 없으면 산재의 위험은 언제나 도사리고 있다.

- 유기용제를 사용할 때 필요 이상의 유기용제가 스펀지나 천에 스며들지 않도록 지도하여 화재방지를 위한 조치를 수립
- 수작업일 때 작업자세와 유기용제의 발산부위에 필요 이상으로 얼굴을 접근하는 일이 없도록 지도
- 유기용제 운반시 떨어뜨리지 않도록 지도 감독
- 통풍이 불충분한 장소에서 도색을 할 때 고농도의 유기용제 증기가 체류하여 급성중독의 위험이 있으므로 유기가스용 방독마스크 등을 착용토록 감독
- 피부, 의복에 유기용제가 묻지 않도록 불침투성의 보호장갑 사용지도
- 당일 필요한 양만 작업장 내에 준비하며 통풍이 충분한 장소에서 작업을 행하여 유기용제증기의 흡입이 최소화되도록 작업방법 지도

[그림 1-13] 작업할 때 관리감독자의 역할

2) 위험성평가 진행 절차(제16조)

(1) 사업주 또는 안전보건관리책임자가 중심이 되어 당사의 유해・위험요소를 찾아내기 위해 사전준비를 한 후 평가대상을 정하고 실시계획을 작성한다. 평가대상 선정 및 각종

서류를 통한 다양한 방법으로 유해위험요인을 파악한 후 실무와 관련된 자료와 유해 위험 요인에 대한 위험성을 계산한다.

(2) 유해위험요인에 대한 위험성을 결정하여 허용 가능한지 위험한지 여부를 판단하고 허용할 수 없는 유해위험요인의 경우 개선대책을 세워야 한다.

(3) 개선대책은 실행 가능하고 합리적인 대책인지를 검토하여 우선순위를 정해 실행하고 실행 후에는 가능한 한 허용할 수 있는 범위 이내이어야 한다.

예) 자재창고 내 원단보관 적재대가 근로자의 키 보다 훨씬 높고 노후화되어 원단이 떨어질 가능성이 있어 보인다면 위원회 모임 때 보고하고 한 번 더 확인하여 위험성 여부를 체크한 후 개선 시기를 정한다.

예) 사내 식당에 국을 리필할 때마다 조리원이 바쁘면 큰 국솥을 들고 다녀 미끄러질까봐 위험해 보였는데 다용도 운반차가 있지만 식당 구조상 시간이 걸린다는 이유로 사용하지 않고 있었다. 영양사가 운반차를 사용할 것을 조리원들에게 교육을 시키지만 잘 지켜지지 않는다는 안건이 나왔을 때 공무과(설비실) 위원에게 상황 설명을 듣고 앞으로 조치해 나갈 방향을 모색한다.

위험물평가실시
계획서의 내용
(제17조 사전준비)

① 위험성평가실시의 목적
② 위험성평가의 실시방법
③ 위험성평가실시담당자의 역할
④ 위험성평가실시책임자의 역할
⑤ 위험성평가실시의 연간계획
⑥ 위험성평가실시시기
⑦ 위험성평가실시의 주지방법
⑧ 위험성평가실시상의 유의사항

[그림 1-14] 위험물평가실시계획서의 내용

3) HSE(Health, Safe, Environment) 구성원과 활동

우리나라 일부 대규모기업만 해도 업무부서가 많아서 조직도 역시 HSE(보건, 안전, 환경) 혹은 ESH(환경, 안전, 보건)실로 따로 분장되어 있다. 보건관리자는 대부분 공장 내 제조 지원부서로서 일반적으로 전일제 전문가팀으로 구성된다. 안전보건총괄책임자(사장 혹은 공장

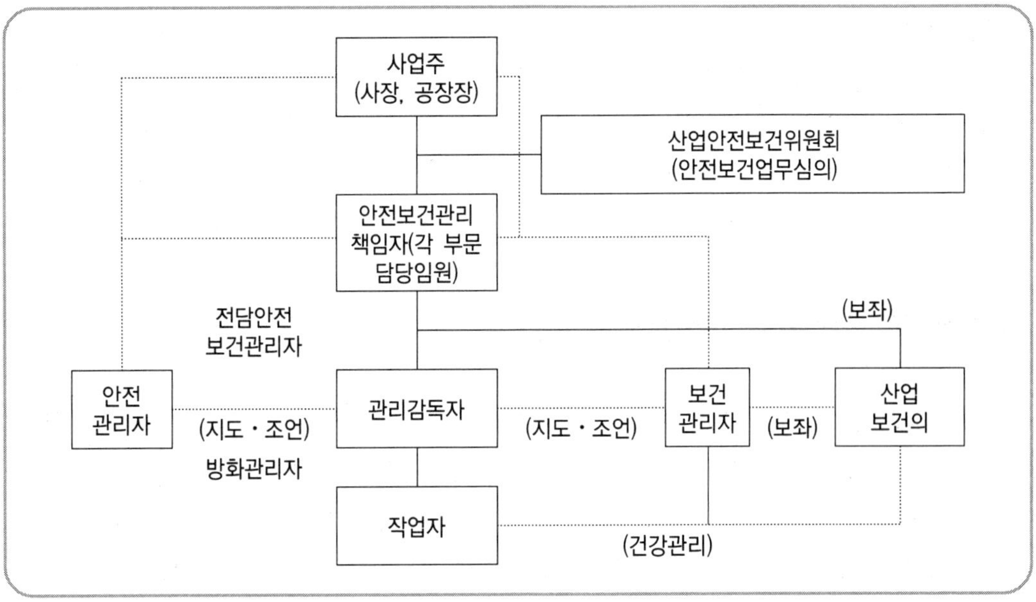

[그림 1-15] 300인 이상 유해 · 위험도 높은 사업장의 관리체계

장) 아래 HES팀이 있고 그 아래 안전보건관리책임자(각 부서별 담당임원)가 있으며 또 운영파트, 지원파트가 각 부서별로 있는데 주로 보건관리자는 제조 지원파트에 소속되어 있고, 간호사 외에도 물리치료사, 산업위생사, 안전관리자 등이 있다.

대체로 중소기업일 경우 조직표가 대기업보다 단순하여 ESH위원회 구성도 단순한 편이다. 보통 사업장 내에 서로 다른 부서에서 각각 1명씩 산업 · 환경 · 안전 보건위원회에 참석하도록 하여 필요시 매달 필요할 때마다 1회씩 모임을 갖기도 하고 정기적인 모임은 3개월마다 열고 있다. 작업과 관련된 전력사용량 감소, 용수사용 저감, 폐기물 재활용률 향상, 무재해 활동, 질병유소견율 감소, 화학물질 사용량을 저감하기 위하여 유해 환경 요인 등을 지적하고 위원회에서 서로 토론하여 근로자가 어려움 없이 잘 근무할 수 있도록 해결책을 강구해나가는 방법이다. 환경과 관련된 거의 모든 부서(사용자위원 9명, 근로자위원 9명 이내)에서 참석하므로 다양한 분야의 직원들이 활발하게 움직이고 있다.

위험요소 해결이나 절차보고가 오래 걸리는 문제임에도 불구하고 그 자리에서 일시에 해결되는 장점이 있어 환경 · 안전 · 보건관리에 매우 적합한 방법이다. 위원회에서 합의가 일반적인 상식선에서 이루어질 수 있으므로 기존의 안전 · 보건관리자는 사측의 당연직으로 구성되어 각자 혼자서 담당하던 일을 ESH위원의 점검은 포괄적이고 전반적으로 문제점을 한 번에 알 수 있게 되어 일처리가 빠르고 적시적소에 보다 수월하게 진행되는 장점이 있다.

ESH위원회의 역활이 갈수록 활동적으로 이루어지고 있어서 정기회의가 열릴 때 상담・교육자의 역할로서 진행할 수 있도록 안전 보건관리자가 참여하여 알선자, 정보제공자, 연구자, 관리자로서 진행할 수 있도록 한다. 직업건강의 풍부한 식견을 가지려면 일반 환경의 기본상식이 되어있으면 답을 하기 쉽다. 이렇게 산업안전보건위원회의 활성화가 잘되는 곳이 있는가 하면 문제점을 미루는 사업장은 오히려 이런 위원회가 귀찮게 느껴질 수도 있다.

4) 현장점검 작업환경 개선활동의 흐름

ESH위원회에서 전사 공정을 순회할 때 작업환경관련 업무에서부터 위험성 평가를 하나씩 체크해 나간다. 환경시설관리 지도점검, 수질, 대기오염관리, 사업장 폐기물 보관, 처리 등 화학물질 유통량 관리업무, 원자재 입고에서부터 시설관리 과정, 완제품이 나오기까지의 근로자의 작업 자세 등 전체 흐름을 관찰한다. 안전・보건뿐만 아니라, 부적절하거나 위험한 환경요소를 찾아내어 해결해 나가는 전 사내 과정을 통해 작업환경개선을 포괄적으로 할 수 있다.

아래는 현장점검을 하는 과정에서 체크해야 할 상황들의 일부들이다.

(1) 원자재 저장 및 취급

① 자재 선적이 근로자의 무릎 정도에서 어깨 아래의 높이 확인

② 운반 빈도 및 운송거리 활보 시 운반자세

③ 운반 보조 기기인 전동차 활용 등

(2) 작업장(대) 설계

① 작업공구 및 자재, 제어부들을 통상작업 영역에 배치할 것

② 불안전한 작업대를 개선하여 작업 효율을 증대할 것

③ 작업대와 공구 사용 시 간격 확인

④ 표시부와 제어부의 개선을 통한 실수를 최소화할 것

(3) 생산적이고 안전한 기계설비

① 기계가 오래되어 고장이 빈번하거나 작업 시 두려움이나 망설임 발생

② 기존 방호장치를 변경, 재배치, 제거해야 할 상태를 가진 기계의 보유 확인

③ 안전이 고려된 기계구입
④ 방호장치 설계 및 설치
⑤ 기계의 적절한 유지관리

(4) 위험물질 관리

① 안전성 향상, 저렴한 가격
② 유기용제의 용기 등에 뚜껑 설치, 밀폐 확인 유해화학물질의 발산억제
③ 공법의 개선, 과부하방지, 적정한 조업의 확보 및 발산원의 밀폐와 포위
④ 발산원과 작업자의 격리
⑤ 국소배기는 전체 환기를 통한 유해화학물질의 농도 및 작동 확인
⑥ 분진의 관리를 위해 빗자루 대신 진공청소기 또는 물 분무 확인
⑦ 해당부서 보호구 사용 및 비치가 얼마나 남아있는지 청결유지 확인

(5) 조명

① 자연광을 이용하고 눈부시지 않도록
② 적절한 배경을 선택 광원의 올바른 위치 선정
③ 그늘지는 부분이 없도록 선명한지 정기적인 점검 실시

(6) 소음발생 작업장

① 발생원의 저소음형 기계의 선택
② 발생원인의 제거
③ 차음(방음덮개)
④ 방진(방진고무설치)
⑤ 칸막이(방음벽, 차폐물) 전파경로 대책
⑥ 흡음벽, 천장(흡음처리) 및 발생원의 방향 전환
⑦ 배치의 변경

(7) 소음발생 작업자 대책

① 차음(방음 감시실)

② 귀의 보호(귀마개, 귀덮개)

③ 작업방법의 개선(원격조작)

(8) 운반 작업 시 예방

① 신체를 가급적 중량물 가까이에서 몸을 낮추고 힘의 가중이 다리에 가도록

② 취급물체의 높이는 작업자의 허리높이로 유지되도록

③ 중량물을 어깨 위로 들어 올릴 위치일 때는 지게차 이용

④ 혼자 들기 힘든 물체는 2인 이상이 물체를 취급할 때는 균등한 힘이 가도록

(9) 복지후생시설

① 피트니스 시설

② 위생설비(화장실, 세면실 시설 및 온수)

③ 휴게실

④ 탈의실

⑤ 위락시설(탁구대, 족구장, 배드민턴 등)

⑥ 기타(통근차, 자전거 보관대)

(10) 공장 건축물

① 자연풍에 의한 환기

② 우수 시 물 배수 확인

③ 건축물 바닥 미끄러운지 확인

④ 오염원의 제거 및 격리

⑤ 화재사고 및 전기사고 대책

(11) 작업공정, 조직

① 불필요한 작업과 공정 제거

② 유연성 있는 업무분장

③ 생산목적에 적합하도록 생산체계 구축

위 항목은 간단하게 요약을 했고 조직 안에서 좀 더 세분화하여 위험성 평가를 하는 일들이 많다.

예) ESH위원 중에 그 작업장에서 작업하던 관리 감독자가 최근 3일 동안 유기용제 냄새가 작업장내에서 배출이 안 되는 것 같다고 유해요인을 발견했다. ESH 전체 미팅 때 보고를 하고 전체 위원들이 작업장을 한 번 더 순회하면서 후드 쪽에 국소배기장치 작동이 미약하다는 것을 알았다.
전체 환기가 잘 된다 해도 유해물질취급 바로 앞에 앉은 작업자가 유기용제 냄새에 많이 노출된다는 점을 확인하였다. 점검결과 유기화학물질 냄새를 빨아들이는 후드 뒤쪽 덕트의 접속부가 분진, 흄, 미스트 등이 퇴적되어 있고 이완되어 힘이 약해서 후드와 덕트를 새로 바꾸기로 했다.
이렇게 순서대로 부서 결제를 통하면 시간이 오래 걸리지만 ESH위원인 총괄책임자와 함께 현장을 순회하므로 바로 결제가 순조롭다. 각 부서에서 산업환경과 관련된 미비했던 문제점들을 직접 간단하고 빨리 처리할 수 있으므로 기존 혼자서 감당했던 안전・보건관리자와 공무과 직원들의 업무가 줄어들었다. 무엇보다 빨리 개선됨으로써 근로자 건강의 유해한 요소가 빨리 제거된다. ESH위원인 공무과 직원과 위원들이 그 자리에서 며칠까지 설치하겠다는 약속을 정하고 새 후드가 설치된 후 사진을 찍어서 사내게시판에 올리기만 하면 된다. 안전・보건관리자는 새 후드로 교체된 후에도 꾸준한 순회를 통해 모든 시설 작동이 잘되고 있는지를 관찰해야 한다. 결제 때문에 시일이 오래 걸리는 쓸데없는 일들도 많이 줄어든 셈이다.

ESH활동은 사업주를 비롯하여 긍정적으로 문제해결의 의지가 보일 때 신속한 해결방침이 내려진다는 점이 무엇보다 빠르고 간결하여 유해요인에 노출된 근로자가 쾌적한 환경 속에서 작업하기에 좋다는 장점이 있다.

그 외 현장 순회 때 파악된 잘못된 자재 적재나 주위환경의 위험요소와 작업환경 측정 시 잘못된 점을 기록해 두었다가 ESH위원회가 열릴 때 보고 자료를 설명하면 좋다.

만약 ESH위원회 활성화가 미비한 사업장이거나 없을 경우에는 윗선에 바로 보고해야 한다. 바쁠 때 응급 상황이 아니라고 추측할 때 자주 보고하면 싫어할 수 있으므로 보고서를 작성해서 기록지를 보관했다가 되도록 빨리 보고해야 한다.

안전・보건관리자는 자주 현장을 순회하면서 잘못된 점을 발견하고 고쳐나가는 일은 따로 있을 수 없고 근로환경의 문제를 파악하여 개선되도록 하는 일은 일차보건관리에 있어 기본적인 작업이다.

제2장 근골격계 부담작업 유해요인조사

근골격계질환 예방 관리 프로그램은 재료입고에서 생산 전 공정에 이르기까지 모든 공정을 통해서 잘못된 근로자의 작업상태를 체크해 나가는 것이다.

작업자의 근골격계는 작업과 조화를 이루어야 하므로 생산에 관여하는 모든 사람들의 근골격이 부담작업 유해요인에 노출되었는지를 평가하는 작업으로 평가자는 팀 활동을 통해 각자의 전문분야를 살려야 가장 효과적인 개선책을 찾을 수 있다.

근육을 반복해서 사용함으로써 나타나는 누적 외상성 질환은 근골격계 질환이다. 작업유해인자에 노출되고 외상에 의해 질환이 발생하는데 초기에 나타나는 증상들을 발견하여 더 이상 진행되는 것을 막아야 한다.

근골격계질환 조기 발견 체계를 갖추어서 근로자가 작업 위해인자에 노출을 방지하여 질병으로 이환되는 것을 예방할 수 있다.

부적절한 작업자세, 과도한 힘, 반복성, 신체접촉 스트레스, 진동과 같은 작업요인들이 근골격의 건강문제를 야기시킨다. 생산기술 개발을 맡고 있는 생산기술부서부터 실제로 생산을 관리하는 엔지니어, 작업을 잘 알고 있는 현장감독자, 현장근로자, 구매 책임자, 안전관리자, 최종 건강관리를 맡고 있는 의료인이 함께한다. 근골격계 부담작업과 연계한 작업자의 검진결과와 함께 개선책을 찾아서 팀과 함께 근골격계질환 예방 관리 프로그램이 이루어져야 한다.

1 근골격계 유해요인조사와 인간공학적 자세

근로자는 근골격계질환 발생을 예방하기 위해 근골격계 부담작업이 있는 부서의 유해요인을 제거하거나 감소시켜서 근로자가 작업과 관련된 근골격계에 미치는 유해요인을 인간공학적 측면으로 조사하여 작업대와 근로자의 자세가 올바르게 조화를 이루도록 하는 것이다.

근로자의 작업 자세에서 작업공정과 작업위치가 맞지 않을 때에 작업에 따라 허리나 손목, 손가락, 혹은 목, 어깨의 근골계계 질환이 나타날 수 있다.

바른 자세로 작업하기 위해서는 작업환경개선과 예방관리계획을 수립하고 수행하기 위해 유해요인 조사를 하는 것이다.

전 공정조사를 통해 작업 개선에 바로 적용할 수 있어야 하고 유해요인이 존재하는 원인을 찾도록 해 바로 개선에 반영되도록 해야 한다.

이때 유해요인조사는 근골격계질환 발생을 예방하기 위해 부담작업이 있는 부서의 유해요인을 제거하거나 감소시키기 위한 이유에서 실시하는 것이지 유해요인조사 결과를 근골격계 질환으로 인정하여 반증의 자료로 사용할 수는 없다.

조사결과는 시기, 방법, 내용, 근골격계 부담작업의 유해요인조사자, 개선과 사후 조치, 문서기록과 보존에 관한 내용을 제시하는데 중점을 둔다.

이 지침은 근골격계 부담작업이 있는 사업장에 적용을 하며 특히, 근골격계 부담작업 유해요인은 작업방법, 작업자세 및 작업환경으로 인해 근골격계에 부담을 줄 수 있는 반복성, 부자연스런 또는 취하기 어려운 자세, 과도한 힘, 접촉 스트레스, 진동 등을 말한다. 유해요인을 조사하는 자는 근골격계 부담 작업이 있는 부서의 유해요인조사를 수행하는 자로서 안전 혹은 보건관리자 또는 관련업무의 수행능력이 있는 관리감독자 등을 사업주가 지정한다.

만약 근골격계 부담작업의 유해요인조사를 시행하지 않을 때는 산업안전보건법 제39조에 근거를 둔 건강장해 예방을 위한 보건조치 동 규칙 조항 위반의 경우 법 제168조에 따라 5년 이하의 징역 또는 5천만원 이하의 벌금에 처해질 수 있다.

1) 유해요인 조사 시기 및 방법

근골격계에 대한 유해요인 조사를 1차 조사 후 매 3년 이내에 정기적으로 실시하여야 한다. 특히 산업안전보건법에 의한 임시건강진단 등에서 근골격계질환자가 발생하였거나 산업재해보상보험법에 의한 근골격계질환자가 발생한 경우, 근골격계 부담작업에 해당하는 새로운 설비 또는 작업을 도입한 경우, 근골격계 부담작업에 해당하는 업무의 양과 작업공정 등 작업환경을 변경한 경우에는 수시로 실시하여야 한다. 유해요인 수준평가로는 OWAS, RULA, REBA, JSI 등이 있으나 각 적용방법의 특징이 달라서 한가지보다 여러 가지 기법 중에 작업장에 맞는 방법을 선택하는 것이 바람직하다.

보통 제조업에서는 단일작업보다 근골격에 미치는 여러 작업들이 있으므로 여기서는 고용노동부에서 시행하고 있는 11가지 유해도 평가도를 한다. 유해요인조사에는 유해요인 기본조사, 근골격계 질환 증상조사와 유해도 평가로 이루어지며 유해요인 조사결과에 따라 개선우선순위 결정, 개선대책수립과 실시 등의 유해요인 관리와 개선효과 평가의 순서로 진행한다.

11가지 유해도 평가는 유해요인 기본조사 총점수가 높거나 근골격계 질환 증상 호소율이 다른 부서에 비해 높은 경우 또는 유해도가 높다고 인정할 때 바로 개선에 들어가야 한다.

2) 유해요인 조사 수행

사업장내 근골격계 부담작업에 대하여 모든 근로자를 대상으로 한 조사를 원칙으로 하고 있으나 동일한 작업형태와 동일한 작업조건의 근골격계 부담작업이 존재하는 경우에는 일부 작업에 대해서만 단계적 유해요인조사로 수행할 수 있다.

보건관리자가 있는 사업장은 전체 유해요인 조사 계획의 수립 및 실시 업무를 하도록 하며, 규모가 큰 사업장에서는 보건관리자 외에 부서별 유해요인조사자를 정해 조사를 실시하게 할 수 있다. 그러나 보건관리자가 없는 사업장은 내부에서 적당한 유해요인조사자를 선정하기 곤란한 경우 유해요인조사의 일부 또는 전부를 관련 전문기관이나 전문가에게 의뢰하여야 한다.

그러나 이를 수행하기 전에 작업시 올바른 자세를 먼저 알아야 근골격계 부담작업 유해요인을 조사하고 수행하며 시정해 나갈 수 있다.

3) 보건관리자가 부분적으로 전담할 경우

(1) 주기적으로 작업장을 순회하여 근골격계 질환을 유발하는 작업공정 및 작업유해요인을 파악한다.

(2) 주기적인 근로자 면담 등을 통하여 근골격계질환 증상 호소자를 조기에 발견하는 일을 한다.

(3) 7일 이상 지속되는 증상을 가진 근로자가 있을 경우 지속적인 관찰, 전문의 진단의뢰 등의 필요한 조치를 한다.

(4) 근골격계 질환자를 주기적으로 면담하여 가능한 한 조기에 작업장에 복귀할 수 있도록

도움을 준다.

4) 인간공학(Ergonomics or Hummen factors)

인간공학 'Ergonomics'은 유럽을 중심으로 보편적으로 사용되고 있는 용어로서 희랍어의 'Ergon(작업)', nomos(관리)', ics(학문)'이 조합된 단어이다. 미국에서는 Human Factors 또는 Human Engineering이라고도 불린다.

인간공학의 정의는 학자마다 다른데, 사람, 작업, 사용하는 물건, 환경을 사람에게 알맞게 맞추는 것이다. 즉, 인체치수에 맞춰 제품을 디자인하는 것만이 아니라 어떻게 하면 사람들이 편하고 효율적으로, 유쾌하게 일할 수 있을 것인가를 연구하는 학문이 인간공학이라 한다.

사람과 사람, 사람과 환경이 끊임없이 서로 상호작용하면서 조직의 원활한 활동과 긍정적인 문화를 창출하는 포괄적 의미도 포함되어 있다. 이러한 조화가 잘 맞춰지면 근로자의 스트레스는 감소되고 좀 더 편안하게 된다. 여기서 더해 작업장 내부가 인문학적인 설계까지 가미된다면 보다 안정되어 실수를 줄이는데 도움이 된다.

인간공학이란 미국과 유럽에서 분류하는 과정은 조금씩 차이가 나지만 결국은 같은 맥락으로 쓰이고 있다. 미국의 노동부 산하 산업안전보건청 OSHA(Occupational Safety and Health Administration)에서는 '인간공학이란 일을 사람에게 맞추는 과학(Fitting the Task to the Person)'으로 근골격계에 무리를 주지 않고 근로환경이 사람들에게 적합하고, 작업을 인간에게 맞추도록 설계하는데 필요한 과학적 기초를 제공하고자 하는 학문이다.

즉, 기초학문분야와 인간공학 연구 분야가 조화를 이룰 때 보건이나, 안전, 교육, 훈련 및 생산성이 유동적으로 무리 없이 잘 발전해 나갈 수 있다.

인간공학적인 자세

① 올바른 작업 자세

㉠ 중력의 중심이 낮을수록 안정감이 크고 둔부와 무릎을 구부리고 움직이는 방향으로 향하는 것은 척추가 비틀리는 것을 예방한다.

㉡ 물체를 밀거나 끌어당기는 것이 힘이 덜 든다.

㉢ 움직이는 물체와 물체가 지나가는 표면과의 마찰이 적으면 적을수록 물체를 움직이는데 요구되는 힘이 적다.

㉣ 수평의 표면에서 움직이는 것이 힘이 적게 든다.

② 물체를 들어 올릴 때 신체역학을 이용하여 물체를 들기 전 심호흡을 한다.

㉠ 두 발 사이의 거리가 20~30cm 되도록 발을 벌린다.

㉡ 턱은 안으로 밀어 넣어 척추와 일직선이 되도록 한다.

㉢ 몸 가까이 밀착시켜 수직으로 들어 올리고 무릎을 펴면서 일어난다.

㉣ 시선을 바꿀 경우 몸통을 돌리지 말고 허리를 편 자세에서 몸 전체를 천천히 회전 시킨다.

③ 작업자세 상태에 따라 다르다.

㉠ 선 자세는 장시간 일 할 때 15cm 높이의 보조받침대 위에 양 발을 교대로 올려놓는다.

㉡ 앉은 자세는 바닥이 단단하고 등받이가 높으며 고정된 의자가 좋다. 발판을 사용하여 무릎 관절의 위치가 고관절의 위치보다 높게 하는 것이 좋다.

㉢ 누운 자세는 바닥이 단단한 것으로 하고 옆으로 누우며 무릎을 약간 구부리는 것이 좋다.

㉣ 엎드려 눕는 것은 요추전만(Hyperlordosis)을 증가시키므로 좋지 않다.

* 작업 자세 그림(한국산업안전공단 자료)

(1) 아래 [그림 2-1]에서 그림 1, 2, 3과 같이 어떤 물건을 잡은 채 팔을 앞으로 쭉 뻗어 그 자세를 유지하면 그 물체의 무게가 정적인 부담에 가중된다. 수공구를 사용할 때는 공구를 작동시키는데 요구되는 근력에 더해 이러한 정적인 부담이 더 증가되는데 정적인 부담은 어떠한 긴장된 자세를 장시간 유지해야 하는 경우 10분 이상은 피해야 한다. 특히, 문제가 되며 정적인 부담에 노출되는 근육들은 활동적인 움직임을 행하는 근육들에 비해 쉽게 피로해지며 또 상해를 입을 확률이 크다. 더욱이 피로 회복에 걸리는 시간이 10배 정도 더 높다.

(2) [그림 2-1]의 4, 5, 6은 수공구를 들거나 또는 작동시킬 때 취하는 부자연스러운 자세는 근력의 활동에 제한을 주고 상해의 위험을 받기도 쉽다. 수공구의 사용은 대체로 제한된 공간 안에서 한정된 부분에 한해 쓰이는 경우가 많고 팔이 불편을 느낀다면, 점차적으로 온몸에 그러한 불편감을 인지하게 된다. 이는 몸이 자연적으로 허리를 젖힌다

든지 목을 기울인다든지 또는 어깨를 둥글게 한다든지 하는 방법을 통해 불편감을 없애려고 하기 때문이다. 상지부의 부자연스러운 자세는 작업을 수행하는데 필요한 힘을 더 요구하고, 이로 인한 피로, 불편감, 통증, 그리고 급기야 상해로 발전되기 쉽다.

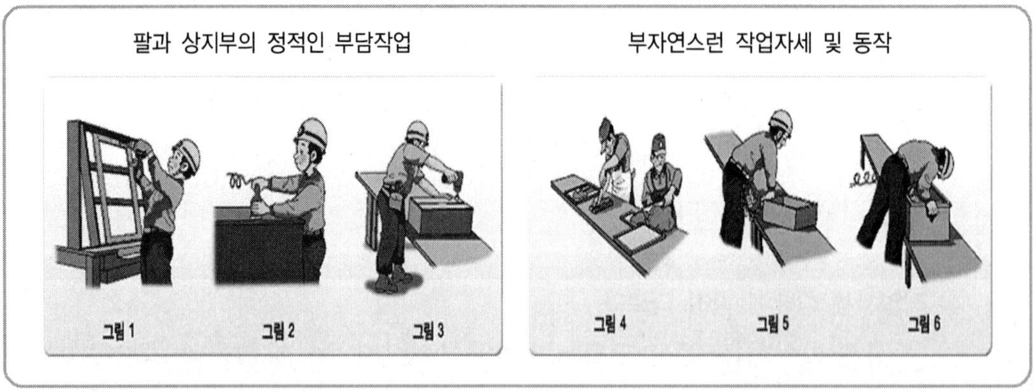

[그림 2-1]

(3) [그림 2-2]에서 그림 1, 2, 3에서 굽어진 또는 각도를 가진 손잡이 또는 권총 모양의 손잡이를 가진 공구들은 손목과 팔을 똑바로 펴주기 때문에 힘을 수평으로 가해야 하는 작업에 좋고 일자형의 손잡이 형태를 한 공구들은 힘을 수직으로 가해야 하는 경우 용이하다. 특히, 작업 표면이 수평으로 놓여 있는 경우와 같이 팔과 손목을 바로 편 상태로 작업이 가능하기 때문이다.

그림 4와 같이 굽어진 손잡이와 같이 특별한 형태의 공구들은 한두 가지의 공구만을 이용하고 또한, 지속적으로 같은 방향과 높이에서 작업이 이루어지는 경우에 한하여 효과적이다.

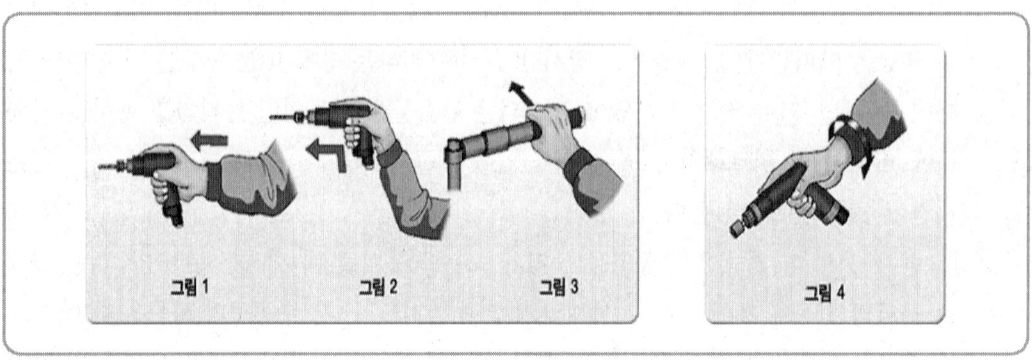

[그림 2-2]

(4) 아래 [그림 2-3]의 그림 1에서 작업대를 본인의 키에 맞게 조절할 수 있도록 플랫폼을 제공하고 충분한 여유 공간을 확보하여 작업자가 자유로이 물체에 접근이 가능하도록 하여 불필요한 허리 굽힘 자세를 피하도록 하고 발 받침대를 제공하여 작업자의 몸의 균형을 도와주고 허리에 가중되는 정적부담을 감소시키도록 한다.

(5) 그림 2에서 팔 지지대 같은 것은 팔과 목, 어깨의 불편감을 저하시키고 피로를 줄여준다. 그러나 공정상 취급하는 물질의 크기가 다를 때는 불편할 수 있으므로 먼저 실험해 보고 사용하는 것이 좋다.

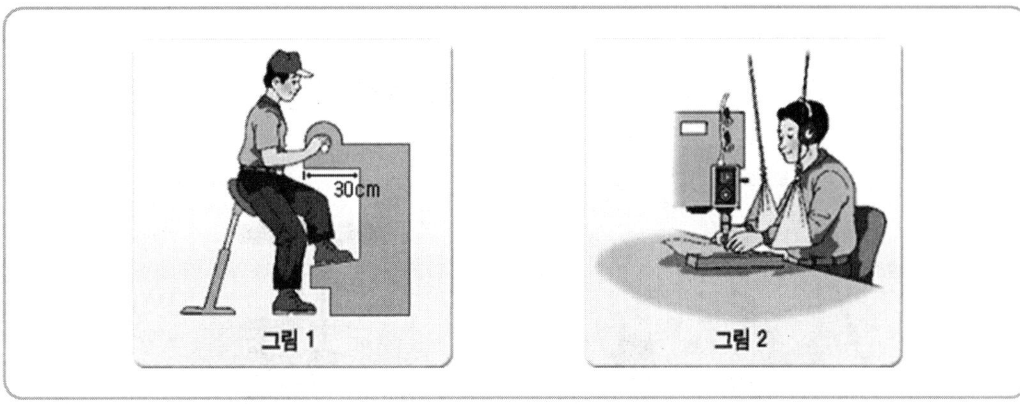

[그림 2-3]

(6) [그림 2-4]의 그림 3에서 필요한 경우 기울기가 가능한 작업대를 사용하고 이 또한 허리와 상체 부위에 정적부담을 감소시킨다.

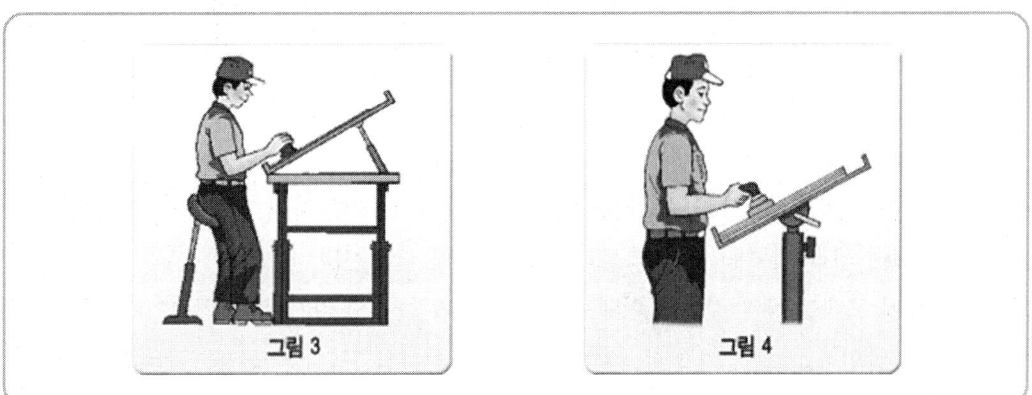

[그림 2-4]

(7) 그림 4는 지그 등을 이용 물체를 안전하게 고정시키거나 안정감을 주는 적정높이 및 위치로 조절하도록 한다.

(8) 아래 [그림 2-5]의 그림 5는 정적인 부담, 부자연스러운 자세 그리고 근력을 필요로 하는 동작 등 조립 공정 작업에서 주로 보이는 근골격계 질환을 야기할 수 있는 주요 인자들이다.

장시간 서서 하는 작업은 부하가중 되어 피로가 증가하여 근골격계 질환의 발생에 노출되기 쉽다.

지그 등을 이용 물체를 안전하게 고정시키거나 안정감을 주는 적정높이 및 위치로 조절하도록 한다.

(9) 그림 6은 천정작업은 불편하지만 공구 발란서를 사용하여 공구를 잡거나 작동시킬 때 필요한 힘을 덜어 주도록 한다.

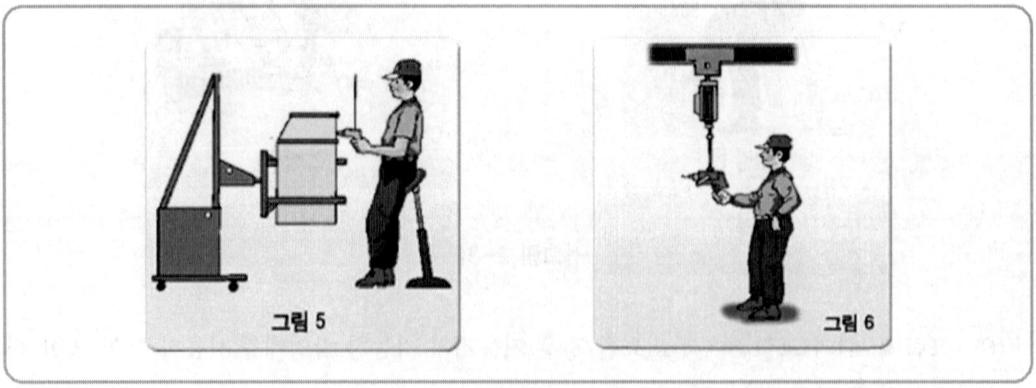

[그림 2-5]

포대를 들어 올릴 때 이용방법

(10) [그림 2-6]에서 서서 작업할 때

① 아래 왼쪽그림에서 인력 작업 포대를 중간 참 끝 가장자리 쪽으로 옮긴다.

② 등을 포대에다 대고 양손으로 포대의 위쪽을 붙잡는다.

③ 등에 포대를 살짝 걸치고 이때 무게를 완전히 등에 올리기 전에 엉덩이와 무릎을 살짝 굽힌다.

④ 등을 바로 세운다. 일어서서 엉덩이와 무릎을 바로 세운다.

⑤ 자루를 고정한다.

⑥ 옆쪽으로 굽히거나 하지 말고 자루를 옮긴다.

(11) 두 사람이 작업할 때

① 아래 오른쪽 그림 2인 1조 작업으로 포대의 양쪽 끝에 한 사람씩 선다.
② 한 발을 포대의 뒷부분에서 평형을 잡으면서 웅크린다.
③ 등은 바로 세운 상태를 유지한다.
④ 한 손으로 포대의 윗부분을 잡고 다른 한 손은 아랫부분을 잡는다.
⑤ 한 사람의 신호에 따라, 일어서고 엉덩이와 무릎을 편다.
⑥ 포대를 쌓는 장소로 이동하여 내린다.

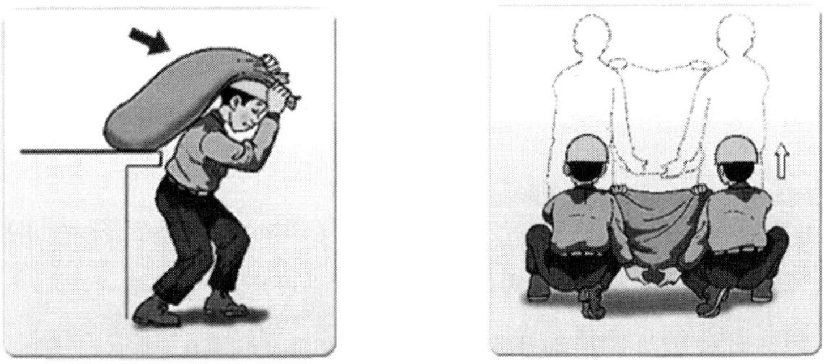

[그림 2-6] 포대를 들어 올릴 때

(12) [그림 2-7]에서 자재를 선반에 적재할 때 사용하기 편한 위치에 저장한다.

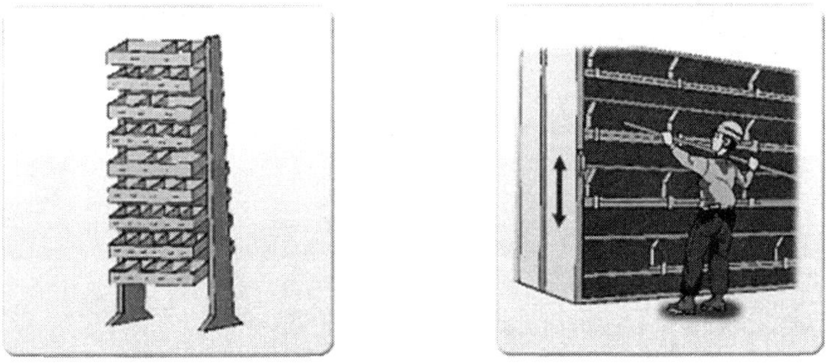

[그림 2-7]

가장 윗부분과 아랫부분의 선반은 비워두어 수직으로 이동이 가능한 선반을 사용 몸을 굽히거나 머리 위까지 뻗침 등의 자세를 피하게 한다.

(13) [그림 2-8]에서 작업장 바닥에다가 물건을 저장하지 않는다.

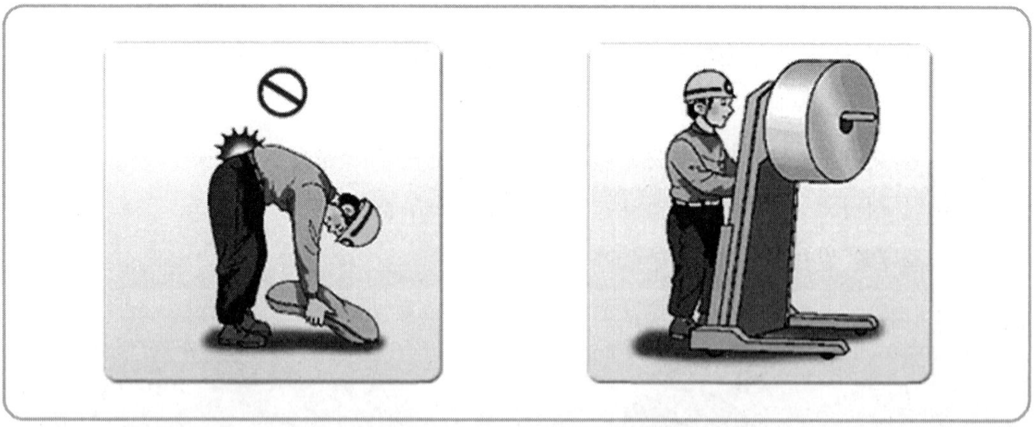

[그림 2-8]

(14) [그림 2-9]에서 머리 위로의 뻗치기 동작을 피하도록 높이 조절 가능한 플랫폼을 사용하고 물건을 들어 올릴 때 팔이 어깨위로 올라가지 않도록 한다.

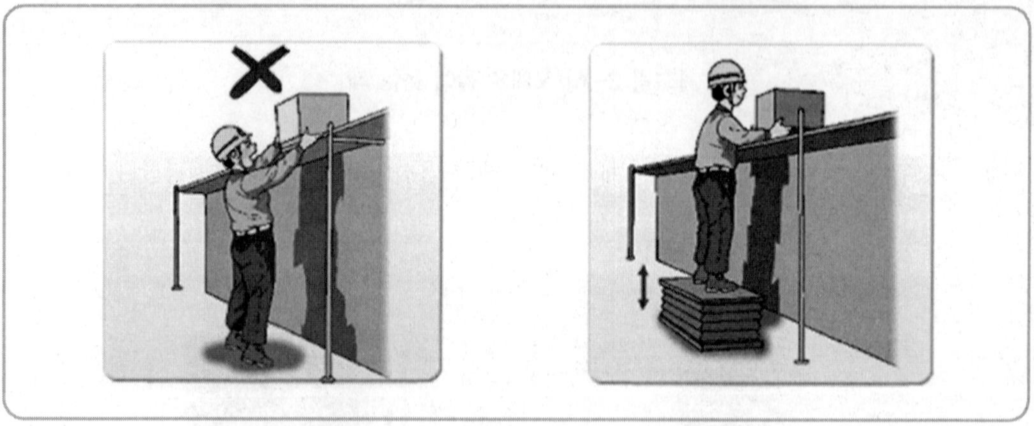

[그림 2-9]

(15) 아래 [그림 2-10]에서 손목과 팔의 각도

① 팔을 올려야 하는 경우라도 70°~90°의 팔꿈치 각도 내에서 유지한다.

② 팔을 지지하도록 한다.

③ 손목은 똑바로 그리고 팔과 동일선상에 유지한다.

④ 시야 각도 10°~30°눈의 수평라인에서 아래로 향하는 범위 내에 모든 작업관련 물체를 배치한다.

⑤ 어깨는 맞고 이완된 상태를 유지한다. 팔꿈치는 몸에 붙인 채 유지한다.

⑥ 턱은 당기고 아래 또는 앞을 바라볼 때 턱을 앞으로 빼지 않도록 한다.

⑦ 자세는 자주 바꾸어 주되 가능하면 권장범위 내에 있도록 한다.

⑧ 다리를 바꾸어 겹치도록 한다.

⑨ 측면으로 몸을 굽히는 걸 피한다.

⑩ 앞으로 몸을 굽히는 걸 피한다.

⑪ 몸을 의자 깊숙이 빠져들게 하지 않는다.

⑫ 한번에 50분 이상 앉아 있지 않도록 한다(50분마다 15분 다른 일로 누적피함).

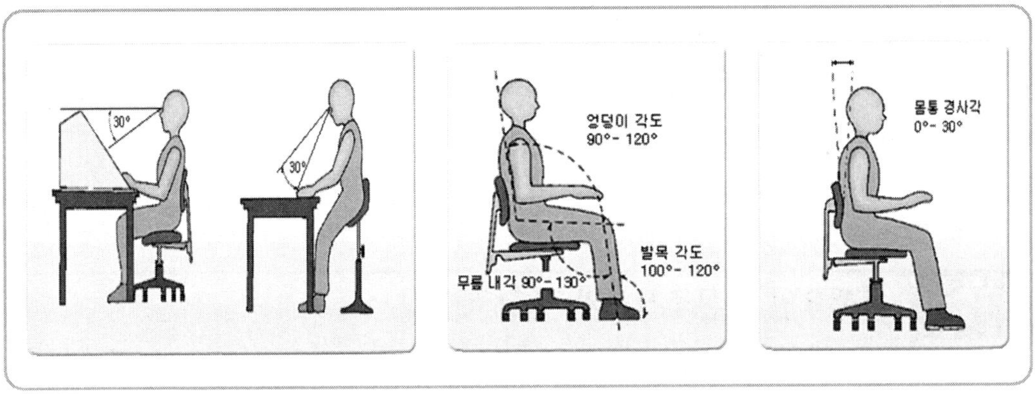

[그림 2-10]

(16) 아래 [그림 2-11]의 작업반경은 작업의 높이를 신체적 치수에 맞게 조절하고 팔꿈치 높이를 기준으로 하여 작업 내용에 따라 높이를 조절한다.

쉬운 접근 반경 내에서 일반적인 작업이 수행될 수 있도록 작업을 편성한다.

① 정밀 작업은 쓰기, 전자부품 조립 등 팔꿈치 높이보다 5cm 높게 한다.

② 경작업은 팔꿈치 지지대가 필요한 조립라인 작업이나 기계적인 작업으로 5-10cm 정도 팔꿈치 보다 낮게 한다.

③ 중작업은 아래로 향하는 힘이 요구되는 무거운 작업 20-40cm 정도 팔꿈치보다 낮게 한다.

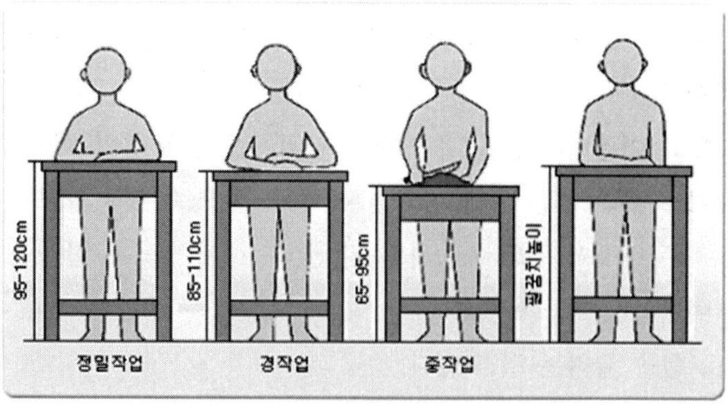

[그림 2-11]

근로자의 작업 시 부담 작업 유해요인을 밝힐 수 있으므로 최소한 위에 나타난 그림 몇 가지의 바른 자세는 알아 두어야 할 것이다.

그 다음은 당해 근로자들의 작업 자세를 확인하기 위해 고용노동부 제시용 표 유해요인 부담 작업 체크리스트 11가지를 체크해야 한다.

2 유해요인 기본조사표와 증상조사표

위 올바른 자세를 알았다면 다음은 각 작업장을 순회하면서 근골격계 부담작업 유해요인 조사에 착수하여야 한다.

11가지 체크리스트에 나와 있는 해당 작업장의 인원수를 파악하고 작업 자세를 사진이나 동영상을 찍어서 유해요인 기본조사표에 순서대로 조사자와 함께 표에 기재한다.

유해요인 기본조사표의 내용은 작업장 상황조사부터 시작되고 표로 구성되어 질문에 맞게 각 근로자의 공정과 관련된 항목을 읽고 표시한다.

1) 작업장 상황조사 항목

(1) 작업설비

(2) 작업량

(3) 작업속도

(4) 업무변화

2) 작업조건조사 항목

(1) **1단계** : 직종명 및 직업내용 조사

(2) **2단계** : 각 작업내용별 작업부하(A)×작업빈도(B)에 대한 작업내용별 총 점수(A×B)가 높은 작업 순서대로 기술, 유해요인 및 유해요인의 원인파악

(3) **3단계** : 유해요인 및 원인 평가를 설명하기 위해 작업자의 사진을 첨부하여 올린다. 작업별로 관찰된 유해요인 원인분석은 개선 전 사진을 통해 아래 6가지의 원인 중에 있는 것을 파악하여 세심하게 분석한다.

① 반복성

같은 근육, 힘줄 등 관절을 사용하여 동일한 유형의 동작을 되풀이해서 수행 : 불필요한 동작피함, 작업변경, 전동공구나 기계이용, 반복을 하루동안 분산작업, 휴식, 작업순환, 손동작 자주변경

② 부자연스런 또는 취하기 어려운 자세

반복적이거나 지속적인 팔을 뻗음, 비틂, 구부림, 무릎을 꿇음, 쪼그림, 고정 자세를 유지함, 손가락으로 집기 등과 잘 보기 위한 노력에 의한 불량자세, 정밀작업 수행시의 조명 불량, 작업 대상물이 너무 멀리 놓여 있을 때, 작업 중 시야를 가리는 것이 있을 때 : 쉽게 닿을 수 있는 위치로 부품이동, 짧은 휴식과 스트레칭, 작업대 높이와 표시장치 높이조정, 작업대를 기울이거나 회전, 발 받침대 사용

③ 과도한 힘

짐의 형태, 무게, 부피, 잡는 형태 등 여러 요인에 의해 영향을 받으며 물체 등을 취급할 때 들어 올리거나 내리기, 밀거나 당기기, 돌리기, 휘두르기, 지탱하기, 운반하기 등과 같은 동작으로 인해 근육의 힘을 많이 사용

④ 접촉스트레스

작업대 모서리, 키보드, 작업공구, 가위사용 등으로 인해 손목, 손바닥, 팔 등이 지속적으로 눌리거나 반복적으로 물체에 압력을 가함으로써 해당 신체부위가 충격을 받게 되는 것

⑤ **진동**

햄머로 치기, 고속의 그라인드로 소음이 심할 때, 진동에의 노출은 지속적이거나 매우 강도가 높을 때 문제가 됨

⑥ **기타 요인**(진동, 소음, 온도, 개인적 요인)

(4) 개선 작업

① 공구 및 설비 배치 및 작업일정 및 작업 속도 조절

② 회복시간 제공

③ 작업 습관 변화

④ 작업 공간, 공구 및 장비의 주기적인 청소 및 유지보수

⑤ 작업자 적정배치

⑥ 직장체조 강화 등

3) 근골격계 증상조사표(2장)

(1) 증상과 징후

(2) 직업력(근무력)

(3) 근무형태(교대제 여부 등)

(4) 취미생활

(5) 과거질병력 등

유해요인 기본조사표와 증상조사표의 내용을 알았다면 다음은 근로자가 읽고 해당 사항에 체크하면 된다.

근로자 기본조사표 3장과 증상조사표 2장, 총 5장을 각자 근로자 자신에게 맞도록 기재하고 잘 모를 때는 보건관리자가 옆에서 도와 주도록 한다.

각 개인별로 5장씩 만들었던 표를 다 모아 사진과 증상조사표의 통증유무를 관찰하고 문제점을 확인한 후 작업장 개선사항을 해당부서에 제시하고 난 다음 공구나 작업대 등 개선이 될 때까지 기다렸다가 개선이 완공되면 작업환경을 다시 사진 혹은 동영상으로 찍어서 개선전과 개선후의 사진이 있는 차이점이 있는 목록을 만들어 놓는다.

그리고 증상조사표도 기본조사표와 함께 보관하여야 한다. 만약 보건관리자가 없다면 사

업주는 개선 우선순위에 따른 적절한 개선계획을 수립하고, 해당 근로자에게 알려주어야 하며 개선계획의 타당성을 검토하거나 개선계획 수립을 위하여 외부의 전문기관이나 전문가로부터 지도 · 조언을 들을 수 있다.

근로자의 신상에 관한 문서는 5년 동안 보존하며, 시설 · 설비와 관련된 자료는 시설 설비가 작업장 내에 존재하는 동안 유해요인 기본조사표, 근골격계 증상조사표, 개선계획 및 결과보고서 내용을 기록 보존하여야 한다.

예) 제조업체 유해요인조사 및 평가

구분		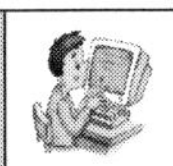	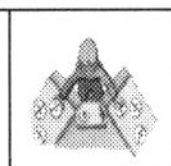	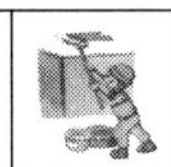	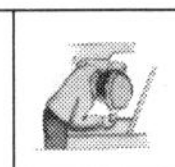	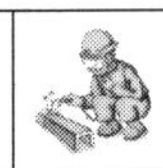	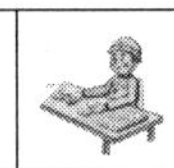	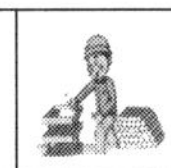	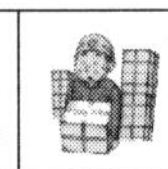	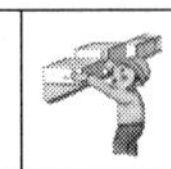	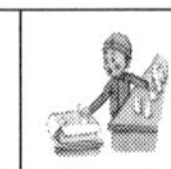	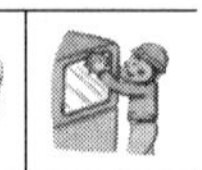
1일 총 노출 시간		4시간 이상	2시간 이상	2시간 이상	2시간 이상	2시간 이상	2시간 이상	2시간 이상			2시간 이상	2시간 이상
노출 빈도									일일 10회 이상	일일 25회 이상	분당 2회 이상	시간당 10회 이상
신체 부위		손, 손가락	목, 어깨, 손목, 손, 팔꿈치	어깨, 팔	목, 허리	다리, 무릎	손가락	손	허리	손, 무릎	허리	손, 무릎, 팔꿈치
작업 자세 및 내용		집중적인 자료입력 작업(마우스, 키보드 사용)	같은 동작 반복작업	• 머리 위의 손, 팔꿈치가 몸으로부터 들림 • 팔꿈치를 몸통 뒤쪽에 위치	구부리거나 비틂	쪼그리고 앉거나 무릎을 굽힘	한 손가락 집기작업	물건을 잡는 작업	물건을 드는 작업	• 어깨위에서 들기 • 팔을 뻗은 상태에서 물건을 드는 작업	물건을 드는 작업	반복적인 충격
무 게							1kg 이상 물건 2kg 이상에 상응하는 힘	4.5kg 이상 물건 동일한 힘	25kg 이상	10kg 이상		
단위작업명	제조준비	×	O	×	×	×	×	×	×	×	×	×
	프레스	×	×	×	×	×	×	×	O	×	×	×
	재봉	×	O	×	×	×	×	×	×	×	×	×
	합포	×	O	×	×	×	×	×	×	×	×	×

[그림 2-12] 근골격계 체크리스트 11가지

[표 2-1] 유해요인 부담작업 파악 순서

첫째	전 작업공정을 대상으로 부담작업 체크리스트 11가지 조사를 한다.
둘째	경력자인 부서원과 현장을 돌며 체크리스트 11가지 중에 작업자가 작업하는 해당사항에 대해 체크리스트에 O, ×로 체크한다. ×된 작업공정은 버린다.
셋째	유해요인 기본조사표를 O표(해당사항)에 한해 단위작업명으로 분류하고 같은 공정근무 5명을 기준으로 1명을 채택한다. 단, 서로 다른 공정일 때는 모두 채택한다.
넷째	기본조사표 3장과 증상조사표 2장을 채택된 작업자가 직접 읽고 보건관리자가 보는데서 작성토록 한다.
다섯째	고용노동부 보고용 대상자로 1명씩 채택하고 정리한 후 개선계획 및 결과 보고서 내용을 기록하고 채택된 모든 근로자의 서류는 보관한다.

첫 순서로써 위 노동부 슬립에 있는 단위 작업명에 제조준비 등 전 공정을 작성하고 경력이 오래된 부서원과 현장을 돌면서 11가지에 해당되면 O표를 하고, 아닌 것은 ×표 처리를 한다.

[그림 2-12]에서 제조준비와 재봉 및 합포 작업은 1일 총노출시간이 '**하루에 총 2시간 이상 목, 어깨, 손목, 손, 팔꿈치를 사용하며 같은 동작이 반복 작업되는 작업**'일 때 해당되었고, 프레스 (압축)작업은 '**25kg 무게를 하루에 총 10회 이상**' 허리를 사용하여 물건을 드는 작업'일 때 O표였다.

이제 다른 공정은 다 버리고 O표로 나온 제조준비, 프레스, 재봉, 합포 공정에서 일하는 작업자만 채택하여 인원수를 파악한다. 같은 공정 5명을 기준으로 1명을 채택한다. 단, 서로 다른 공정일 때는 모두 채택한다.

즉, 제조준비에 28명이 같은 작업공정일 때 6명을 채택하고, 프레스에서 8명이 작업할 때 2명, 재봉에서 같은 공정에서 50명이 작업하면 10명을, 합포에서 7명이 작업할 때 2명을 채택하여 총 채택된 인원은 20명이다.

채택된 근로자 20명은 산업안전공단에서 제공한 자료인 표에 각각 기본조사표 3장과 증상조사표 2장, 총 5장을 해당 근로자가 읽고 기재하는 것이다.

◈ 채택된 20명 중 제조준비 1명을 아래 유해요인 기본조사표부터 예를 들어 설명해 보자. (개인 근로자가 체크한 사항임)

유해요인 기본조사표

※ 해당사항에 ✓하시고, 내용을 기재하시오.

● 조 사 구 분	☑ 정기조사	☐ 수시조사 ☐ 근골격계질환자 발생시 ☐ 새로운 작업・설비 도입시 ☐ 업무의 양과 작업공정 등 작업환경 변경시	
● 조 사 일 시	201X. X	● 조 사 자	김 순 희
● 부 서 명	견본제작		
● 작업공정명	제조준비		
● 작 업 명	1차 선처리		

가. 작업장 상황 조사

● 작 업 설 비	☑ 변화 없음	☐ 변화 있음(언제부터)
● 작 업 량	☑ 변화 없음	☐ 줄음(언제부터) ☐ 늘어남(언제부터) ☐ 기타( )
● 작 업 속 도	☑ 변화 없음	☐ 줄음(언제부터) ☐ 늘어남(언제부터) ☐ 기타( )
● 업 무 변 화	☑ 변화 없음	☐ 줄음(언제부터) ☐ 늘어남(언제부터) ☐ 기타( )

위 기본조사표에 채택된 근로자의 조사구분과 작업장 상황을 체크한다.

나. 작업조건 조사

1단계 : 작업별 과제 내용 조사(유해요인 조사자)

직종명(Job Title) : 제조준비
작업내용(Tasks) : 1차 선처리 작업으로 접착 하기 전에 용제로 선처리 작업을 하고 다음 공정으로 보낸다.

2단계 : 각 작업별 작업부하 및 작업빈도 (근로자 면담)

작업 부하(A)	점수	작업 빈도(B)	점수
매우 쉬움	1	아주 가끔(2개월마다 1~2회)	1
쉬움	②	가끔(하루 또는 주 2~3일)	2
약간 힘듦	③	자주(1일 4시간)	3
힘듦	4	계속(1일 4시간 이상)	④
매우 힘듦	5	초과근무 시간(1일 8시간 이상)	5

작업내용	작업 부하(A)	작업 빈도(B)	총점수(A×B)
앉은 자세	3	4	12점
선처리	2	4	8점

작업부하(A) × 작업빈도(B) = 총점수(AB)

* 반드시 근로자 면담을 통해 체크하고 점수를 매기고 위 작업별 조사내용을 아래 표에 다시 한 번 상세하게 설명한다.

3단계 : 유해요인 및 원인 평가서

직 종 명	제조준비

〈유해요인 설명〉

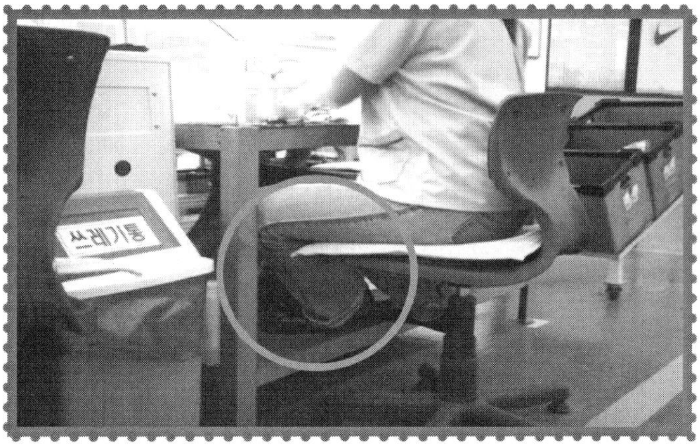

〈작업사진〉

작업별로 관찰된 유해요인 원인분석

유해요인	유해요인에 대한 원인	총점수
작업내용 1 부자연스런 자세	앉은 자세에서 작업대에 붙어있는 발판이 높다(각자 다리의 길이에 따라 의견이 다름).	12점
작업내용 2 반복성	손, 손목, 팔을 사용하여 반복적으로 작업함	8점

근골격계 증상조사표

I. 아래 사항을 직접 기입해 주시기 바랍니다.

성 명	김 순 희	연 령	만 48 세
성 별	☐ 남 ☑ 여	현 직장경력	5 년 2 개월째 근무 중
작업부서	견본 부 제작 라인 제조 작업(수행작업)	결혼여부	☑ 기혼 ☐ 미혼
현재하고 있는 작업 (구체적으로)	작업 내용 : 작업 기간 : 5 년 2 개월째 하고 있음		
1일 근무시간	8 시간 근무 중 휴식시간(식사시간 제외) 분씩 회 휴식		
현작업을 하기 전에 했던 작업	작업 내용 : 작업 기간 : 15 년 8 개월 동안 했음		

1. 규칙적인(한 번에 30분 이상, 주일에 적어도 2-3회 이상) 여가 및 취미활동을 하고 계시는 곳에 표시(∨)하여 주십시오.

☑ 컴퓨터 관련활동 ☐ 악기연주(피아노, 바이올린 등) ☐ 뜨개질 자수, 붓글씨
☐ 테니스/배드맨턴/스쿼시 ☐ 축구/족구/농구/스키 ☐ 해당사항 없음

2. 귀하의 하루 평균 가사노동시간(밥하기, 빨래하기, 청소하기, 2살 미만의 아이 돌보기 등)은 얼마나 됩니까?

☑ 거의 하지 않는다. ☐ 1시간 미만 ☐ 1-2시간 미만 ☐ 2-3시간 미만 ☐ 3시간 이상

3. 귀하는 의사로부터 다음과 같은 질병에 대해 진단을 받은 적이 있습니까?(해당 질병에 체크)
(보기 : ☐ 류머티스 관절염 ☐ 당뇨병 ☐ 루프스병 ☐ 통풍 ☐ 알코올중독)

☑ 아니오 ☐ 예('예'인 경우 현재 상태는? ☐ 완치 ☐ 치료나 관찰 중)

4. 과거에 운동 중 혹은 사고로(교통사고, 넘어짐, 추락 등) 인해 손/손가락/손목, 팔/팔꿈치, 어깨, 목, 허리, 다리/발 부위를 다친 적인 있습니까?

☑ 아니오
☐ 예
('예'인 경우 상해 부위는? ☐ 손/손가락/손목 ☐ 팔/팔꿈치 ☐ 어깨 ☐ 목 ☐ 허리 ☐ 다리/발)

5. 현재 하고 계시는 일의 육체적 부담 정도는 어느 정도라고 생각합니까?

☐ 전혀 힘들지 않음 ☑ 견딜만 함 ☐ 약간 힘듦 ☐ 매우 힘듦

Ⅱ. 지난 1년 동안 손/손가락/손목, 팔/팔꿈치, 어깨, 허리, 다리/발 중 어느 한 부위에서라도 귀하의 작업과 관련하여 통증이나 불편함(통증, 쑤시는 느낌, 뻣뻣함, 화끈거리는 느낌, 무감각 혹은 찌릿찌릿함 등)을 느끼신 적이 있습니까?

☐ 아니오(수고하셨습니다. 설문을 다 마치셨습니다.)
☑ 예("예"라고 답하신 분은 아래 표의 통증부위에 체크(∨)하고, 해당 통증부위의 세로줄로 내려가며 해당사항에 체크(∨)해 주십시오)

통증 부위	목( )	어깨( )	팔/팔꿈치( )	손/손목/손가락	허리( )	다리/발( )
1. 통증의 구체적 부위는?		☐ 오른쪽 ☐ 왼쪽 ☐ 양쪽 모두	☐ 오른쪽 ☐ 왼쪽 ☐ 양쪽 모두	☑ 오른쪽 ☐ 왼쪽 ☐ 양쪽 모두		☐ 오른쪽 ☐ 왼쪽 ☐ 양쪽모두
2. 한번 아프기 시작하면 통증 기간은 얼마 동안 지속됩니까?	☐ 1일미만 ☐ 1일 – 1주일 미만 ☐ 1주일 – 1달 미만 ☐ 1달 – 6개월 미만 ☐ 6개월 이상	☐ 1일 미만 ☐ 1일 – 1주일 미만 ☐ 1주일 – 1달 미만 ☐ 1달 – 6개월 미만 ☐ 6개월 이상	☐ 1일 미만 ☐ 1일 – 1주일 미만 ☐ 1주일 – 1달 미만 ☐ 1달 – 6개월 미만 ☐ 6개월 이상	☐ 1일 미만 ☑ 1일 – 1주일 미만 ☐ 1주일 – 1달 미만 ☐ 1달 – 6개월 미만 ☐ 6개월 이상	☐ 1일 미만 ☐ 1일 – 1주일 미만 ☐ 1주일 – 1달 미만 ☐ 1달 – 6개월 미만 ☐ 6개월 이상	☐ 1일 미만 ☐ 1일 – 1주일 미만 ☐ 1주일 – 1달 미만 ☐ 1달 – 6개월 미만 ☐ 6개월 이상
3. 그때의 아픈 정도는 어느 정도입니까? (보기 참조)	☐ 약한 통증 ☐ 중간 통증 ☐ 심한 통증 ☐ 매우 심한 통증	☐ 약한 통증 ☐ 중간 통증 ☐ 심한 통증 ☐ 매우 심한 통증	☐ 약한 통증 ☐ 중간 통증 ☐ 심한 통증 ☐ 매우 심한 통증	☑ 약한 통증 ☐ 중간 통증 ☐ 심한 통증 ☐ 매우 심한 통증	☐ 약한 통증 ☐ 중간 통증 ☐ 심한 통증 ☐ 매우 심한 통증	☐ 약한 통증 ☐ 중간 통증 ☐ 심한 통증 ☐ 매우 심한 통증
	〈보기〉	약한 통증 : 약간 불편한 정도이나 작업에 열중할 때는 못 느낀다. 중간 통증 : 작업 중 통증이 있으나 귀가 후 휴식을 취하면 괜찮다 심한 통증 : 작업 중 통증이 비교적 심하고 귀가 후에도 통증이 계속된다 매우 심한 통증 : 통증 때문에 작업은 물론 일상생활을 하기가 어렵다				
4. 지난 1년 동안 이러한 증상을 얼마나 자주 경험하셨습니까?	☐ 6개월에 1번 ☐ 2 – 3달에 1번 ☐ 1달에 1번 ☐ 1주일에 1번 ☐ 매일	☐ 6개월에 1번 ☐ 2 – 3달에 1번 ☐ 1달에 1번 ☐ 1주일에 1번 ☐ 매일	☐ 6개월에 1번 ☐ 2 – 3달에 1번 ☐ 1달에 1번 ☐ 1주일에 1번 ☐ 매일	☐ 6개월에 1번 ☐ 2 – 3달에 1번 ☑ 1달에 1번 ☐ 1주일에 1번 ☐ 매일	☐ 6개월에 1번 ☐ 2 – 3달에 1번 ☐ 1달에 1번 ☐ 1주일에 1번 ☐ 매일	☐ 6개월에 1번 ☐ 2 – 3달에 1번 ☐ 1달에 1번 ☐ 1주일에 1번 ☐ 매일
5. 지난 1주일 동안에 이러한 증상이 있었습니까?	☐ 아니오 ☐ 예	☐ 아니오 ☐ 예	☐ 아니오 ☐ 예	☐ 아니오 ☑ 예	☐ 아니오 ☐ 예	☐ 아니오 ☐ 예
6. 지난 1년 동안 이러한 통증으로 인해 어떤 일이 있었습니까?	☐ 병원·한의원 치료 ☐ 약국치료 ☐ 병가, 산재 ☐ 작업 전환 ☐ 해당사항 없음 기타( )	☐ 병원·한의원 치료 ☐ 약국치료 ☐ 병가, 산재 ☐ 작업 전환 ☐ 해당사항 없음 기타( )	☐ 병원·한의원 치료 ☐ 약국치료 ☐ 병가, 산재 ☐ 작업 전환 ☐ 해당사항 없음 기타( )	☐ 병원·한의원 치료 ☑ 약국치료 ☐ 병가, 산재 ☐ 작업 전환 ☐ 해당사항 없음 기타( )	☐ 병원·한의원 치료 ☐ 약국치료 ☐ 병가, 산재 ☐ 작업 전환 ☐ 해당사항 없음 기타	☐ 병원·한의원 치료 ☐ 약국치료 ☐ 병가, 산재 ☐ 작업 전환 ☐ 해당사항 없음 기타

여기까지 유해요인 기본조사표 3장과 증상조사표 2장을 하며, 이런 방법으로 20명 모두 5장씩 작성한다. 위 예시는 한 근로자를 예를 들었다.

아래 개선 계획표는 유해요인 조사 때 채택된 공정별로 개선된 최고점수를 우선순위로 개선하고 개선이 모두 완성될 때까지는 추진일정기간을 남겨두고 시간을 주어야 한다.

[표 2-2]

<table>
<tr><td rowspan="3" colspan="2">개선계획 및 결과보고서</td><td>구분</td><td>담당</td><td>과장</td><td>부장</td><td>이사</td><td>사장</td></tr>
<tr><td>소속
부서</td><td></td><td></td><td></td><td></td><td></td></tr>
<tr><td>주관
부서</td><td></td><td></td><td></td><td></td><td></td></tr>
<tr><td>● 조사구분</td><td>☑ 정기조사</td><td colspan="6">수시조사
☐ 근골격계부담작업으로 인한 질환자 발생시
☐ 새로운 작업·설비 도입시
☐ 업무의 양과 작업공정 등 작업환경 변경시</td></tr>
<tr><td>● 부 서 명</td><td colspan="7">견본제작</td></tr>
<tr><td>● 작업공정명</td><td colspan="7">제조준비</td></tr>
<tr><td>● 작 업 명</td><td colspan="7">1차 선처리</td></tr>
<tr><td>● 유해요인 기본조사 결과</td><td colspan="7">부자연스런 자세</td></tr>
<tr><td>● 근골격계증상조사결과
유소견의심자 현황</td><td colspan="7">제조준비, 채택된 6명 중 1명이 발, 다리가 저리고 통증이 가끔 있음</td></tr>
<tr><td colspan="8">● 유해요인 작업</td></tr>
<tr><td colspan="2">작업대 아래에 있는
넓은 판이 부딪혀
다리가 불편</td><td colspan="6">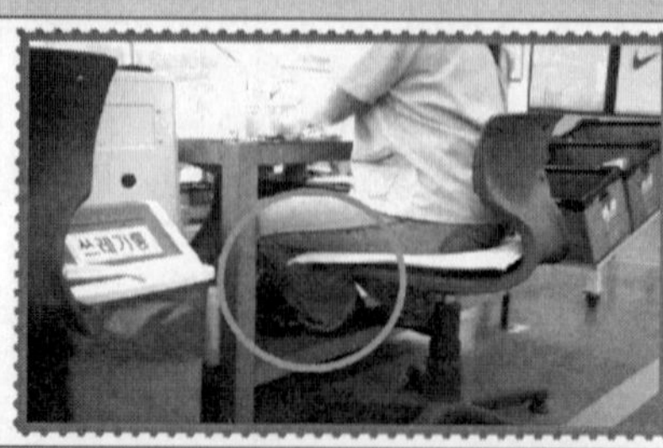</td></tr>
<tr><td colspan="8">● 개선결과</td></tr>
<tr><td colspan="2">발과 닿는 부분은 없애고
작업자와 맞게 발판을
만들었음</td><td colspan="6">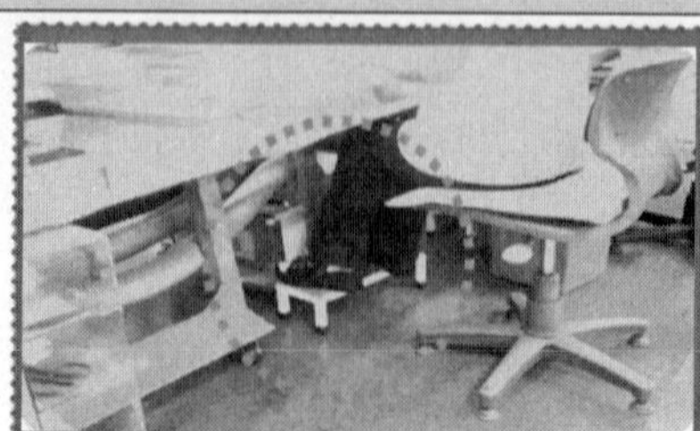</td></tr>
</table>

개선 전·후 작업

1. 제조준비에는 발판이 일률적이지 않아 양 끝에 앉아서 작업하는 근로자는 발판이 협소하거나 작업자의 다리 길이가 맞지 않아 불편해 했다.
   - 작업자 맞춤형으로 발판을 만들었다(표 2-2).

2. 프레스 작업에는 이상 없으나 몰드를 바닥에 옮겨 놓을 때에 허리가 부자연스럽다.
   - [그림 2-13] 몰드 적재대를 만들어 지게차로 몰드를 운반하며 적재대는 근로자의 무릎 위에서 어깨아래 위치에서 적재될 수 있도록 했다.

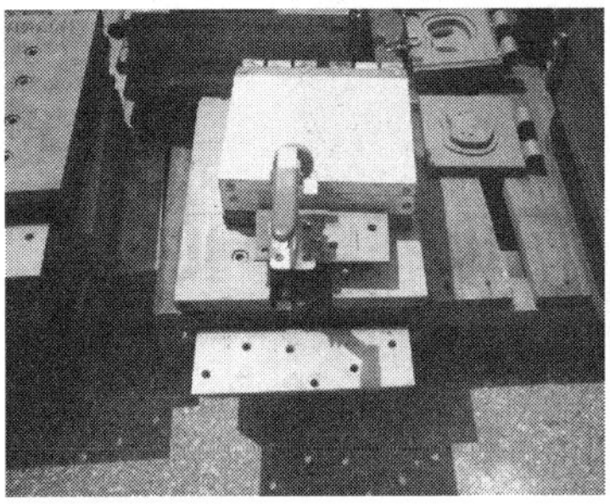
개선 전

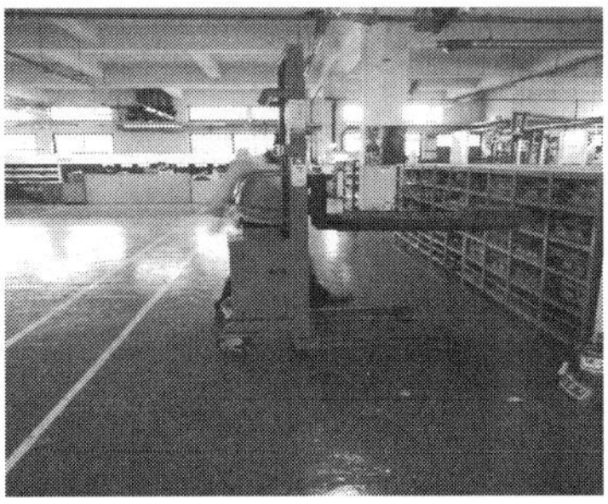
개선 후

[그림 2-13]

3. 합포 작업 중 원액을 작업탱크에 부을 때 작업자의 손이 어깨위로 올라가 불편해 했다.
   - [그림 2-14] 소형사다리 만들어 작업자가 올라가서 작업할 때 어깨아래에서 작업을 한다.

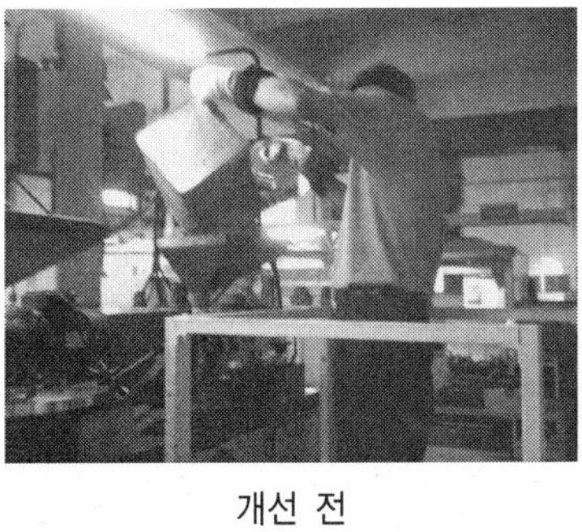
개선 전

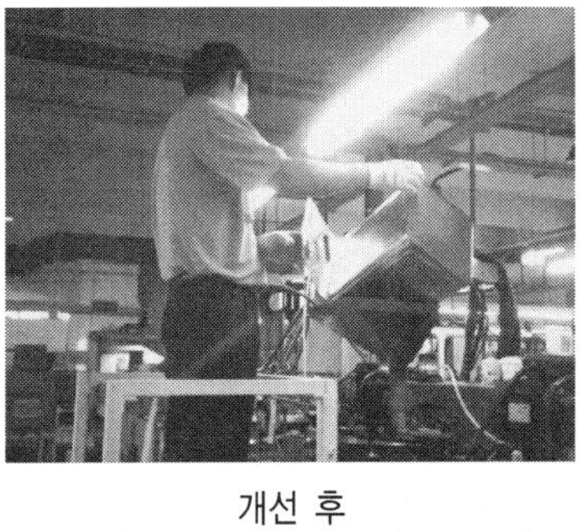
개선 후

[그림 2-14]

산업안전보건법 및 산업보건 기준에 따른 근골격계 부담작업 11가지 중에서 반복성과 부자연스런 자세가 대부분을 차지하였고 조사된 유해요인 3가지는 확인 후 개선하여 모두 완성하였다. 반복성 작업은 구체적인 대처방법이 없어 전 사원들의 경직된 근육을 이완시키고 근골격계 부담작업 예방을 위해 아침과 점심시간을 이용하여 근무시작 5분전에 스트레칭으로 예방하고 있다(그림 2-15).

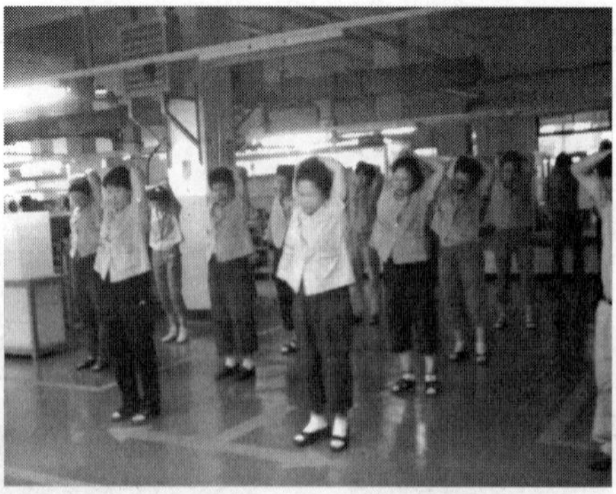

[그림 2-15]

[표 2-3] 작업환경 개선계획

공 정 명	작업 내용	문제점(유해요인의 원인)	근로자의 의견	개선방안	추진일정	개선우선순위		
						종합	총점수	증상 호소 여부
프레스(3p)	신발밑창 프리폼을 파이론프레스에 투입 성혈시키는 작업	외주에서 들어온 몰드를 적재할 때 손으로들고바닥에 올려놓음	전동차로 입고하여 몰드적재대 필요	몰드 적재대 만들었음	완성	16+	16	허리 손,팔 어깨
합포	원액배합 후 작업탱크에 투입	원료배합시 때로는 12kg 원액드는 작업이 하루에 5~10회	원료를 작업탱크에 투입시 부자연스런 자세	소형 사다리	완성	12+	12	어깨 팔, 손, 다리
제조준비	1차 선처리	라인에 있는 발판이 발과 가까워 다리가 불편	개인용 발판 원함	작업자 맞춤형으로 발판 만듬	완성	8+	8	발, 다리

제조준비를 연속으로 예시를 들어왔고 프레스와 합포, 재봉도 기본조사표와 증상조사표를 해야 함(위 표에서는 재봉이 빠짐)
총 점수가 높은 유해요인부터 우선순위를 두고 개선하기 위해 점수가 높은 순서대로 프레스, 합포, 제조준비를 기안한다.

3 근골격계 부담작업이 미치는 영향

생산하는 전 공정을 통해 제품을 정확한 자리에 놓고 작업과정 중에서도 섬세함을 요하는 작업에는 고도의 집중이 요구된다. 결국 이러한 집중은 신체의 피로를 가중시키고 힘든 작업을 계속하게 되면 생산품의 질이 떨어질 것이라고 예측할 수 있다. 특히 생산품이 컨베이어 벨트로 이동하는 자동차조립의 경우 tact time(각각의 작업들은 할당된 시간을 가지게 됨)이

감당하기에 짧을 경우 작업자는 작업을 따라 가기에 바빠 품질에 정성을 쏟을 수 없을 것이다. 또한 살벌한 현장 분위기속에서 자동화시스템일 경우 한 작업자가 갑작스런 근육통으로 자신의 공정을 소화해 내지 못하고 작업이 밀리면 다음 공정으로 이어지지 못해 그 라인은 모두 쉬어야 하므로 50분마다 휴식을 취하도록 한다. 생산일정을 끝내지 못하면 결국 회사에 손해를 끼치게 된다. 단지 부적절한 자세뿐만 아니라 긴장된 분위기속에서 심리적으로 스트레스를 받게 되면 더욱 근육이 경직되면서 유연성이 줄어들 수 있다. 결과적으로 산업체에서는 근로자 건강뿐만 아니라 생산품의 품질 문제를 해결해야 하며, 품질 문제를 해결하기 위해서는 산업피로와 근골격계 질환을 예방하기 위한 인간공학적인 자세와 함께 여러 변수들을 생각해야 한다. 이러한 여러 변수를 사업주를 비롯하여 모든 직원들이 인식하고 있어야 팀 활동도 원활해지고 개선도 된다. 관리자의 의도와는 달리 단지 좋은 장비를 구매했다고 해서 또 잘 배치했다고 해서 인간공학적인 환경 즉, 즐겁고 편하고 효율적인 환경이 만들어지는 것이 아니다. 항상 사람이 중심에 있어야 하고 원활할 분위기 속에서 인간공학적 제품과 바른 계획, 사용 교육(훈련)이 반드시 수반되어야 하며 직원 개개인의 삶의 질 향상까지 이어질 수 있어야 한다.

제3장 작업환경 관리

생산 현장에는 원자재를 비롯하여 시설설비 등 인체에 해로운 여러 물질이 존재하고 있다. 작업환경은 이러한 여러 가지 유해요인을 찾아내어 제거하여 쾌적한 상태로 유지하기 위해 작업환경관리와 측정을 실시한다.

환경상태를 객관적으로 파악하고 대책을 수립하기 위해서는 작업환경의 물리적, 화학적, 생물학적, 인간공학적, 사회적 요인으로 분류한다. 이런 요인들은 각종 직업성 질환과 재해의 원인이 되므로 작업환경의 조건이나 유해요인을 측정하고 관리함으로써 근로자의 건강장해를 예방할 수 있다.

작업환경의 유해물질 중에 각종 가스 및 증기에 의해 흡수된 농도에 따라 다르기 때문에 신경계통, 조혈장기 또는 그 밖의 장기에 손상을 입히는 수가 있다. 이럴 경우 유해물질만 바꾼다고 해서 해결되는 문제가 아니다.

구체적인 개선대책으로는 유해한 원재료는 유해성이 적은 원재료로의 교체, 제조방법에 있어서의 위험성이 있을 때는 생산 공정이나 공법의 변경 등 화합물 발생원에 대한 밀폐와 격리를 함으로써 국소배기 장치와 전체환기 장치의 설치 등 환경기술적인 대책을 수립해야 한다.

1 공업중독

공업중독에서 내생 중독(자가중독)은 체내에서 발생한 유독한 대사산물에 의한 중독으로 요독증・자간 등 어린이 자가중독, 임신중독증 등이 있고 외생 중독은 유해물질이 신체에 들어와 일어나는 현상으로 세균중독, 약물중독, 가스중독, 중금속 중독 등이 있다. 만성 중독은 주로 직업에 의해 발생하며 메탄올・벤젠 등 유기용제와 납・수은・비소・망간・크롬・카드뮴에 의한 중독이 대부분이다. 특히, 문제가 되는 약물은 마약·각성제·시너(thinner)·알코올 등이다. 약물은 상용량을 사용하여도 종종 중독을 일으키며, 계속 사용하면 축적하여 중독을 일으킬 수 있다. 비교적 소량으로도 인체에 해를 입히는 것을 독물 또는 독소라고 한다. 이 때 중독을 일으키는 최소량을 중독량이라고 하는데 이것은 보통 독물의 양보다는 농도가 문제가 된다.

유해화학물질(Chemical agent)이 생체 내에서 독성을 유발하기 위해서는 생체에 흡수된 후, 그 물질 자체나 대사과정을 통해 체내의 표적기관 및 장기의 감수체(receptor)에 도달하여 독성을 나타낼 수 있는 충분한 기간 동안 존재하여야 한다. 유해화학물질의 노출에 의한 생체의 독성반응은 노출경로, 노출기간 및 빈도, 화학물질의 노출농도, 화학물질의 활성도, 장기나 조직에서의 감수성 등에 따라 손상 정도가 달라진다.

화학물질을 취급하는 근로자에게 직업성 암 등을 유발할 우려가 있는 발암성, 생식세포변이원성, 생식독성 등 근로자에게 중대한 건강장해를 일으킬 우려가 있는 물질이다.

산업안전보건법 시행규칙 별표 18의 2 제1호 나목에 따른 특별관리물질은 유기화합물 29종, 금속류 6종, 산. 알칼리류 1종, 가스상태 물질류 1종으로 총 37종의 특별관리물질로 관리되고 있다. 근로자에게 중대한 장애를 일으킬 우려가 있는 생식세포 변이원성 물질은 자손에게 유전될 수 있는 사람의 생식세포에 돌연변이를 일으킬 수 있는 물질이다. 생식독성 물질은 생식기능, 생식능력 또는 태아의 발생·발육에 유해한 영향을 주는 물질이다. 기존의 벤젠 등 화학물질을 취급하는 사업주는 즉시 취급일지 작성, 게시판 등을 통한 고지 등의 의무를 이행하여야 한다. 화학물질 37종에는 휘발성유기화합물로 대기 중에 질소산화물(NOx)과 함께 광화학반응으로 오존 등 광화학산화제를 생성하여 광화학스모그를 발생하기도 하고, 벤젠과 같은 물질은 발암성물질로서 인체에 매우 유해하게 작용한다.

주요 배출원으로는 자동차 내연기관 외 산업체 내 유기용제사용시설, 도장시설, 세탁소, 저유소, 주유소 및 각종 운송수단의 배기가스 등의 인위적 배출원과 나무와 같은 자연적 배출원이 있다.

[표 3-1] 휘발성유기화합물(Volatile Organic Compounds:VOC)의 물질별 위해성

번호	물질명	주요 위해성	비고
1	아세트알데히드	졸음, 의식불명, 통증, 설사, 현기증, 구토	특정대기유해물질1)
2	아세틸렌	현기증, 무기력증 및 액체상태로 접촉시 동상	오존 전구물질2)
3	아세틸렌 디클로라이드	현기증, 무기력증 및 액체상태로 접촉시 동상	-
4	아세틸렌	화상, 숨참, 통증, 수포, 복부경련	-

5	아크릴로니트릴	두통, 구토, 설사, 질식 발암성	특정대기유해물질
6	벤젠	졸음, 의식불명, 통증, 설사, 현기증, 경련, 구토/발암성 특히 백혈병 유발	특정대기유해물질 오존 전구물질
7	1,3 - 부타디엔	졸음, 구토, 의식불명, 액체상태로 접촉시 동상 /발암성(B2)	특정대기유해물질
8	부탄	졸음, 액체상태로 접촉시 동상	오존 전구물질
9	1-부텐, 2-부텐	현기증, 의식불명, 액체상태로 접촉시 동상	오존 전구물질
10	사염화탄소	현기증, 졸음, 두통, 구토, 복통, 설사 / 발암성(B2)	특정대기유해물질
11	클로로포름	졸음, 두통, 통증, 설사, 현기증, 복통, 구토, 의식불명 / 발암성(B2)	특정대기유해물질
12	사이클로헥산	현기증, 두통, 메스꺼움, 구토	오존 전구물질
13	1,2-디클로로에탄	졸음, 의식불명, 통증, 설사, 현기증, 구토, 시야가 흐려짐, 복부경련	특정대기유해물질
14	디에틸아민	호흡곤란, 수포, 고통, 화상, 설사, 구토, 시력 상실	-
15	디에틸아민	복부 통증, 설사, 호흡곤란, 고통, 화상, 시야가 흐려짐	-
16	에틸렌	졸음, 의식불명	오존 전구물질
17	포름알데히드	호흡곤란, 심각한 화상, 통증, 수포, 복부경련 발암성(B1)	특정대기유해물질
18	n-헥산	현기증, 졸음, 무기력증, 두통, 호흡곤란, 구토, 의식불명, 복통	-
19	이소프로필 알콜	현기증, 졸음, 두통, 구토, 시야가 흐려짐	-
20	메탄올	현기증, 구토, 복통, 호흡곤란, 의식불명	-
21	메틸에틸케톤	현기증, 졸음, 무기력증, 두통, 구토, 호흡곤란, 의식불명, 복부경련	-
22	메틸렌클로라이드	현기증, 졸음, 두통, 구토, 의식불명, 화상, 복통, 발암성	-
23	엠티비이(MTBE)	현기증, 졸음, 두통	-
24	프로필렌	졸음, 질식, 액체상태로 접촉시 동상	오존 전구물질
25	프로필렌옥사이드	졸음, 질식, 두통, 메스꺼움, 구토, 화상/ 발암성(B2)	특정대기유해물질
26	1,1,1,-트리클로로에탄	졸음, 두통, 구토, 숨참, 의식불명, 설사	-
27	트리클로로에탄	현기증, 졸음, 두통, 의식불명, 통증, 복통 시신경장애, 중추신경장애, 조혈기능 장애	특정대기유해물질
28	휘발유	졸음, 두통, 구토, 의식불명	-

29	납사	졸음, 두통, 구토, 경련	–
30	원유	두통, 구토	–
31	아세트산 (초산)	두통, 현기증, 호흡곤란, 수포, 화상, 시력상실, 복통, 설사	–
32	에틸벤젠	급성중독 : 두통, 현기증, 이명, 오심, 구토, 근육마비, 사망 만성중독 : 피로감, 두통, 정신쇠약, 위장장애, 조혈기능장애, 홍반, 괴사	특정대기유해물질 오존 전구물질
33	니트로벤젠	두통, 청색증(푸른 입술 및 손톱), 현기증, 구토, 의식불명	–
34	톨루엔	현기증, 졸음, 두통, 구토, 의식불명, 복통	오존 전구물질
35	테트라클로로에틸렌	현기증, 졸음, 두통, 구토, 의식불명, 수포, 화상, 복통	특정대기유해물질
36	자일렌	현기증, 졸음, 두통, 의식불명, 복통	오존 전구물질
37	스틸렌	현기증, 졸음, 두통, 구토, 복통	특정대기유해물질

1) 그 외 종류별 중독 증상

(1) 납중독

① 급성 : 식욕감퇴, 구토, 구역, 두통, 변비

② 만성 : 기억력 감퇴, 경련, 난청, 망상, 혼수 등 사망

(2) 크롬 중독

① 급성 : 신장장애

② 만성 : 위장장애, 비중격 천공, 폐렴 등

(3) 카드뮴 중독

급성위장염, 급성폐렴, 호흡곤란, 흉부압박감 등

골다공증, 골연화증 및 말초신경장애

(4) 망간 중독

무력증, 식욕감퇴, 두통, 현기증, 흥분성 발작 등이 나타나며, 더 진전되면 파킨슨병과 비슷한 증상으로 안면근육의 이상, 운동실조 등

(5) 니켈 중독

오심, 구토, 심계항진, 설사, 피부염, 천식, 폐암(악세사리, 수도관부식, 공장폐수)

(6) 황화탄소 중독

두통, 체중감소, 권태감의 전신증상

(7) 기타 유해가스 중독

① 포스겐 : 폐수종이나 심장쇠약, 기관지염, 사망

② 아황산가스 : 인두통, 해소기침, 산혈증 등

2) 독성물질의 생체 내 대사에 영향을 주는 인자

(1) 화학물질 노출의 특성

① 노출경로 및 부위

㉠ 호흡기 : 폐포내에서 모세혈관에 흡수되어 전신에 퍼짐

㉡ 피부로 침입 : 유기용제, DDT, PCB, 유기인 등이 피부로 흡수되어 전신전파

㉢ 소화기 : 간을 통해 일부 임파, 혈액으로 전신전파

② 독성물질은 일반적으로 혈류내(정맥내 경로)로 투입될 때 가장 큰 효과와 가장 빠른 반응을 나타낸다.

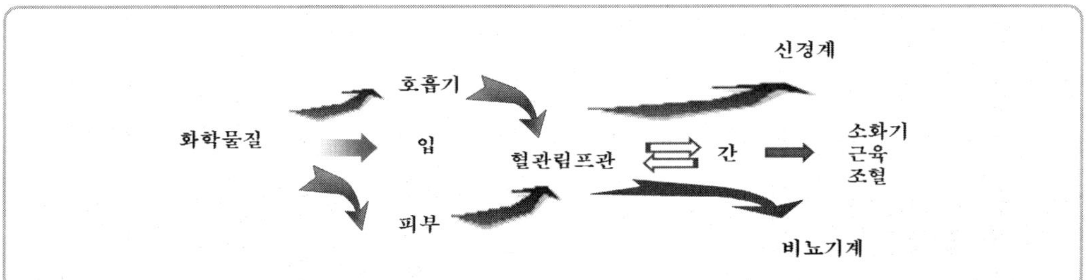

[그림 3-1] 유기화합물의 인체경로

③ 배설경로

㉠ 소변으로 직접 배설

㉡ 장기에 축적된 것이 혈중으로 동원되어 소변 배설

㉢ 타액선으로 분비

㉣ 모유로 분비되어 영아 중독

④ 노출기간 및 빈도

화학물질에 의한 실험동물의 노출은 급성, 아급성, 아만성, 만성 노출의 4가지 범주

㉠ 급성노출 : 화학물질에 24시간 이하의 단회 또는 반복 노출(한 가지 사건에서 기인. 작업장이나 환경에서 노출은 급성)

㉡ 반복노출(아급성 노출) : 화학물질에 1개월 이하의 반복 노출

㉢ 아만성 노출 : 화학물질에 1~3개월 반복 노출(수주 또는 수개월 이상 반복하여 발생)

㉣ 만성노출 : 화학물질에 3개월 이상의 반복 노출(수개월 또는 수년 동안 반복하여 발생)

체내에 신속히 흡수되는 독성물질의 급성노출에 의한 독성작용은 즉시 일어날 수 있으며, 만성독성과 유사하거나 유사하지 않은 지연독성을 일으킬 수 있다.

독성물질에 대한 만성노출은 독성물질의 장기간 낮은 수준 또는 만성효과에 의하여 독성작용이 나타나며, 반복노출의 노출빈도가 중요한 특성인자이다.

(2) 신체 알레르기 반응(과민반응, 감작반응)

화학물질 또는 유사 화학물질에 이미 감작되어 있음으로 해서 어떤 화학물질에 대해 면역학적으로 조정되는 유해 작용을 말한다. 한번 감작이 일어나면 낮은 용량의 화학물질에 노출되어도 알레르기 반응이 일어날 수 있으며 감작반응은 심한 정도의 범위는 경미한 피부장해로부터 치명적인 쇼크를 일으킬 수도 있다.

(3) 특이체질 반응

유전적으로 어떤 화학물질에 비정상적으로 반응하는 것으로 반응의 형태는 낮은 용량의 화학물질에 예민하거나, 높은 용량의 화학물질에 예민하지 않는 반응의 형태가 있다.

급성 독성작용은 어떤 물질을 단회 투여 후 신속히 발생한다. 지연 독성작용은 어느 정도 기간이 경과한 후 나타나는 독성작용을 말하며, 화학물질의 발암성 작용은 긴 잠복기를 갖는다. 화학물질이 조직에 병리학적 손상을 일으키면 그 조직의 재생능력에 따라 독성작용이 가역적 또는 비가역적인지를 결정한다.

[표 3-2] 인체에 미치는 독성작용 반응

구분	내용
가역적 독성반응 (Reversibletoxic effects)	세포 또는 장기에 손상을 입은 후 일정기간이 경과하면 회복되어지는 독성반응 예) 간장은 재생능력이 높아 대부분 가역적 손상
비가역적 독성반응 (Irreversible toxic effects)	세포 또는 장기가 회복될 수 없는 손상을 입게 되는 독성반응 예) 중추신경계의 손상과 발암성 및 기형성 작용
국소적 독성 (Local toxicity)	피부 접촉시 발진 등과 같이 화학물질과 접촉된 신체의 일부 조직에서만 나타나는 독성반응
전신적 독성 (Systemictoxicity)	신체의 장기 및 조직에 나타나는 독성반응
흡수(Absorption)	유해 화학물질이 체내 혈액으로 유입되는 일련의 과정을 말하며 폐, 피부, 위장관이 주 경로가 되며, 기타 정맥, 근육, 복강, 피하 등의 경로를 통해 체내로 들어온다.
대사(Metabolism)	체내에 흡수된 유해물질을 신체 조직내에서 생화학적 반응을 통하여 체외로 배설되기 쉽도록 수용성 물질로 변환시키는 과정을 말하며, 주로 간에서 이루어진다.

3) 공업중독의 일반적인 대책

(1) 시설개선
(2) 작업방법의 개선
(3) 후생시설의 개선
(4) 보호구 사용
(5) 예방적 약제나 영양제 투여
(6) 정기적 건강진단

4) 화학물질의 상호작용

화학물질의 상호작용은 상호작용하는 화학물질의 하나 또는 양쪽 모두의 흡수, 단백질 결합, 생체 내 변화 및 배설에서의 변화와 같은 여러 가지 기전을 통해 일어나며 생물체의 반응은 작용 부위에서의 독성학적 반응 때문에 증가할 수도 있고 감소할 수도 있다.

중독은 산소 외의 독극물이 체내에서 작용하여 기능장애를 일으키는 것이고, 결핍은 산소 부족이다.

[표 3-3]

상가효과 (Additive effect)	두 가지 화학물질의 결합효과가 화학물질이 각각 단독으로 주어졌을 때의 효과의 합과 같을 때 일어난다.(예 : 1 + 3 = 4)
상승효과 (Potentiation effect)	한 가지 물질이 어떠한 기관이나 계통에 대하여 독성작용을 가지지 않으나 다른 화학물질이 추가될 때에 그 화학물질이 더욱 독성을 있게 만들 때 일어난다.(예 : 0 + 2 = 10)
합동효과 (Synergistic effect)	두 가지 물질의 결합된 효과가 각각의 화학물질이 단독으로 투여되었을 때의 효과의 합보다 훨씬 클때 일어난다.(예 : 2 + 2 = 20)
길항작용 (Antagonism)	① 두 가지 화학물질이 함께 투여될 때 서로 다른 화학물질의 작용을 방해하거나 한 가지 화학물질이 다른 화학물질의 작용을 방해할 때에 일어난다.(예 : 4 + 6 = 8 : 4 = (−4) = 0 : 4 + 0 = 1) ② 기능적, 화학적, 체내 동태적 및 수용체 길항작용 등 네 가지 형태가 있으며, 기능적 길항작용은 두 가지 화학물질이 똑같은 생리학적 기능에 대하여 상반된 작용을 일으켜 서로를 견제한다.
분포(Distribution)	혈액 속의 독성물질이 세포 외부에서 세포 내로 들어가야 하는데, 일반적으로 지용성 물질의 경우 세포 내로의 통과가 쉬우며, 극성물질은 더 특별한 흡수기전이 있는 경우에 잘 들어가게 된다. 지용성이 높은 염소화 탄화수소계열의 농약 등은 지방조직에 저장되며, 납은 골조직의 칼슘이온과 대치되어 저장된다. 이렇게 저장되면 일시적으로 독성으로부터 조직이 보호된다.
내성(Tolerance)	과거에 화학물질에 노출됨으로 해서 그 화학물질에 대한 반응이 감소하는 상태이다. 즉, 독성작용을 나타내는 부위가 다른 독성물질의 양 감소와 화학물질에 대한 조직의 반응성 감소에 의해 일어난다.
용량반응 (Dose response)	동물실험에서 투여되는 화학물질의 양 또는 근로자들이 노출되는 유해인자 농도(양)와 실험동물에 나타나는 양적, 질적 영향 또는 근로자에 나타내는 건강상의 영향의 정도, 생물체의 반응정도와 투여된 독성물질의 양간의 상관성을 일정하게 나타내는 형태를 가정하여 나타내는 상관관계-양-반응에 의한 기관 및 기능장해의 단계 : 건강 → 질병 → 기능장애 → 사망

2 유기용제

유기용제는 유기화합물을 녹일 수 있는 액체를 말한다. 기름때를 녹일 수 있는 성질을 가지며 도장 작업 시 휘발하는 희석제(신나 등) 가스를 흡입하여 중추신경 마비로 인해 현기증, 기절 또는 사망에 이르게 한다. 다른 물질을 녹이는 성질을 가지고 용해력과 탈지 세정력이 높아 화학제품 제조업, 섬유, 산업용 화학, 기타화학 고무 및 플라스틱, 조립금속, 석유정제, 피혁, 제지, 목제가공, 인쇄출판, 사진처리, 전자산업 등 여러 업종에서 광범위하게 사용되는 용제류를 말한다.

1) 유기용제 분류

유기용제는 비점에 따라 휘발성과 비휘발성으로 구분되어 일반적으로 비점이 낮고 휘발성이며 가연성 물질이 많다. 비점이 200℃ 이하인 물질은 휘발성으로 분류되고, 활성기에 따라 할로겐족 또는 비할로겐족 화학물질로 분류된다.

유기염소계 용제는 수요가 많고 대표적 물질로는 트리클로로에탄, 트리클로로에틸렌 및 테트라클로로에틸렌으로 환경오염을 시킬 수 있다. 이 물질들은 값이 저렴하고 용해력과 세정력이 우수하며 인화성이 없으므로 석유계 용제를 대체하여 반도체나 자동차 또는 섬유공업의 세정제로부터 잉크, 도료 및 접착제 등의 일반용제나 화학공업의 추출용제 등으로 널리 이용되고 있다.

유기용제의 독성이 알려진 후로는 벤젠 대신에 이와 유사한 유기용제로 톨루엔(Toluene)과 크실렌이 많이 사용되는 물질이다. 톨루엔은 유기용제 중에 가장 많이 사용되고 있고 일반적인 유기용제 중독이라면 공업중독의 일종으로 톨루엔 중독을 말하며 유기용제 중에서 전형적인 중추신경 작용을 보인다. 청소년들이 본드나 페인트를 흡입할 때 환각작용을 얻기 위해 흡입하며, 근로자들이 보통 신나라고 하는 물질 중에는 거의 모두가 톨루엔이 포함되어 있다.

유기용제의 대체사용은 세정제, 희석제 등으로 현재 취급하고 있는 물질보다 유해성이 적은 물질로 대체하는 것이 바람직하며 대체 시 MSDS(물질안전보건 자료) 등을 조사, 검토하여 가능한 저독성 또는 무독성 물질로 대체한다.

2) 유기용제의 특성 및 일반적인 증상

유기용제란 탄소를 함유하고 있는 유기화합물로서 다른 물질을 용해시킬 수 있으며, 상온에서 액체 상태로 휘발하기 쉬운 성질을 가지고 있다. 작업장에서 유기용제를 취급하는 업종으로는 염료, 합성세제, 유기안료, 의약품, 농약, 잉크 등 광범위한 화학공업 제품제조를 비롯하여 접착제제조, 금속코팅, 착색, 세척고무 및 가죽가공 등에 매우 널리 사용목적에 따라 단일 또는 혼합하여 사용하고 있다.

유기용제는 화학적으로 비교적 안정적이고 실온에서 액체이며 휘발성이 강하기 때문에 작업장 공기 중에 가스로서 포함되는 경우가 많으므로 호흡기로 흡입하기 쉽다. 또한 유기용제는 유지류를 녹이고 스며드는 성질이 있기 때문에 피부에 흡수되기 쉽고 체내에 흡수된 후에도 중추신경 등 중요기관을 침범하기 쉽기 때문에 장갑을 꼭 착용하고 작업한다.

주로 염료, 합성세제, 유기안료, 의약품, 농약, 향료, 조미료, 사진약품, 폭약, 방충제, 방부제, 잉크 등 광범위한 화학공업제품 제조에 이용되며 접착제제조, 금속코팅, 세척, 고무 및 가죽가공에 이용된다. 페인트, 인쇄, 플라스틱, 세척 및 드라이클리닝 등 우리나라에서 90년대 이후에 10만 명이 넘게 직업적으로 노출되었다.

MEK 역시 주로 혼합물 형태로 우리나라에서는 고무보트 접착 공정에서 많이 사용되고 있으며 노출시 다발성 말초신경증 등이 발생하며 급성중독물질로 분류하는 물질 중의 하나이다.

유기용제의 일반적인 증상은 폭로정도에 따라 눈, 피부 및 호흡기 점막의 자극증상과 함께 중추신경계 억제증상으로 어지럼증, 두통, 구역, 도취감, 혼돈에 이어 폭로 농도가 증가함에 따라 점진적인 의식의 상실, 마비, 경련, 사망에까지 이르게 된다.

또한 중추신경계 억제증상은 유기용제가 갖는 중추신경계의 지방조직을 녹이며, 일반적으로 한꺼번에 다량 흡입하면 마취작용을 나타내지만 마취되지 않을 정도의 적은 양을 장기간 반복하여 흡입하면 만성 중독을 일으킬 수 있다.

(1) 유기용제의 중독증상

작업장 근로자의 건강에 미치는 유해성 Harber의 법칙에 의하여 다음 식으로 표현할 수 있다.

$$\text{H(유해성)} = \text{C(농도)} \times \text{T(기간 or 시간)}$$

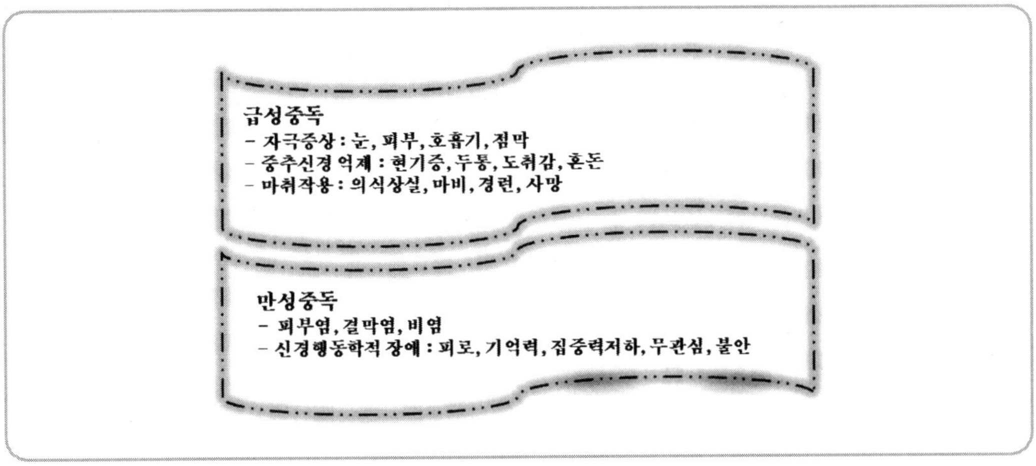

[그림 3-2] 유기용제 비 특이 증상

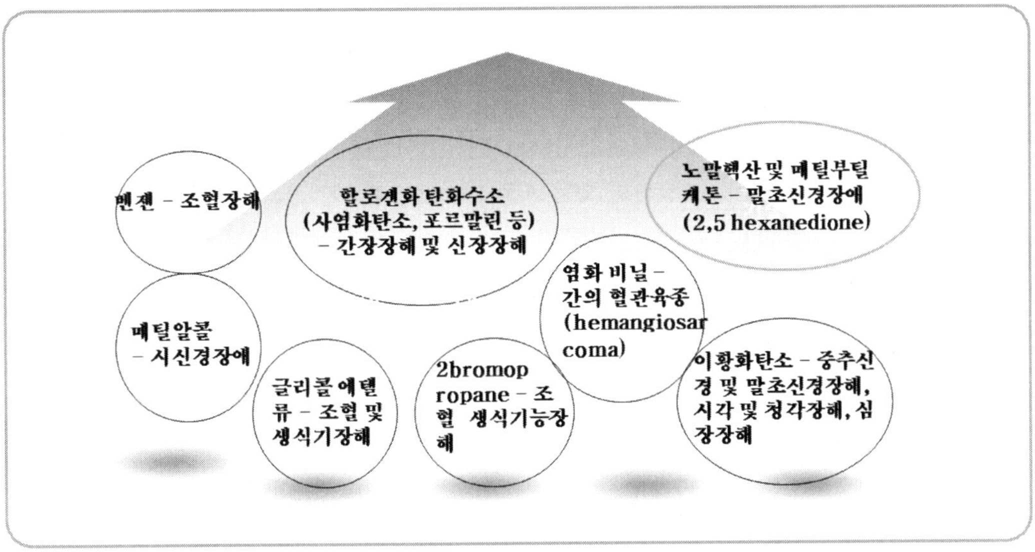

[그림 3-3] 유기용제 특이소견

한 때 사회적으로 큰 파문을 불러일으킨 하반신 마비사건은 유기용제인 노말헥산 중독이 그 원인으로 알려졌으며, 이 노말헥산에 중독된 것으로 의심되는 환자들이 확인되었다. 6년 동안 보호 장구나 환기시설도 없는 좁은 중고기계 수리업체에서 매일 10시간이 넘게 세척과 도장작업을 해온 근로자가 갑자기 양손이 마비되는 증상이 나타나 산재요양 신청을 냈지만 불승인 판정을 받았다. 검진을 해도 특별한 원인이 밝혀지지 않아 작업장 환경 때문이 아닌가 해서 한국화학시험연구원 작업장에서 쓰던 애나멜 희석제 등의 성분 분석을 의뢰한 결과, 노말헥산이 검출되어 2년여 만에야 노말헥산 중독으로 인한 말초신경장애를 인정받아 산재승인을 받았다.

이처럼 유기용제중독의 경우 정확한 원인물질을 규명하기까지 산업재해로 인정되기가 어려우며, 중독되었을 경우 전신에 걸쳐 중독증상이 나타날 수 있기 때문에 이를 예방하고 관리하기 위한 방법을 알아보는 것이 중요하다.

3) 유기용제의 밀폐 등 조치

유기용제 업무에 근로자를 종사하도록 하는 경우 당해 작업장소에 유기용제의 증기발산원을 밀폐하는 설비를 설치한다. 작업상 필요한 개구부를 제외하고는 완전히 밀폐시키고 유기용제의 보관장소 등 밀폐된 작업장소에서는 밀폐식 내부의 공기가 밖으로 나오지 않도록 음(−)압을 유지하도록 한다. 작업특성상 밀폐실 내부의 음(−)압 유지가 곤란하거나, 음압유지에도 불구하고 작업상 필요한 개구부 등을 통하여 유기용제 증기가 누출되는 경우에는 해당 부위에 국소배기장치를 설치토록 하여 가능한 오염 발산원을 원천적으로 봉쇄하여야 한다. 유기용제 작업장의 실내온도는 작업에 지장이 없는 범위 내에서 가능한 낮게 유지되도록 하여 유기용제 증기의 발산을 억제한다.

(1) 유기용제 예방관리

① 유기용제의 대체
② 작업공정배치 시 주의 깊게 설계
③ 유기용제 증기 발산원의 밀폐
④ 국소배기장치와 전체 환기장치의 설치 및 관리
⑤ 작업환경의 정기적 측정 실시
⑥ 작업장의 온도관리
⑦ 직업병 유소견자 발생 시 작업환경관리조치

(2) 유기용제 작업관리

① 작업환경개선이 불충분할 경우 유기용제용 방독면 지급

② 상황에 따라 작업방법의 개선, 작업시간 단축 등의 조치
③ 작업자들에 대한 교육
④ 작업장은 공기의 지속적인 환기
⑤ 밀폐공간에 들어가기 전 유해가스 농도를 반드시 측정
⑥ 응급 시 지정된 병원과의 연락망을 갖춤
⑦ 작업자는 송기마스크를 착용하고 관리담당자를 지정하여 작업하여 감독
⑧ 작업 중 쓰러진 동료 구출은 구조장비를 완벽하게 착용한 상태에서만 실시

3 국소배기장치의 설치 및 관리

후드의 종류

① 포위식(Enclosing type) : 유해물질의 발생원을 전부 또는 부분적으로 포위하는 후드
② 외부식(Exterior type) : 유해물질의 발생원을 포위하지 않고 발생원 가까운 위치에

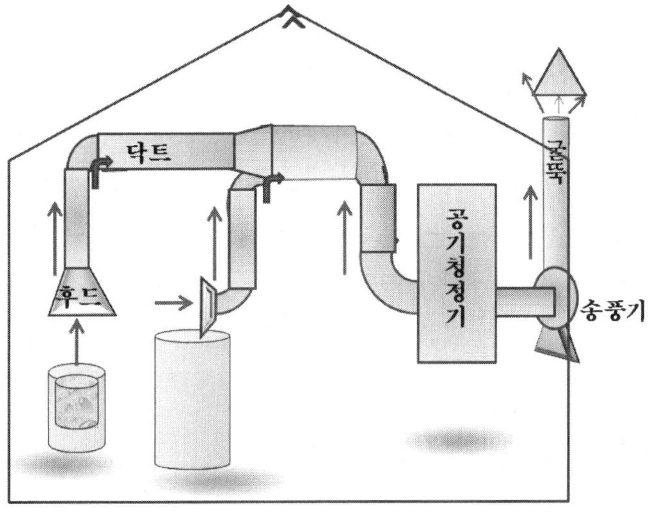

[그림 3-4] 국소배기장치의 구성

설치

③ 레시버식(Receiver type) : 유해물질이 발생원에서 상승기류, 관성기류 등 일정방향의 흐름을 가지고 발생할 때 설치하는 후드

1) 국소환기(제422조)

국소배기장치는 후드, 덕트, 공기정화장치, 송풍기 및 배기구의 순으로 되어 있고 발생원에서 유해 가스 등의 오염원이 발생될 경우 발생되는 바로 그 지점에서 후드(hood)를 통하여 오염원을 포집하여 닥트(duct)를 통한다. 한 지점으로 모아 공기정화기를 이용하여 정화시킨 후에 송풍기를 통하여 대기 중으로 배출시킨다. 진공청소기의 원리로 발생되는 유해물질이 비산되거나 확산되는 유해물을 주위 공기 중에 혼합되고 비산되기 전에 국소적으로 포착하여 배출하거나 제거하는 장치로, 작업자가 취급하는 바로 그곳에서의 공정이나 시설을 밀폐하여 용제냄새가 확산되지 않도록 즉, 기류의 방향이 밀폐된 후드 개구부(opening)에서 오염물질을 포착하여 후드 안쪽으로 끌어들일 수 있도록 하고 제어속도가 충분하여야 한다. 후드 및 덕트를 통해 반송된 유해물질을 정화시키는 고정식 또는 이동식의 제진, 집진, 흡수, 흡착, 연소, 산화, 환원방식 공기정화 처리장치가 있다. 국소배기시설에서 문제가 되는 세 가지는 잘못된 설계, 부족한 배기(실내에서의 안 좋은 공기를 실외로 나갈 수 있게 하는 것), 부족한 급기(자연적인 바람을 실내에 유입하게 하는 것)이다. 그러나 급배기의 불균형은 배기만을 생각하기 쉬워서 작업장으로의 공기 유입구를 생각지 않는 경우가 많기 때문에 일어난다. 건물은 완전히 밀폐되지는 않으므로 자연급기가 이루어지기는 하지만 충분하지 않을 수도 있으므로 건물의 위치나 방향을 잘 살펴야 한다. 효과적으로 환기를 하려면 배기량과 급기량은 같은 양이어야 하고 국소배기시설의 개구부에 난기류가 형성되어서는 안 된다. 후드의 재질은 내마모성 또는 내부식성 등의 재료 또는 도포한 재질을 사용하고, 변형 등이 발생하지 않는 충분한 강도를 지녀야 하고 개구부 측에 강한 기류음이 발생하는 경우 흡음재를 부착하여야 한다. 후드의 흡인기류에 대한 방해기류가 있다고 판단될 때에는 작업에 영향을 주지 않는 범위 내에서 기류 조정판을 설치하는 등 필요한 조치를 하여야 한다.

2) 전체환기(General ventilation)

전체환기는 자연적 또는 기계적인 방법에 의하여 작업장내의 열, 수증기 및 유해물질을 희

석, 환기시키는 장치 또는 설비를 희석환기(dilution ventiolation)라고도 하며, 유해물질농도를 희석하여 낮추는 방법으로 작업장내의 오염된 공기를 배출하면서 반드시 급기로부터 청결한 공기가 공급되어야 한다. 전체환기 장치는 독성이 낮은 가스나 증기가 발생되고, 발생원이 이동성이며, 분산되어 있는 상태에서 유해물질 발생량이 적고 독성이 낮은 유해물질로 균일해야 한다. 근로자의 작업위치가 유해물질 발생원으로부터 멀리 떨어져 있거나 공기 중 유해물질의 농도가 낮아져 노출수준 이하일 때 전제환기를 할 수 있다. 독성, 화재, 폭발을 예방하고 발생원의 국소환기 때와 마찬가지로 신선한 공기를 공급하여 유해물질의 농도를 낮추는 방법이다.

작업의 특성상 국소배기장치의 설치가 경제적·기술적으로 매우 곤란하다고 인정될 경우, 원격조작에 의하여 운전되는 생산공정의 작업장과 운전실을 분리 설치한 경우, 작업장에 근접하여 설치되는 기숙사, 사무실, 휴게실, 식당, 세면·목욕실이나 탈의실 등의 경우, 발생원에 근로자의 접근은 없으나 화재·폭발방지 등을 위한 조치가 필요할 경우, 화학물질을 저장하는 창고나 옥내장소에 근로자가 상시 출입하는 경우에는 전체환기를 설치한다.

3) 환기상태 점검

안전·보건 관리자는 보통 작업장 내 공기유통(급배기)이 잘 되지 않는 협소한 곳이나 국소배기시설이 미흡한 경우에 유기용제를 다루는 곳에서 유기용제 냄새가 많이 나타나는데 평소에 현장을 순회하면서 이들 환기시설물이 잘 돌아가고 있는지 날씨가 흐린 날 냄새가 평소보다 많이 발생하는지 전체 환기시설에서 이상이 있는지를 확인하고 창문이 닫혀있다면 창문을 열어놓아 공기유통이 되도록 한다.

작업하는 상태에서 공기가 근로자의 호흡기 쪽 보다 후드 쪽으로 먼저 바람(기류)이 잘 당겨지는지 손바닥으로 공기를 확인하고 때로는 공기를 빨아 당기는 힘이 미약하여 감지가 안 될 때는 얇은 휴지를 아주 조금 뜯어서 손바닥에 올려놓고 어느 정도 기류의 움직임이 있는지 확인할 수 있다. 고장이 났을 때는 즉시 시설물관리자에게 연락하여 바로 고칠 수 있도록 한다. 그 곳 공정에서 작업 중인 근로자의 건강검진결과에서 C1 혹은 D1 판정을 받은 근로자가 있는지 확인하여 건강상태를 전반적으로 살펴본다.

또한 석면, 벤젠, 니켈, 카드뮴 등 발암물질의 유해물질 제조·취급 업무에 종사하는 근로자는 장기간 잠복기를 거쳐 퇴직 후에도 암이나 치명적인 질병에 노출될 가능성이 많다는 점을 염두에 두고 현재 방독마스크 착용을 하고 있는지 건강관리에 있어 방심해서는 안 된다.

작업환경관리로서 기계나 공구 등의 개량, 생산공정이나 공법의 변경 등 생산기술에 관계되는 조치와 이와 같은 공학적인 설비대책이 실시되어도 근로자가 유해물에 폭로될 우려가 있는 경우에는 보호구 착용을 해야 한다. 혹은 제품생산 전 생산준비 실험 시 임시작업일 때에도 몇 달이 걸릴 줄 모르는 상황에서 각종의 보호구에 의한 개인방호대책을 강구해야 한다. 유해물질에 따라서는 어느 한 가지로 정확하게 해결하기에는 어려운 문제가 많다. 문제를 해결하기 위해서는 작업환경과 연결된 다양한 요인에 의해서 관리를 해야 할 것이다.

4) 임시작업인 경우의 설비 특례(제423조)

(1) 사업주는 실내작업장에서 관리대상 유해물질 취급업무를 임시로 하는 경우에 따른 밀폐설비나 국소배기장치를 설치하지 아니할 수 있다.

(2) 사업주는 유기화합물 취급 특별장소에서 근로자가 유기화합물 취급업무를 임시로 하는 경우로서 전체환기장치를 설치한 경우에 따른 밀폐설비나 국소배기장치를 설치하지 아니할 수 있다.

(3) 제1항 및 제2항에도 불구하고 관리대상 유해물질 중 별표 12에 따른 특별관리물질을 취급하는 작업장에는 제422조에 따른 밀폐설비나 국소배기장치를 설치하여야 한다. 작업특성상 유기용제의 증기 발산원을 밀폐하는 설비의 조치가 곤란한 경우에는 작업특성에 적합한 형식과 성능을 갖춘 국소배기장치를 설치하도록 한다.

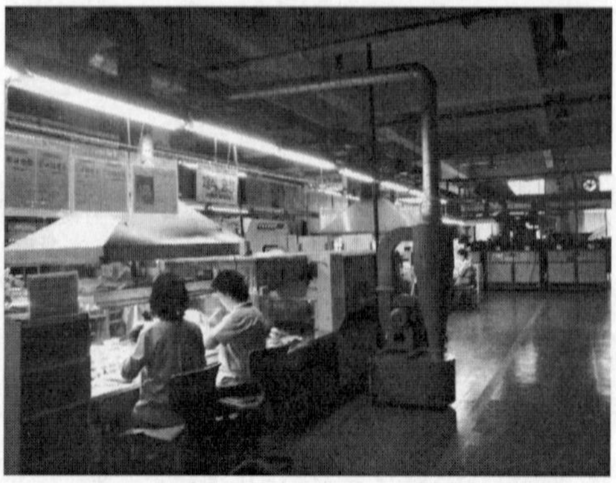

(레시버식 후드 일종 canopy hood 형태)

[그림 3-5] 국소배기장치 설치

5) 국소배기장치의 후드 및 닥트

(1) 국소배기장치의 후드는 유기용제의 증기를 흡입하기에 적당한 형식과 크기로 선택해야 한다.

(2) 후드는 유기용제 증기 발산원마다 설치하여야 하며, 포위식 또는 부스식 후드의 설치가 곤란한 경우에는 외부식 또는 레시버식 후드를 설치하되 유기용제 증기 발산원에서 가장 가까운 위치에 설치하여야 한다.

(3) 가능한 한 국소배기장치의 닥트길이는 짧게 하고 굴곡부의 수는 적게 하여 압력손실을 최소화하도록 한다. 국소배기장치의 설치는 후드, 닥트, 공기청정장치, 송풍기, 배기구의 순으로 하며 흡입된 유기용제의 증기에 의하여 폭발 우려가 없고 배풍기의 날개가 부식될 우려가 없는 경우에는 송풍기의 위치를 공기청정장치의 앞으로 조정할 수 있다. 국소배기장치의 기구는 직접 외기로 향하도록 개발하여야 하며 공기청정장치를 설치하지 아니한 국소배기장치 등의 배기구의 높이는 옥상 또는 옥상난간 상부로부터 1.5m 이상으로 한다.

유기용제 등을 포함하는 공기를 배출하는 국소배기장치에 공기청정장치를 설치할 때에는 고체 흡착방식 또는 이와 동등 이상의 성능을 가진 공기청정장치를 설치한다.

6) 기타

국소배기장치를 설치한 후 처음 사용하거나 분해하여 개조 또는 수리한 후 처음 사용할 경우에는 다음 사항을 점검하여 이상 발견시에는 즉시 청소·보수하는 등 필요한 조치를 하여 항상 성능이 유지되도록 하여야 한다.

(1) 닥트 및 배풍기의 분진퇴적상태

(2) 닥트 접속부의 이완 유무

(3) 흡기 및 배기능력의 적정성

(4) 기타 국소배기장치의 성능유지를 위해 필요한 사항

국소배기장치는 설치목적에 알맞도록 작업자가 임의로 가동을 중지시킬 수 없는 구조로 한다. 가동이 되지 않는 경우에는 작업자가 이상 상태를 즉시 인지할 수 있는 경보장치 등을 설치하여 유기용제 등의 증기가 발생되는 작업을 중단하거나 제한할 수 있도록 한다. 급성중독

의 위험이 있는 경우에는 관련시설・장비의 가동이 자동적으로 중단되도록 하여야 한다. 작업이 종료된 이후에도 작업장 내에 유기용제 증기가 발생하는 제품 등이 있는 경우에는 유해・위험 요인이 제거될 때까지 국소배기장치를 계속 가동한다. 당해 국소배기장치의 가동여부를 즉시 확인하고 필요 시 가동일지 등을 작성・비치한다.

명칭 등의 게시는 유기용제업무가 이루어지는 작업장에는 취급 유기용제 종류별로 유기용제 등이 인체에 미치는 영향, 취급 시 주의사항, 중독 발생시의 응급처치방법 등의 포함된 게시물을 기준에 따라 작성한다. 근로자가 보기 쉬운 장소에 게시하고 게시물의 재질은 쉽게 파손되지 않는 것으로 하고 게시내용 글씨는 물 등에 의해 쉽게 훼손되지 않는 것으로 한다.

당해 작업자가 쉽게 알아 볼 수 있는 위치에 게시하고 글씨 등이 훼손되지 않도록 유지・관리한다.

4 보호구

유기용제 취급 특별장소에서의 작업, 밀폐설비 및 국소배기장치를 미설치한 작업장 등 근로자가 유기용제 등에 폭로될 우려가 있는 작업장에서 작업하는 근로자는 유기가스용 방독마스크 또는 송기 마스크를 착용한다.

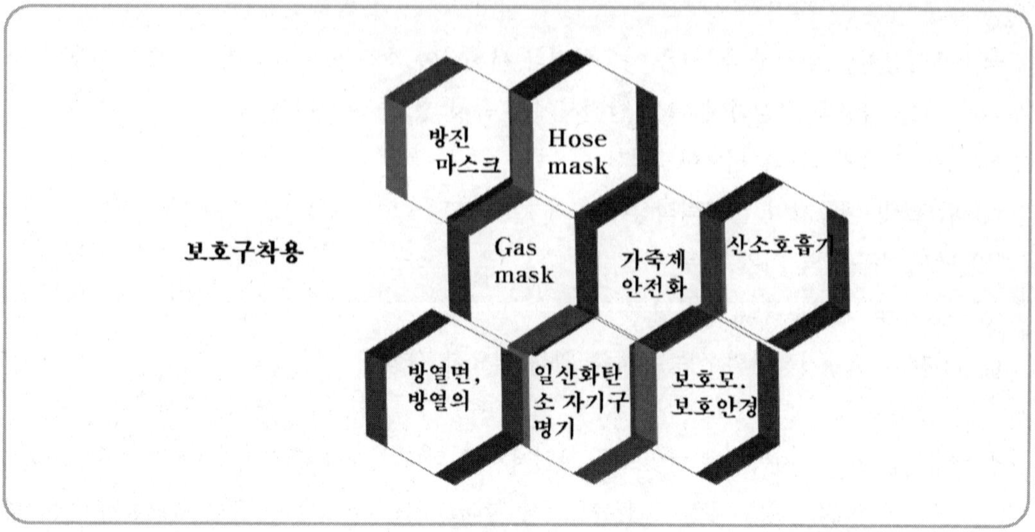

[그림 3-6]

1) 보호구관리 및 조치사항

(1) 피부에 장애를 일으키거나 피부를 통해 흡수되어 중독을 일으킬 우려가 있는 경우에는 당해 근로자에게 피부도포제, 불침투성 보호 장갑 및 신발을 지급하여 착용토록 한다.

(2) 보호구를 지급할 때 해당 근로자수 이상의 보호구를 지급한다.

(3) 보호구의 공동사용으로 인해 질병 감염의 우려가 있는 경우에는 근로자 개인 본래의 것을 지급한다. 지급된 보호구는 수시로 점검하고, 양호한 상태로 유지 · 관리한다. 호흡용 보호구는 여과재의 교체시기를 명확히 하여 정해진 날짜에 교체하도록 하고 한국산업안전보건공단 검정합격품을 사용하여야 한다.

(4) 기타

① 사고가 발생했을 경우 환기설비의 고장 또는 유기용제의 누출 등에 의해 급성중독의 위험이 있는 경우에는 당해 현장으로부터 근로자를 즉시 대피시키도록 한다.

② 사고가 발생했을 경우 사고 수습을 위해 근로자를 종사하도록 하는 경우에는 유기가스용 방독마스크나 송기마스크 등을 착용시키도록 한다.

③ 시설 · 설비의 이상 시 발생조치는 유기용제 작업장의 근로자는 유기용제 등의 증기가 발생되는 시설이나 설비 등의 이상으로 인하여 유기용제 증기가 작업장 내로 비산되는 것을 발견한 경우에는 즉시 이를 안전보건 관계자에게 보고한다.

④ 당해 보고를 받은 안전보건 관계자는 응급조치가 필요한 경우에 먼저 응급조치를 한 후 해당사항을 사업주에게 보고하고 필요한 조치를 건의한다.

⑤ 당해 건의를 받은 사업주는 즉시 필요한 조치를 강구한다.

(5) 화재 · 폭발 예방조치

① 유기용제 작업장 내에서는 직화기의 사용을 금지하고 외부로부터 불꽃 등의 화인이 유입되지 않도록 한다.

② 유기용제 작업장 안에는 소화설비를 비치하고 비치한 소화설비에 탄산가스를 사용하는 때에는 당해 소화설비가 쉽게 전도되거나 손잡이가 쉽게 작동되어 탄산가스가 불시에 누출되지 않도록 한다.

③ 소화의 목적 이외에는 소화설비의 임의 작동을 금지시키고 방폭 지역 내에 설치된 기

계・기구・조명기구 등은 방폭용을 사용한다.

2) 건강관리 응급조치

(1) MSDS자료를 활용하며, 유기용제 등이 눈에 들어간 경우에는 즉시 많은 양의 물로 씻어내고 안과의사의 검진을 받는다.

(2) 유기용제 등이 피부에 접촉된 경우에는 세제 또는 물로 씻어내고 씻은 후에도 계속 가렵고 염증이 생기면 즉시 의사의 검진을 받는다.

(3) 재해가 탱크내부 등 밀폐된 곳에서 일어난 때에는 급히 뛰어들거나 방독면을 착용하고 들어가는 것을 금지하고 필히 송기마스크를 착용한 후 정확한 방법으로 구조작업을 한다.

(4) 환자는 즉시 통풍이 잘되는 평탄한 곳에 옮긴 후 머리를 낮추고 옆으로 눕히거나 엎드려 눕혀서 응급조치를 하고 즉시 의사의 진단을 받도록 한다.

(5) 환자의 옷을 헐겁게 풀어주고 입안에 구토물이 있는지의 유무를 확인하여 있을 경우에는 씻어내며 호흡이 정지된 환자는 지체 없이 의사가 올 때까지 인공호흡이나 산소 호흡기에 의한 호흡을 계속한다.

(6) 어두운 곳에서 재해가 발생한 경우에는 성냥 등 화기사용을 금지하고 방폭 구조로 된 전등을 이용한다.

5 소 음

소음성 난청은 감각 세포의 손상을 의미한다. 높은 수준의 소음에 장시간에 걸쳐 노출되므로써 비가역적인 청력손실이 점차로 축적되는 내이성 난청의 일종으로 오랜 기간 강력한 소음에 노출되어 발생한 일시적, 영구적 청력손실이자 청력손실의 원인이 되는 코티기관의 총체적인 파괴이다. 90dB(A) 이상의 소음에 연속적 또는 불연속적으로 노출됨으로 인해 코티씨(Corti)기관에 영구손상을 일으킨다. 이 때 와우 기저부의 청각세포와 청신경의 광범위한 퇴행성 변화로 청력의 저하를 보이는 감음성 난청에 속한다. 보통 양측 귀에 대칭적으로 오며, 일단 발생한 난청은 회복되지 않으나 소음에 노출을 중지하면 더 이상 진행되지 않는다.

데시벨(decibel)은 소음의 크기를 나타낼 때 (dB)을 사용하며 사람이 들을 수 있는 가장 작은 소리의 세기를 뜻하며 가청압력이라 한다. 청력손실은 4,000Hz에서 가장 빈번하게 나타나며, 점차 고주파로 청력저하 현상이 나타난다. 소음에 장기간 반복 폭로되면 초기에 4,000Hz에서 현저한 청력저하 현상을 나타내다가 계속 관리치 않고 폭로되면 3,000Hz 이하의 영역에서도 영향을 미쳐 소음성 난청이 발생된다. 소음대책으로 생산 공정 전환이나 작업방법을 바꾸고 차음이나 흡음조치·보호구 착용 등을 한다.

우리나라 산업보건법 규정에는 제조업의 경우 근로자의 소음노출(TWA)이 85dB을 초과하면 청력보호프로그램을 실시해야 하며 80dB 이상인 소음에 대해 측정하도록 규정되어 있다. 어느 업종이든지 90dB 이상의 소음에 노출되는 경우 공학적으로 개선을 통해 소음을 관리해야 한다.

일시적 청력손실은 어느 정도 큰 소음은 들은 직후에 일시적으로 일어나는 청력저하를 의미한다. 수초 내지 심지어는 수일 간 휴식 후에 정상 청력으로 돌아오며 영구적 청력손실을 예측하는 근거가 된다. 영구적인 청력손실은 소음성 난청이라고도 불리우며 소음에 폭로된 후 2일~3주 후에도 정상 청력으로 회복되지 않는다.

1) 소음과 건강장해(C5-dip현상)

소음과 건강장해는 초기증상으로 낮아지고 양쪽 귀에 대칭으로 오며 소음의 주파수와 관련없이 고주파음 4,000Hz에 대한 청력손실부터 시작한다. 즉 소음(4,000Hz cycle/sec) 강도 90~120dB에서 시작하는데 이것을 audiogram으로 측정한 것을 C5-dip이라고 한다.

(1) 생체반응

① **순환계 :** 혈압상승

② **자율신경계 :** 맥박수, 호흡수 증가

③ **소화기계 :** 타액분비량 증가, 위액산소 저하, 위 수축운동의 감퇴, 메스꺼움, 식욕저하, 소화불량

④ **혈액 :** 혈당 증가

⑤ 성호르몬 감소

⑥ **정신적 영향 :** 정서적으로 작업에 대한 방해, 수면방해

⑦ **청력장해 :** 일시적 혹은 영구적 청력장해가 있으며 회화방해, 일반 생리반응 불안정,

작업방해, 불쾌감과 수면방해

⑧ 중추신경계 자극하여 혈압, 발한, 맥박 증가, 호흡변화, 전신근육 증가

⑨ 회의실(30dBA), 개인사무실 혹은 가정(50dBA), 큰 사무실과 제도실(50dBA)

⑩ 옥외의 경우는 배경음보다 10dBA 이상 큰 소음

2) 산업장 방음시설

(1) 산업현장에 있어서의 소음진동에 대한 제어는 근로자의 건강과 안전에 직결되는 요소이다.

또한 세밀한 작업 공정과 설비에 대한 보호를 위해서도 필요하며, 각종 산업 설비로부터 발생하는 소음진동 공해는 주변 환경에 영향과 피해를 줄 수 있는 사항이다. 이에 작업장 소음이 산업안전보건법 기준에 넘어서는 경우, 각종기계 설비 등 사업장 전반에 걸쳐 적절한 소음저감 대책을 수립하여 소음감소를 위한 조치를 하여야 한다.

(2) 소음이 나는 음원을 덮어씌울 수 있으면 두꺼운 금속 상자로 덮개로 만들어 소음을 적게 한다.

(3) 기계 설비의 음원은 덮개를 덮을 수가 없기 때문에, 일반적으로 흡기·배기의 출입구 또는 공기 유통관에 소음 제거기를 설치한다.

(4) 소음은 발생원에서 멀리 떨어질수록 적어지기 때문에, 발생원과 다른 작업공정 사이의 간격을 멀리 떨어진 곳에 배치하는 것이 중요하다.

(5) 소음의 전달 경로 사이에 장애물을 설치하는 방법도 있다. 방음 효과를 높이기 위해서는 장애물 벽면에 다공질 재료나 흡음성이 좋은 재료를 붙여서 사용할 수 있다.

(6) 비행장, 철도와 같은 주변 가옥의 창을 이중으로 하는 등 방음 공사를 함으로써 15~30폰 정도 소리를 줄일 수 있다.

(7) 소음 공해를 많이 일으키는 공장들은 대부분 중소 규모의 공장으로 자금적인 면에서 이전이 곤란한 경우가 많은데, 공동 이용 건물의 건설 또는 공장 단지를 조성하도록 알선하는 것이 바람직하다.

(8) 소음을 줄이는 방법은 방출되는 소음 자체를 적게 하는 것이다. 음원을 밀폐시키는 방법, 환기를 시키는 방법 등을 들 수 있다. 개구부에 소음기를 부착하는 것 등이 대책이 될 수 있다.

3) 소음 노출공정

(1) 충격식 착암기나 채탄기 등 기계를 사용하여 토석 또는 광물을 굴착하는 장소에서의 작업
(2) 윤전파쇄기를 사용하여 파쇄하는 장소에서의 작업
(3) 볼밀이나 로드밀 등의 마쇄기를 사용하여 마쇄하는 장소에서의 작업
(4) 상호 밀집한 파쇄기를 사용하여 파쇄하는 장소에서의 작업
(5) 병타기를 사용하여 병타하는 장소에서의 작업
(6) 중형공기해머 또는 증기해머를 사용하여 단조하는 장소에서의 작업
(7) 그라인더나 끌을 사용하여 금속부분을 깎아내는 장소에서의 작업
(8) 금속을 타격하여 성형 가공하는 장소에서의 가공
(9) 기계총을 사용하여 금속, 목재 등을 절단하는 장소에서의 작업
(10) 충격음을 발생하는 기계가 밀집되어 가동되는 장소에서의 작업
(11) 내연기관의 제조공장 또는 수리공장에서 내연기관을 시운전하는 장소에서의 작업
(12) 위 각 항 이외에 소음성 난청이 발생할 수 있다고 인정하는 작업을 추가시킬 수 있다.

6 진 동

진동은 물체의 위치나 전류의 세기, 전기장, 자기장, 기체의 밀도 등이 지반을 통하여 건축물에 전파되며, 건물 내에 있는 사람에게 흔들려 움직여서 어떤 일정한 값 부근에서 주기적으로 변하는 것을 의미한다. 주로 기계, 기구의 사용으로 발생하는 강한 흔들림, 건설 현장에서 기계의 움직임이나 폭파에 의하여 땅이 흔들리는 것, 작업장 내 소음을 내는 기계(프레스, 절단기 등)와 여러 작업 공정이 함께 있어 가까이 있는 작업자에게 피해를 주게 된다. 또한 기계 시설의 대형화가 진동 문제를 점점 심각하게 하고 있다.

1) 진동에 의한 건강장해의 예방(산업보건기준에 관한 규칙)

진동 작업이라 함은 다음에 해당하는 기계・기구를 사용하는 작업을 말한다. 착암기, 동력을 이용한 해머, 체인톱, 엔진 커터, 동력을 이용한 연삭기, 임팩트 렌치 그밖에 진동으로 인

하여 건강장해를 유발할 수 있는 기계·기구 등이 있다.

진동의 발생원 : 공장, 건설 현장, 도로, 철도 등이 있으며 공장 진동의 발생 설비에는 프레스, 절단기, 압축기, 파쇄기, 직기 등이 있다.

2) 진동 증상

(1) 전신진동일 때 요통이 많고 시력저하, 피부로부터 열 발산 촉진, 혈액순환 촉진 또는 억제, 위장장애가 나타나며 자율신경계에서 특히 순환기를 자극하여 말초혈관수축, 혈압상승, 맥박증가, 발한, 산소소비량 증가, 폐환기 수축이 일어난다.

(2) 국소진동은 손가락에 있는 말초혈관의 폐색, 일시적으로 좁아지기 때문에 혈액의 흐름을 방해하는 순환장애로 굴착기처럼 진동이 심한 기계를 많이 쓰는 직업을 가진 사람들의 직업병이다. 뼈 및 관절에 장해를 주는 레이노드증후군(white finger, dead finger)이 나타나므로 보온을 하고 금연을 하도록 한다.

3) 진동의 예방대책

(1) 진동의 원인제거와 진동을 감소
(2) 전파경로를 차단
(3) 내진성을 높일 수 있는 자재 사용
(4) 작업시간 단축
(5) 장갑 착용

4) 진동 공해의 영향

교통 진동, 공장 진동, 건설 진동으로 나눌 수 있다. 폭발이나 타격 등에 의한 충격 진동, 작업장 등의 기계에서 지속적으로 발생하는 진동이 때로는 이것들이 복합적으로 발생하는 경우도 있다. 진동은 건물의 균열, 붕괴 등을 일으켜 재산상의 피해를 주기도 한다. 지반 진동을 받았을 때, 그 지반 진동의 주파수, 가옥의 구조 등에 의하여 그 가옥의 진동이 증폭되거나 감쇄된다.

그 결과, 문짝이 쏠리거나 벽에 균열이 생기고, 물적 피해가 발생하는 경우가 있다. 동물실험에서 진폭이 큰 진동을 단시간에 전신에 가하면 심장, 폐, 뇌 및 복부 장기에 기계적인 손상이 나타나고 진동이 오랫동안 가해지면 만성 장애가 생긴다.

손가락에 혈액 순환 장애를 받을 때 통증을 느끼고 심한 진동일 때 뼈, 관절 및 신경 근육, 혈관에 이상이 생기고 무거운 저속 연장이나 가벼운 고속 연장에 의해서도 장애가 생긴다.

(1) **진동수 3Hz 이하** : 몸이 같이 움직이고, 동요감을 느낀다.

(2) **진동수 4~12Hz 증가** : 압박감을 느낀다.

(3) **진동수 20~30Hz** : 시력 및 청력 장애를 일으킨다.
진동을 느끼기 시작하는 때는 개인차가 있고 대체로 60dB부터이다.

(4) **60dB** : 잠을 잘 때 거의 영향이 없다.

(5) **65dB~69dB** : 수면에 영향을 준다.

(7) **80dB** : 공장에서 8시간 노동을 하는 경우 진동에 신경이 쓰여 불쾌감이 일어난다고 한다.

(8) **90dB~** : 혈압 등 사람의 생리 기능에 영향이 일어난다고 한다.

그러나 자연계에서는 항상 40dB 정도의 미 진동은 있다.

5) 진동 방지 대책

진동 공해를 줄이기 위해서는 진동원에서 발생하는 진동을 작게 하는 것이 제일 좋다. 진동이 전달되지 않도록 장애물을 설치하거나 기계에 의한 진동의 발생을 방지하기 위해서는 근본적으로 기계에서 발생하는 진동을 작게 하지 않으면 안 된다. 예를 들어, 압축기의 경우 왕복식 대신에 스크루를 이용하면 소음은 20폰, 진동은 30dB 이상의 감소 효과가 있다고 한다.

건설 현장에서 떨어뜨려 기둥을 박는 드롭 해머(drop hammer)를 이용하는 작업을 할 때에도 미리 굴삭기를 가운데를 뚫은 다음에 기둥을 박음으로써 진동 시간을 줄일 수 있다. 또, 진동원에서 발생하는 진동을 될 수 있으면 전달되지 않도록 하기 위해 진동원과 기초 사이에 용수철이나 고무를 삽입하거나 기초의 면적을 넓게 하거나 무겁게 하는 방법이 있다.

7 고 온

1) 고온장애 종류

열경련, 열허탈, 열사병은 급성이고, 열쇠약증은 만성 열중증이다.

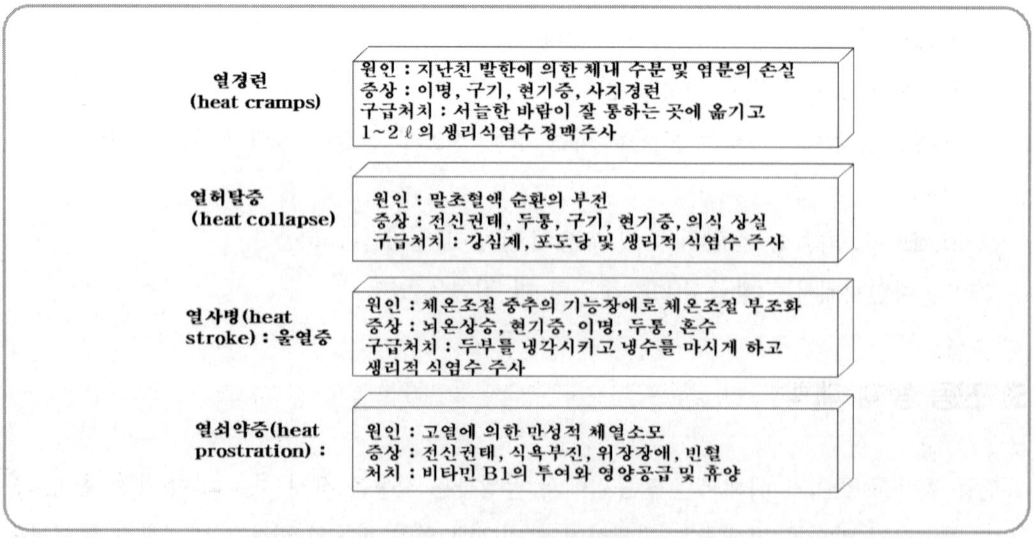

[그림 3-7] 고온장애의 종류

고온의 노출기준은 혹서기에 관계없이 적용되며 작업환경측정 및 정도관리 규정(고용노동부 고시 제2013-38호) 제18조에 의거 고온의 측정시간은 1일 작업시간을 등 간격으로 나누어 6시간 이상 연속분리 측정하여 이를 8시간 작업시의 고온수준으로 평가하고, 제19조 제2항에 의거 단위작업 장소에서 시료포집 수는 2개 이상이며, 제31조 표 1에 의한 측정시간은 온도계의 흑구직경에 따라 5분 또는 25분 이상 측정하여야 한다.

2) 고온작업 분류

(1) **경작업** : 200kcal까지의 열량이 소요되는 작업을 말하며, 앉아서 또는 서서 기계의 조

정을 하기 위하여 손 또는 팔을 가볍게 쓰는 일 등을 뜻함

(2) **중등작업** : 시간당 200kcal~350kcal의 열량이 소요되는 작업을 말하며, 물체를 들거나 밀면서 걸어 다니는 일 등을 뜻함

(3) **중작업** : 시간당 350kcal~500kcal의 열량이 소요되는 작업을 말하며, 곡괭이질 또는 삽질하는 일 등을 뜻함

[표 3-4] 고온의 노출기준(별표 3) (단위 : ℃ WBGT)

작업강도 및 작업휴식시간비	경작업	중등작업	중작업
계 속 작 업	30.0	26.7	25.0
매시간 75% 작업, 25% 휴식	30.6	28.0	25.9
매시간 50% 작업, 50% 휴식	31.4	29.4	27.9
매시간 25% 작업, 75% 휴식	32.2	31.1	30.0

8 조 명

날씨가 흐린 날 조명이 어둡거나 작업장 내 온도가 평소보다 높거나 습도가 높을 때 근로자들의 정서 변화에도 크게 관련된다. 그러므로 전체분위기를 잘 파악해야 하며 항상 정리정돈이 잘 되어있는지 체크하고 날씨가 흐리고 어수선한 분위기일 때 산재사고가 많이 일어나므로 관찰하고 문제를 파악하여 해결하도록 한다. 조명불량일 때 정서적인 불쾌감, 근육긴장,

초정밀작업 : 750Lux 이상

정밀작업 : 300Lux 이상

보통작업 : 150Lux 이상

기타작업 : 75Lux 이상

통로 : 75Lux 이상의 채광 또는 조명을 설치

[그림 3-8] 조명의 적정조도

눈의 피로, 시력감퇴, 현기증, 두통, 안구진탕증이 나타나고 작업성과적인 면에서 작업능률 감소, 생산량감소 및 불량률 증가가 높고 정서적인 면에서 활동의 둔화와 사기 저하 등이 나타난다.

9 분 진

분진은 발진(eruption)공정의 습식화 및 분진억제 대책을 시행하고 분진의 포위 격리와 밀폐 등을 실시하여 작업자는 방진마스크를 반드시 착용하도록 지도한다. 또한 물리적 인자인 진동이나 자외선 등과 같은 유해요인은 진동흡수 장갑을 착용하고 공구의 보수 관리며 작업시간을 단축시켜 예방한다.

1) 먼지의 호흡기 내 침착기전(self-possession mechanism)

(1) 중력침강에 의한 침착
(2) 관성충돌에 의한 침착
(3) 확산에 의한 침착
(4) 차단에 의한 침착
(5) 정전기에 의한 침착
(6) 흡입성 분진
(7) 흉곽성 분진 : 1~5μm(입자의 축적기전 : Sedimentation 침전)
기관지, 세기관지, 폐포 등 폐 내부의 공기통로와 가스교환 부위
(8) 호흡성 분진 : 1μm 이하(입자의 축적기전 : Diffusion 확산) - 가스교환부 위의 폐포에 축적(초미세먼지)

2) 진폐증

분진의 폐내 축적으로 인해 조직의 반응이 일어나는 질병으로 진폐증을 유발하는 먼지는 유리규산(SiO_2)과 석면이 대표적이며 먼지는 일반적으로 7μm이면 흡입이 가능한데, 이중에

서 0.5~5μm 정도의 먼지는 폐포에 축적되므로 큰 문제를 일으킨다. 진폐증 발생인자로는 분진에 폭로된 기간, 분진의 화학적 조성, 입자의 크기, 분진의 농도, 개인의 감수성 등이 관여한다.

3) 규폐증

규폐증은 유리규산의 분진 흡입으로 폐에 만성 섬유증식을 일으키는 질환인데 초기에는 무증상이었다가 호흡곤란 증세가 생기면서 발병되는 진폐증의 일종이다. 폐결핵과 합병되는 경우가 있으며, 이는 근로자에게 매우 치명적이고 암석분쇄나 암석을 연마하는 작업, 채석 작업, 주물업, 유리공업, 건물의 마무리 작업 등의 작업장에서 유리규산의 분진에 의해 발생된다.

예방대책으로는 분진시설 및 장비의 개선 또는 분진 발생원의 근본물질 제거, 발진장의 격리, 발진조작의 포위, 국소배기법 등 확산 방지를 관리한다. 또한 방진마스크, 송풍마스크 착용, 건강진단 등의 근로자 건강관리, 작업방법, 작업시간, 작업강도의 적절한 배분, 마스크의 정기적인 교환 및 청소 등 일반적인 관리가 필요하다.

10 밀폐공간

밀폐공간에서 안전한 작업이 가능한 경우에만 작업을 하도록 한다. 사전 안전성을 강화하며 근로자가 상주하지 않는 공간으로서 출입이 제한되어 있어야한다. 밀폐공간의 위험성을 알리고 출입금지 표지를 구체적으로 규정하여 부착토록 한다. 밀폐공간작업 시 착용해야 할 호흡보호구를 "송기마스크 또는 공기호흡기"만으로 명확히 한다.

근로자가 밀폐공간에 들어갈 때 그 위험성을 모르는 경우가 많아 질식재해 예방을 위해서 어디가 밀폐공간인지 확인하여 출입을 금지하고, 출입이 필요한 경우에는 산소와 유해가스 농도를 측정하고, 이에 따른 환기 등의 조치를 취해야 한다. 밀폐공간 작업 프로그램의 원활한 작동을 당부하며 근로자도 밀폐공간의 위험성과 안전조치를 알아야 위험을 피할 수 있기 때문에 근로자에 대한 안전보건교육도 반드시 필요하다.

1) 질식재해가 빈발하는 장소

화학물질 탱크, 오폐수 처리시설 내 작업 등에 대하여 산소 및 유해가스 측정, 밀폐공간 작업 프로그램을 시행하여 협력업체나 작업자가 안전보건교육을 반드시 받아야 한다.

[그림 3-9] 정보전달 및 보건기준 3대 절차

3) 3대 안전수칙

(1) 산소 · 유해가스농도 측정
(2) 환기실시
(3) 구조 시 송기마스크 등 보호구 착용

제4장 작업환경측정

작업환경측정은 측정 결과 근로자의 환경이 얼마나 유해한지 기초 자료로 활용하여 관리를 통해 직업병예방을 위한 작업환경개선과 사업계획 수립을 위한 목적을 가지고 있다. 2002년부터 산업안전공단에서 작업환경측정결과 자료를 데이터베이스로 구축하여 사업장의 작업환경측정결과 자료를 작업환경측정기관에서 제출한 당해 연도 작업환경측정결과 보고서 및 전산자료 분석내용을 매년 주기로 분석하고 있다. 업종별, 규모별, 지역별, 유해인자별 작업환경측정실시 및 노출기준 초과사업장 현황 등의 자료들을 활용한다.

즉, 유기용제 업무를 행하는 탱크・기타 옥내작업장에 대하여 1년 중 6월에 1회 이상 정기적으로 당해 작업장에 공기 중의 유기용제 농도를 측정・평가하고 이에 따라 작업환경 개선을 위한 시설 및 설비의 설치・개선 또는 보호구의 지급 등 적절한 조치를 하여야 한다.

산업안전보건법 제42조의 규정에 의하여 작업할 때 근로자 1인 이상 고용사업장에 분진 및 소음이나 유해화학물질을 사용하는 부서는 근로자가 얼마나 노출되는지를 측정・평가하고 유해인자를 제거하고 감소시켜 산업재해와 직업병을 사전에 예방하기 위해 실시한다. 측정결과에 따라 작업환경 개선을 위한 시설 및 설비의 설치・개선 또는 보호구의 지급에 대한 대책을 세운다.

1 작업환경측정 계획

1) 예비조사를 통해 원재료 투입부터 최종 완제품 출하 공정까지 전 공정을 파악한다.
2) 미리 측정기관에서 현장을 파악하고 유해요인의 측정항목(소음, 분진, 유기용제 등) 및 유해인자별 측정방법과 시간을 설정한다.

3) 작업환경측정 실시계획서를 작성하여 해당관리자의 품의를 받고 실제 해당부서에 통보하여 측정항목에 포함된 근로자가 누락되지 않도록 한다.
4) 측정날짜를 정하고 작업이 정상적으로 이루어지는 평일에 유기용제 사용근로자에게 개인시료 포집을 근로자 호흡기 위치에서 가깝게 설치하도록 한다.
5) 시료채취의 목적은 유해물질에 대한 근로자의 노출기준 초과 여부 결정과 노출원 파악, 평가 및 대책 수립, 과다 노출 가능성을 최소화시키고 과거 노출 농도의 타당성 조사, 역학조사 시 노출 수준 파악을 하기 위해서다.
6) 1일 작업시간 동안 6시간 이상 연속측정하거나 작업시간 등 6시간 이상 연속 분리하여 측정한다. 고온에 대한 측정시간도 이를 준수하여야 한다(작업환경 측정 및 정도 관리 규정).
7) 6시간 미만이 가능한 경우는 유해물질 발생시간이 6시간 이내 또는 간헐적 작업인 경우 단시간 노출기준이 설정된 물질로서 단시간 고농도 노출된 경우이다.
8) 개인시료 채취방법으로 측정하되, 곤란한 경우 지역시료 채취방법으로 실시하고 사유 첨부를 해야 한다.
9) 작업환경측정 시 참관하여 사업장의 정보를 제공하고 협조한다.

◎ 기타 유의사항

작업환경측정은 작업장의 유해인자를 파악하여 공정 및 유해인자 등이 누락되지 않아야 하고, 그 외 소음과 분진, 고열작업의 측정이 있다. 일상적이고 정상적인 작업상태 하에서 정확한 측정이 이루어져야 한다.

2 작업환경측정 횟수 대상(시행규칙 제93조의 4)

1) 30일 이내

작업장 또는 작업공정이 신규로 가동되거나 변경되는 등의 측정대상 작업장 또는 작업공정의 해당 유해인자

2) 6월 1회

(1) 발암성 물질을 포함한 화학적 인자의 측정치가 노출기준을 2배 이상 초과하는 경우의 작업장 또는 작업공정의 해당 유해인자
(2) 정기적 측정주기 작업공정 내 소음의 작업환경측정 결과가 최근 1회 이상 85dB(A) 이상인 경우 상·하반기 2회 연속 측정

3) 1년 1회

(1) 작업공정 내 소음외의 다른 모든 인자의 작업환경측정 결과가 최근 2회 연속 노출기준 미만인 경우이며 발암성물질을 취급하는 작업공정 제외
(2) 정기적 측정주기 작업공정 내 소음의 작업환경측정 결과가 1회 이상 80dB 이상인 경우 1년에 1회 측정

3 작업환경의 측정방법

작업환경 측정방법은 작업환경측정실시규정(고용노동부 고시 제2013-38호)에 따라 실시하여야 하며 작업장 유해요인을 근원적으로 차단시키거나 유해인자를 발생시키는 여러 다양한 측면에서 과학적으로 측정된 자료를 바탕으로 유해환경을 시정하고 예방하는 방법이다.

자료를 얻기 위해서는 근로자의 건강과 직결되는 피폭량과 유해물질에 노출되는 각각의 작업자 또는 같은 일에 종사하는 근로자를 무작위로 추출하여 유해물의 농도가 시간적, 공간적으로 변동이 많기 때문에 개인 포집장치를 부착하여 유해물을 포집하는 방법이며 화학적 인자를 측정하는 방법으로는 분진의 경우 무게를 측정하는 방법과 소음의 경우는 누적소음 측정장비로 분석하는 방법이 있다.

4 작업환경측정 유해인자 대상

상시 근로자 1인 이상 사업장으로서 소음, 분진, 고열, 금속가공유, 화학물질 등 측정대상 유해인자 192종에 노출되는 근로자가 있는 옥내·외 사업장 산업안전보건법 시행규칙 제93조 제1항 관련(별표 11의 3) 측정 유해인자 대상은 다음과 같다.

1) 유해인자의 화학적 인자

(1) **유기화합물** : 벤젠, 톨루엔, 노말헥산, DMF, TCE, 포름알데히드, 니트로글리세린 등의 화학물질 114종

(2) **금속류** : 납 및 그 무기화합물, 니켈구리, 수은, 알루미늄, 주석, 산화철, 카드뮴 등 금속 24종

(3) **산 및 알칼리류** : 개미산, 과산화수소, 무수초산 광물성분진, 곡물분진, 목분진, 용접흄 등 질산, 초산, 수산화나트륨 등 산 및 알카리류 17종

(4) **가스상 물질류** : 불소, 브롬, 산화에틸렌염소, 암모니아, 아황산가스, 일산화탄소 등 가스상 물질 15종

(5) **영 제30조에 따른 허가대상 유해물질** : 베릴륨, 비소, 염화비닐, 벤조트리클로라이드 12종

(6) **금속가공유** : 1종

2) 분진 : 7종

(1) 광물성 분진(규산, 규산염)

(2) 곡물 분진

(3) 면 분진

(4) 나무 분진(연목, 강목)

(5) 용접 흄

(6) 유리섬유

3) 물리적 인자 : 2종

(1) 8시간 시간가중평균 80dB(A) 이상의 소음
(2) 고열작업

5 유기용제를 취급하나 적용대상 제외 작업(시행규칙 제93조)

1) 임시 작업 : 월 24시간 미만 작업(단, 매월 10시간 이상 작업은 제외)
단축시간 작업 : 1일 1시간미만 작업(단, 매일 작업은 제외)
(임시 작업과 단축시간 작업은 발암성물질 취급은 예외)
2) 관리대상 유해물질의 허용소비량을 초과하지 않은 작업장(보건규칙 제11장)
3) 분진 적용 제외 작업장(보건규칙 제2장)
4) 유해인자의 노출수준이 현저히 낮아 노동부장관이 고시하는 작업 또는 작업장

6 산업보건 허용기준(Occupational health standards)

작업환경측정법(노동부 고시 제91-20호)에 유해요인별 기준치를 정하고 측정치가 이를 초과하는지 여부 및 정도를 판단한다. 그 기준으로는 미국의 노출기준(TLV)과 우리나라의 유해물질의 노출농도가 있다. ACGIH의 정의에서 노출기준은 거의 모든 근로자가 건강상 장애를 당하지 않고 매일 반복하여 노출될 수 있다고 생각되는 공기 중 유해인자의 농도 또는 강도이다. 우리나라 노동부 고시에 산업보건 허용기준은 '노출기준'이라는 용어를 사용한다.

미국정부 산업위생전문가협의회(ACGIH)에서의 노출기준(TLVS : Threshold Limit Values)은 세계적으로 가장 널리 이용되고 있고, 생물학적 노출지수(BEIS : Biological exposure indices)를 사용한다. 노출기준 초과 시 공학적 대책과 전문가 의뢰를 통해 대책 후 개선결과를 점검하고 노출기준 이하 시 정기 관리과정으로 한다.

한국고용노동부 산업안전보건법 제39조 〈별표 1〉 화학물질의 노출기준에서는 699개의 유

해물질 명칭, 화학식과 TWA와 STEL의 노출기준 및 CAS번호 등이 명시되어 있다.

1) 허용농도 기준

(1) 주요기준은 미국 산업위생전문가협의회(ACGIH)를 중심으로 산업장에서의 경험이나 동물에 대한 실험적 연구결과를 토대로 하고 있다. 유해물질에 허용되면 오랜 시간 계속 작업하여도 직접 중독되거나 또는 간접적으로 건강의 장애를 일으키는 일이 없는 최고농도로 설정한다.

(2) 각 유해요인의 노출기준은 당해 유해요인이 단독으로 존재하는 경우의 노출농도를 말한다. 2종 또는 그 이상의 유해요인이 혼재하는 경우에는 각 유해요인의 상가 작용으로 유해성이 증가할 수 있으므로 제6조의 규정에 의하여 산출한 노출농도를 사용하여야 한다.

(3) 노출농도는 1일 8시간 작업을 기준으로 하여 근로시간, 작업의 강도, 온열조건, 이상기압 등이 노출농도 적용에 영향을 미칠 수 있으므로 이와 같은 제반요인에 대한 특별한 고려를 하여야 한다.

(4) 유해요인에 대한 감수성은 개인 차이가 있으며 노출농도 이하의 작업환경에서도 직업성 질병에 이환되는 경우가 있다. 허용농도를 직업병 진단에 사용하거나 노출농도 이하의 작업환경이라는 이유만으로 직업성 질병의 이환을 부정하는 근거 또는 반증자료로 사용할 수 없다.

(5) 허용농도는 대기오염의 평가 또는 관리상의 지표로 사용할 수 없다.

적용범위

제4조 허용농도는 법 제18조 및 규칙 제346조, 제350조, 제358조의 규정에 의한 옥내 작업장에서의 가스, 증기, 미스트, 흄, 분진, 소음, 고온 등에 대한 환경개선기준과 법 제31조 및 규칙 제39조 각 호의 작업장에 대한 작업환경 측정결과의 평가기준으로 사용할 수 있다.

2) TLV(Threshold Limit Value)의 종류

(1) 시간가중평균농도(Threshold Limit Value–Time Weighted Average, TLV–TWA)

1일 8시간, 1주에 40시간의 정상 노동시간 중의 평균 농도로 나타내며 근로자가 이러한

조건에서 반복하여 폭로되더라도 건강상의 장애를 일으키지 않는 농도

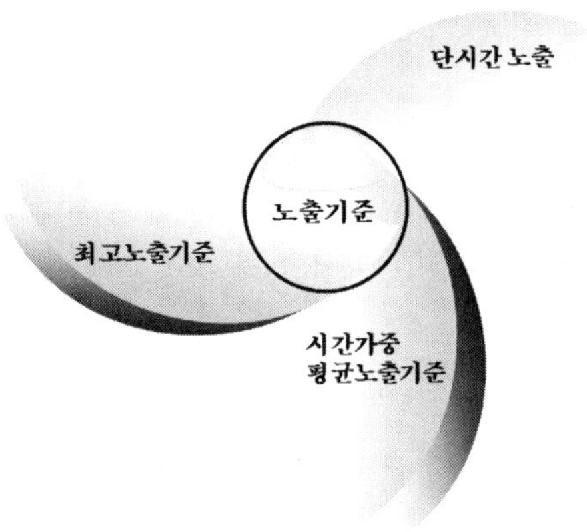

[그림 4-1]

TWA 확산값 = C1 • T1 + C2 • T2 + ··· + Cn • Tn/8
C : 유해요인의 측정치, 단위 : ppm, mg/m^3
T : 유해요인의 발생시간, 단위 : 시간)

(2) 단시간 노출기준(Threshold Limit Value−Short Time Exposure Level, TLV−STEL)

근로자가 1회 15분간 폭로될 수 있는 최대 허용치.

이 때, 폭로는 15분을 넘지 않아야 하고, 폭로와 다음 폭로 사이에는 적어도 60분이 경과하여야 하며, 하루 총 4회를 초과하여 폭로되어서는 안 된다.

15분 동안 참을 수 없는 자극, 만성적 혹은 비가역적 조직변화 사고를 일으킬 수 있는 정도의 혼수상태

(3) 최고허용농도(Threshold Limit Value−Ceiling, TLV−C)

잠시라도 해당 농도 이상 노출 시 건강장해를 초래하므로 순간적이라 하더라도 절대적으로 초과해서는 안 되는 농도. 최고허용농도(C : Ceiling)는 근로자가 1일 작업시간 동안 잠시라도 노출되어서는 아니 되는 최고허용농도를 말하며, 허용농도 앞에 "C"를 붙여 표시한다.

혼합물 허용농도에 관해 제6조에서는 화학물질이 2종 이상 혼재하고 있는 경우 혼재하는 물질 간에 유해성이 인체의 서로 다른 부위에 작용한다는 증거가 없는 한 유해작용은 가중되므로 허용농도는 다음 식에 의하여 산출하는 수치가 1을 초과하지 아니하는 것으로 한다.

$$C1/T1 + C2/T2 + \cdots + Cn/Tn$$

C : 화학물질 각각의 측정농도

T : 화학물질 각각의 허용농도

또한 혼재하는 물질 간에 유해성이 인체의 서로 다른 부위에 유해작용을 하는 경우에는 유해성 작용이 다르므로 혼재하는 물질 중 어느 한 가지라도 허용기준을 넘는 경우 초과하는 것으로 한다.

3) 농도의 표준

일정한 용적의 용매 중에 섞여 있는 양을 농도라고 하고 표준상태가 분야별로 조금씩 다름을 보여준다.

(1) **노출미만** : 현재의 작업 상태 유지

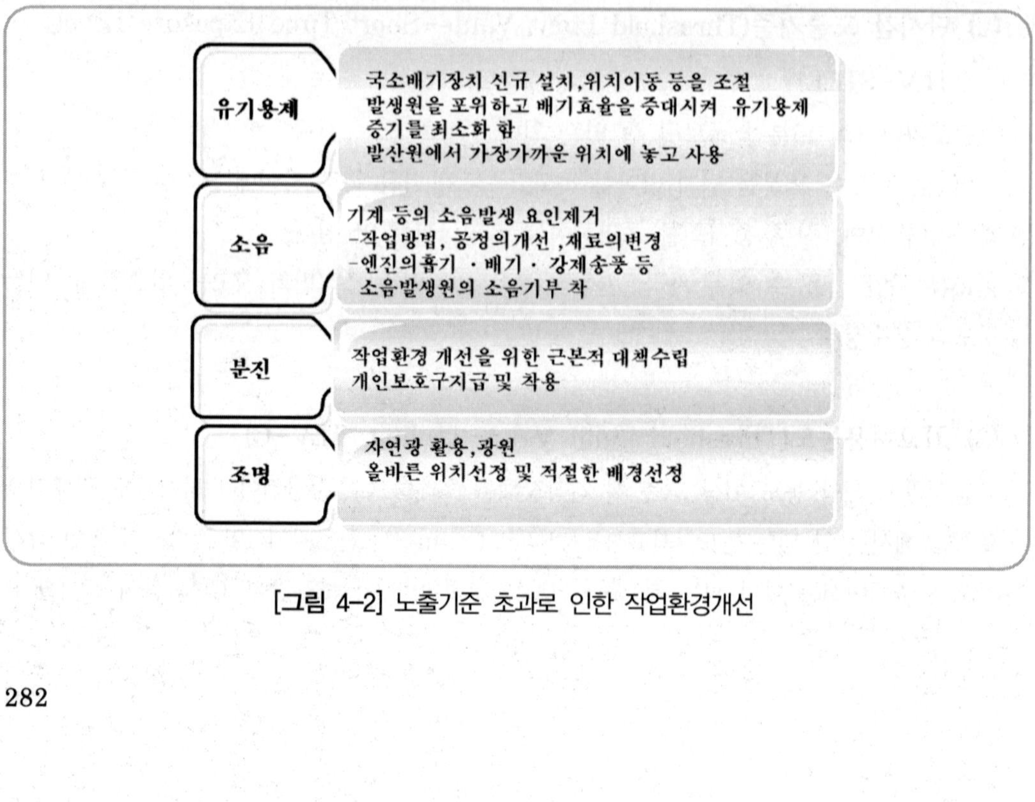

[그림 4-2] 노출기준 초과로 인한 작업환경개선

(2) **노출기준 초과 가능** : 시설·설비 등 작업 방법 점검 후 개선 및 적정 보호구 지급

(3) **노출기준 초과** : 즉시 시설·설비 등에 대한 개선대책 수립·시행 및 적정 보호구 등

작업공정 배치 : 불필요한 작업제거, 유연성 있는 업무분장, 유행공정과 격리

7 작업환경측정의 결과 보고

1) 작업환경측정기관은 사업주에게 작업환경측정결과표를 송부(측정을 완료한 날부터 30일 이내)
2) 사업주는 작업환경측정결과보고서를 관할 지방노동관서의 장에게 제출(측정을 완료한 날부터 60일 이내)
3) 상반기 측정결과는 늦어도 8월 15일까지, 하반기 측정결과는 다음해 2월 15일까지 보고하고 노출기준을 초과한 경우 '작업환경개선 증명 서류'를 첨부
4) 측정기관에서 측정결과표를 전산자료로 공단에 제출한 경우 측정결과표를 제출하지 않아도 됨

◎ 작업환경측정에 관한 서류는 5년 간(발암성 확인물질은 30년) 보존

8 위반 시 벌칙사항

1) 작업환경측정을 실시하지 아니한 경우 : 500만원 이하의 과태료부과(법 제72조 제1항)
2) 측정대상 유해인자를 일부 누락시키는 경우 : 100만원 이하의 과태료부과(법 제72조 제1항)
3) 산업안전보건위원회 또는 근로자 대표가 작업환경측정결과 설명회 개최를 요구하였으나 이에 불응한 경우 : 500만원 이하의 과태료부과(법 제72조 제2항)
4) 측정결과에 따라 근로자의 건강보호를 위하여 시설개선 등 적절한 조치를 하여야 함에도 이를 이행하지 아니한 경우 : 1,000만원 이하의 벌금형

[표 4-1] 작업환경측정 위반행위

위반행위	근거 법조문	세부내용	과태료 금액(만원)		
			1차 위반	2차 위반	3차 위반
작업환경측정을 하지 않은 경우	법 제175조 제4항 제6호	측정대상 작업장의 근로자 1명당	20	50	100
작업환경측정 시 고용노동부령으로 정한 작업환경측정의 방법을 준수하지 않은 경우	법 제175조 제5항 제13호	–	100	300	500
작업환경측정 시 근로자 대표가 요구하였는 데도 근로자 대표를 참 석시키지 않은 경우	법 제175조 제5항 제14호	–	500	500	500
작업환경측정 결과를 보고하지 않거나 거짓으로 보고한 경우	법 제175조 제6항 제15호	보고하지 않은 경우	50	150	300
		거짓으로 보고한 경우	300	300	300
작업환경측정의 결과를 해당 작업장 근로자에게 알리지 않은 경우	법 제175조 제5항 제15호	–	100	300	500
산업안전보건위원회 또는 근로자대표가 작업환경측정 결과에 대한 설명회의 개최를 요구했음에도 이에 따르지 않은 경우	법 제175조 제5항 제1호	–	100	300	500

제5장 물질안전보건자료
MSDS(Material Safety Data Sheets)

물질안전보건자료(MSDS)란 유해화학물질로부터 근로자의 건강을 보호하기 위해서 사업주가 유해위험성 등에 대한 설명서를 작성하여 작업 장소에 게시한다. 그 취급 용기에는 경고 표지를 부착하여 취급하는 근로자에게 유해위험성 등을 정확하게 알도록 산업재해나 직업병 등을 예방하기 위하여 화학제품의 안전사용을 위한 설명서이다.

국내에서 사용되는 화학물질은 4만 여종이 유통 사용되고 있다. 노출기준이 설정된 화학물질은 한정되어 있어 화학물질 위험 평가 도구가 마련되어 있지 않아 화학물질로 인한 근로자 건강보호에 어려움이 있다.

산업이 급성장하면서 반도체, 신소재 등 첨단 산업을 중심으로 유독성물질의 취급량이 늘어나는 것에 비해 화학물질 관리체계는 일정하게 화학물질을 분류하고 관리하기가 어려운 실정이다.

1 유해물질의 유해성 관리

중금속이나 유기용제 등 유해물질로부터 현장에서 발생할 수 있는 유해물질에는 어떠한 것들이 있으며, 건강상에 어떠한 영향을 미치는지를 알기 위해 보다 안전하고 건강하게 일할 수 있도록 관리하는 방식이다. 그러기 위해서는 작성된 MSDS 자료를 현장에 비치하여 근로자의 알 권리를 충족시키고 화학물질로부터 유해요인을 대처하는 방법이다.

① **MSDS 자료 :** 문서화하여 누구든지 쉽게 읽을 수 있도록 보장해야 한다. 또한 작업환경 측정이나 건강검진 시 활용하며 직업병 발생 시 인과관계를 검토하는 기본 자료로 활용할 수 있다.

② **라벨 종류** : 화학물질의 용기에는 유해정보를 쉽게 알 수 있도록 표기해야 한다. 가장 빠르고 쉽게 얻을 수 있는 방법은 용기나 포장에 붙어있는 경고표지(label)을 확인하는 것이다.

③ **교육** : 작업자 스스로가 충분히 유해정보를 숙지하고 안전한 작업방법을 익힐 수 있도록 교육과 훈련을 보장해야 한다.

1) 영향요소

(1) 공기 중의 농도
(2) 폭로시간 및 폭로횟수
(3) 개체의 감수성
(4) 작업강도
(5) 기상조건
(6) 유해물질의 인체 내 폭로경로와 물리화학적 특성

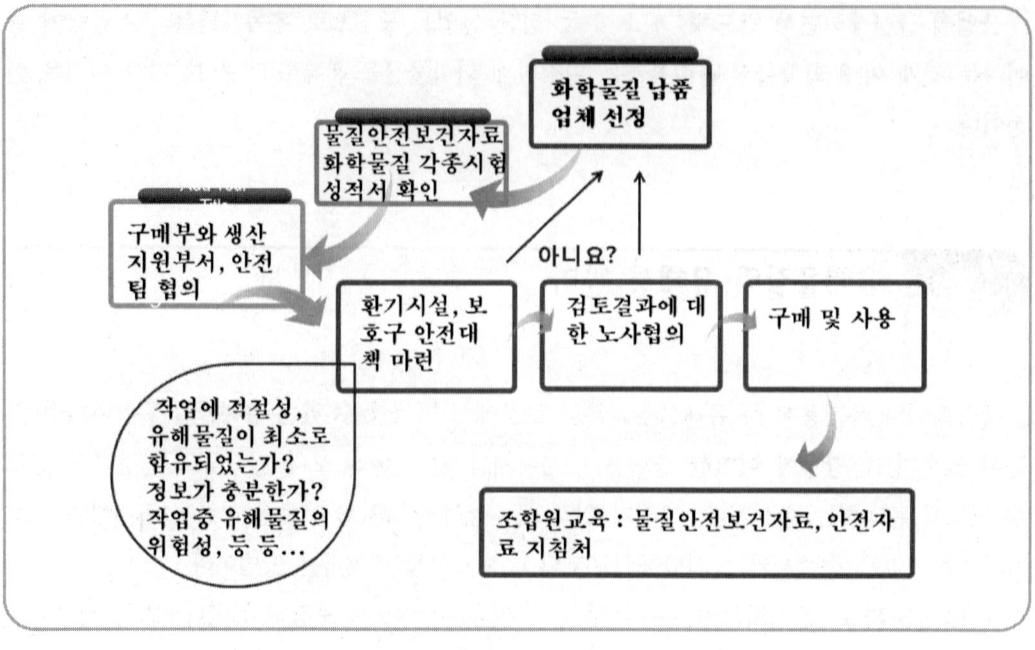

[그림 5-1] 화학물질의 구매 절차

2) 교육(제41조 제2항)

유기용제 작업근로자에게 다음 내용의 특별안전보건교육을 실시한다.

① 당해 작업장에서 사용하는 화학물질에 대한 MSDS의 내용

② 당해 작업장에서 제조 또는 사용되는 유기용제 등의 물리·화학적 특성

③ 유기용제의 침입 경로 및 대사 작용

④ 중독증상과 징후

⑤ 유기용제 등에 의한 직업병 예방을 위해 취해진 현 조치 사항

⑥ 현 조치 사항의 유지·관리 요령

⑦ 공정별 표준작업 요령

⑧ 작업환경, 개인위생 등 작업 전후의 건강장해 예방대책

⑨ 응급조치 방법

⑩ 보호구의 사용법, 제한조건 및 개인보호구 청결유지방법

⑪ 기타 안전보건상의 조치 등

(1) 실시시기

① 새로운 유해화학물질이 사업장에 들어온 즉시

② 유해화학물질 취급작업에 신규 근로자가 종사하기 전

③ 유해화학물질 노출작업에 작업전환 전

④ 유해화학물질을 운반, 저장시키고자 할 때

⑤ 사고발생 우려로 판단될 때

(2) 교육방법

① 근로자가 서명한 대장에 교육시간, 내용 등을 사업장에 비치 및 관리

② 안전보건 교육시 근로자에게 MSDS 교육

③ 관리독자 등에 대한 교육 시 MSDS 교육

3) 물질안전보건자료의 작성 및 비치에 관한 사항(제41조 제1항)

(1) 물질안전보건자료의 작성 및 게시·비치 의무화(유해화학물질 취급 작업공정 내, 사고

나 직업병 발생 우려 장소, 사업장 내 근로자가 가장 보기 쉬운 장소)

(2) 물질안전보건자료의 양도 또는 제공

(3) 물질안전보건자료의 제출 및 변경명령

(4) 화학물질 용기에 경고표지 부착제조(수입업자는 용기나 포장에 한글 경고표지를 부착, 실험실 시험, 연구 목적 시약은 외국어 경고표시 인정, 사용, 운반, 저장 사업자는 경고 표지 유무 확인 및 부착, 사업주는 제조, 수입업자에게 표지 부착요청 가능)

4) MSDS 유해 위험그림(한국산업안전공단 자료)

(1) 국내 그림 사용

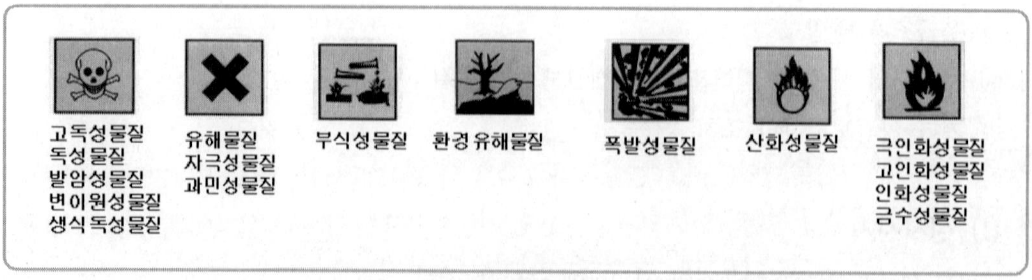

[그림 5-2]

(2) GHS(Globally Harmonized System of Classification & Labeling of Chemicals)

GHS 사용은 화학물질분류 및 표지에 관한 세계조화시스템이다. 위험물 표시를 전 세계적으로 통일된 분류기준에 따라 화학물질의 유해·위험성을 분류하고 통일된 형태의 경고표지 및 물질안전보건자료(MSDS)로 화합물 물질취급과 관련된 모든 이가 알 수 있도록 효율적으로 전달하는 정보제공 방법이다. 경우에 따라 국가 간 분류결과가 일부 다르게 구분되는데 개별 국가의 분류기준의 차이와 분류에 사용된 화학물질정보자료 DB의 차이, 국가별 정부기관의 관리대상 화학물질(발암물질 등)의 부분적 차이가 있을 수 있다. 이들 화학물질 사용은 3000여 만종 중에 10만 여종을 사용하고 있지만 국내에서는 약 4만 여종의 화학물질이 유통 중이다. 대부분의 화학물질은 유해성 자료가 없는 채로 유통되고 있어 취급근로자에게 직업병, 폭발 화재, 맹독성 물질에 대한 질식 등의 위험성 사고가 추정된다. 잠재적으로 유해하다는 관점에서 볼 때 일관된 관리의 필요성이 매우 크다고 볼 수 있다. 화학물질에 대한 분류와 표지가 국제적으로 일치하지 않아 유통과정에서 발생할 수 있는 혼란을 방지하기 위해 기존 MSDS에서 GHS-MSDS로 발전하게 되었다.

GHS(Globally Harmonized System of Classification & Labeling of Chemicals)는 세계적으로 통일된 분류기준에 따라 화학물질의 유해위험성을 분류하고, 통일된 형태의 경고표지 및 MSDS로 정보를 전달하는 방법이다.

불꽃(Flame)	원위의 불꽃	폭탄의 폭발
		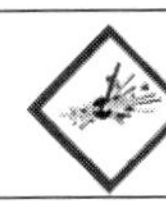
부식성	가스실린더	해골과 X형 뼈

감탄부호	환경	건강유해성
	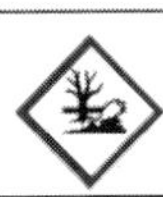	

GHS 그림 사용(한국산업안전공단 자료)

[그림 5-3]

5) 밀폐된 공간의 출입 또는 작업금지

(1) 환기가 불충분하여 산소결핍의 위험이 있는 밀폐된 공간에는 출입 또는 작업을 금지하여야 한다. 또한 통풍이 불충분한 화학물질의 저장창고 등 고농도의 화학물질에 폭로될 우려가 있는 장소 역시 출입 또는 작업을 금지하여야 한다.

(2) 산소결핍의 위험이 있거나 고농도의 유해물질 폭로의 우려가 있는 장소에는 그 뜻을 명기하여 근로자가 보기 쉬운 곳에 표시하여야 한다.

(3) 가연성의 유기용제 등을 저장하는 장소에는 화기를 사용하지 않는다.

(4) 유기용제 등을 저장하는 장소에는 관계자 외의 출입금지 및 인화성물질 경고등 표지를 게시한다.

(5) 유기용제 등을 넣었던 빈 용기로써 유기용제의 증기가 발산될 우려가 있는 경우에는 당해용기를 밀폐하거나 옥외의 일정한 장소에 보관한다.

(6) 가연성 유기용제 등이 들어 있던 빈 용기 중에는 유기용제 증기와 공기가 혼합되어 폭발성 혼합가스가 발생될 수 있으므로 불 속에 넣지 않는다.

6) 응급조치 요령

(1) 눈, 피부접촉 시 흐르는 물에 15~20분간 세척

(2) 눈 세척시설은 쉽게 접근 가능한 곳에 설치

(3) 제품 사용 전 사용방법을 숙지

(4) 다량 흡입 시 우선적으로 환자를 신선한 공기가 있는 곳으로 이동

(5) 의료인이 환자상태 계속 관찰

(6) 산소마스크 등 사용

7) MSDS를 작성할 때

(1) 혼합물 전체의 관련정보가 잘 나타나야 한다.

(2) 수출자는 수입자에게 MSDS를 제공하고 수입자는 이를 번역하여 사용자에게 제공하여 자료의 신뢰성이 확보될 수 있도록 자료 출처 및 작성 시기를 함께 기재한다. 물질안전보건 자료대상물질 제조·수입자 및 국외제도자가 선임한 자

(3) 원재료를 후진국에서 수입할 때는 선진국 MSDS 구입하여 번역하여 한글로 작성하여야 한다.

(4) MSDS 작성항목 16가지를 빠짐없이 작성한다.

(5) 항목에 대해 관련 정보를 얻을 수 없는 경우 작성란에 "자료없음"이라고 기재한다.

(6) 적용이 불가능하거나 대상이 되지 않는 경우 작성란에 "해당없음"으로 기재한다.

(7) MSDS를 작성할 때 취급 근로자의 건강보호 목적과 부합되도록 작성하고 사업주는 화학물질의 유해위험성 등에 대한 새로운 정보를 알게 된 때에는 이를 3개월 이내에

MSDS에 추가하여야 한다.

물질안전보건자료로서 산업안전보건법 제41조에 근거하여 사업주는 당해 작업장에서 사용하는 유기용제를 포함한 모든 화학물질을 제조, 수입, 사용, 운반 등 저장하고자 할 때 MSDS를 작성 및 비치한다. 화학물질이 담겨있는 용기 또는 포장에 경고표지를 부착하여 유해성을 알리며 근로자에게 안전보건교육을 실시하는 제도로서 취급상의 주의사항 등 아래 16가지의 정보에 대한 세부사항을 반드시 작성해서 작업장 게시판에 비치해 두어야 한다.

2 MSDS작성비치(작업장 게시판 게시) 내용

1) 화학 제품과 회사에 관한 정보

예)

가. 제품명 : ○○○○

나. 제품의 권고 용도와 사용상의 제한

제품의 권고 용도 :

제품의 사용상의 제한 :

다. 제조자/수입자/유통업자 정보

회사명 :

주 소 :

전화번호 :

2) 유해 · 위험성

3) 구성성분 중 유해 · 위험한 화학물질의 명칭 및 함유량

4) 응급조치 요령

5) 폭발 · 화재 시 대처방법

6) 누출 사고 시 대처방법

7) 취급 및 저장방법

8) 노출방지 및 개인 보호구
9) 물리・화학적 특성
10) 안정성 및 반응성
11) 독성에 관한 정보
12) 환경에 미치는 영향
13) 폐기 시 주의사항
14) 운송에 필요한 정보
15) 법적 규제사항
16) 기타 참고사항

◎ 사고 시 응급상황에 대처하기 위해 화학물질을 유해성별로 분류하고 사전에 유해성을 충분히 숙지하여 만약의 사고에 신속히 대응할 수 있도록 한다. 특히 화학물질로 인한 사고는 직업병, 화재폭발 등과 같이 그 회복이 어렵고 후유증이 매우 심각하다고 할 수 있다.

3 작업환경개선의 공학적 대책

1) 대치(Substitution)

위험한 화합물은 유해성이 적은 물질로 대치한다. 그러나 비슷한 화학구조식으로 독성은 적지만 지금까지 알려지지 않았던 전혀 다른 장해를 줄 수 있으므로 물질을 변경한 후에는 일정 기간 동안 세심한 관찰이 필요하다.

(1) 공정의 변경

예) ① 알코올, 디젤, 전기력을 사용한 엔진개발
② 금속을 두들겨 자르던 공정을 톱으로 절단하는 것으로 변경
③ 페인트 분사하는 방식에서 담그는 형태로 변경 혹은 전기 흡착식 페인트 분무방식으로
④ 고속회전식 그라인더 작업을 지속 연마작업으로 변경
⑤ 분진이 비산되는 작업에 습식공법의 채택

⑥ 송풍기의 작은 날개로 고속 회전시키는 것을 큰 날개로 저속 회전시킴
⑦ 도자기 제조공장에서 건조 후 실시하던 점토배합을 건조 전에 실시
⑧ 유기용제 세척공정으로 스팀세척이나 비눗물 사용공정으로 대치
⑨ 압축공기식 임팩트 렌치 작업을 저소음 유압식 렌치로 대치
⑩ 소음 저감을 위해 리베팅 작업을 볼트, 너트 작업으로 대치

2) 시설의 변경

(1) 시설을 변경하면 짧은 기간 내에 성과를 낼 수 있다.

예) ① 고소음 송풍기를 저소음 송풍기로 교체
② 가연성 물질 저장 시 유리병보다 철제통이 안전
③ 흄 배출 후드의 창을 안전유리로 교체

(2) 유해물질의 변경 – 가장 흔히 사용하는 대책

예) ① 아조염료의 합성 원료인 벤지딘을 디클로로 벤지딘으로 전환
② 성냥 제조 시 유독 가스가 많이 발생하는 황린 대신 적린을 사용
③ 세탁 시에 석유납사 대신 Perchloroethylene을 사용(인화성이 없고 휘발성이 강하여 세탁하는 시간을 단축시키며 기름때를 빼는 능력이 탁월)
④ 야광시계의 자판을 라듐 대신 인을 사용
⑤ 연 함유 페인트를 이산화티탄
⑥ 벤젠을 노말 헥산으로 대체
⑦ 베타 나프틸아민을 알파 나프틸아민으로
⑧ 산화에틸렌을 계면활성제로
⑨ 금속을 두들겨서 자르는 것 보다는 톱으로 자름
⑩ 소음을 줄일 수 있도록 리베팅 작업을 용접작업으로 바꾸는 경우

3) 격리(Isolation)

격리는 작업자와 유해인자 사이에 물체, 거리, 시간 등의 차단을 뜻한다. 작업자와 유해인

자 사이에 방호벽(barrier)이 놓여 있는 상태를 뜻하며 근로자를 격리시키거나 물체와 물체일 수도 있고 거리일 수도 있으며 시간일 수도 있다.

화공창고에 저장되어 있는 물질은 각 저장물질이 밀폐되어 있기도 하고 작업자와 자주 접촉되지 않기 때문에 위험이 따르지 않는 것으로 생각하기 쉽다. 물질에 따라 서로 격리하여 저장할 필요가 있으며 창고에 환기장치를 부착하여야 한다. 그 양이 적어 캐비닛에 보관할 때는 환기장치가 부착되어야 한다.

(1) 격리의 분류

① **저장물질의 격리** : 인화성이 강한 물질 저장 시 저장탱크 사이에 도랑을 파고 제방을 만든다.

② **시설의 격리** : 방사능 물질은 원격조정이나 자동화 감시체계로 하고 시끄러운 기계류에 방음 커버를 씌운다.

③ **공정의 격리** : 작업공정의 격리는 비용이 많이 든다. 공정의 격리가 필요한 사업장은 자동차의 도장작업, 제품의 전기도금 등에서 활용하고 있다.

④ **작업자의 격리** : 위생보호구 착용을 한다.

⑤ **환기**(ventilation) : 물질 제거, 가연 물질의 화재・폭발 방지를 위해 국소배기장치와 전체 환기장치가 있다.

⑥ **교육**(Education) : 모든 근로자에게 위험성 개선책으로 정기적 교육을 실시한다.

제6장 건강진단(제43조)

건강진단이란 모든 근로자를 대상으로 건강상태를 확인하고 일반질병 및 직업병 요관찰자 또는 유소견자를 조기에 발견하기 위하여 실시되는 의학적 선별검사로써 정기검진으로 일반검진과 특수검진이 있다. 유해작업과 관련이 없는 경우에는 일반건강진단만 받는다. 유해작업과 관련이 있는 경우에는 일반검진 실시와 함께 유해업무와 관련되는 검사항목을 추가하여 주로 작업장의 유해한 환경요인에 근로자들이 건강장해에 노출되지는 않았는지 받는 정기검진이 특수건강진단이다. 그 외 배치전 건강진단, 수시건강진단, 임시건강진단 등이 있다. 이들 모든 검진은 작업장의 다양한 유해인자에 의해 발생할 수 있는 근로자의 건강장해를 조기에 발견하여 일반적 혹은 직업성 질환을 예방하기 위함이다. 건강검진은 각 개인의 건강을 유지, 증진시킬 뿐만 아니라 산업안전보건을 확립하여 생산을 극대화시키기 위하여 건강검진을 실시한다.

1) 근로자 건강진단의 목적

(1) 개별 근로자의 건강수준 평가와 현재의 건강상태를 파악하여 계속적인 건강관리의 기초자료로 활용한다.
(2) 특정 직업에 종사할 때 적합한지 신체적인 상태를 파악하여 적절한 작업배치를 한다.
(3) 일반질환과 직업성 질환의 조기 발견과 조치를 위해 한다.
(4) 집단전체에 전염성 질환으로 악영향을 끼치거나 건강장해를 일으킬 수 있는 소인을 가진 근로자의 발견과 적절한 조치를 위해 한다.

◎ 근로자 건강진단의 활용도

① 근로자집단 전체의 건강양상을 파악함으로써 동일 작업집단이나 유사작업 환경 근로자들에 대한 건강 유해요인을 최소화 하도록 하는 대책수립 시 분석 자료로 활용

② 소수 근로자에게서의 직업 관련성 질환을 확인하여 다른 근로자에게 동일 질환이 발생하지 않도록 유해요인의 노출기준을 설정하는 기초 자료로 사용

생활습관 등 비직업성 혹은 직업성질환의 위험요인을 파악할 수 있어 건강증진 프로그램의 기초 자료로 활용 가능

1 특수건강진단

산업안전보건법 제43조의 규정에 의하여 유해한 작업환경에서 유해화학물질 즉, DMF, 벤젠, 유기용제, 석면, 분진, 소음 등을 사용하는 부서에 종사하는 근로자의 질환을 예방하고 근로자 건강보호 및 직업병을 조기발견하고 보호 유지하기 위한 검진이다.

또한 야간작업 특수건강진단이 2014년 1월 1일자로 시행되어 야간작업으로 불규칙한 신체리듬으로 인해 정신적 · 신체적 피로 및 스트레스에 의해 불면증, 심혈관질환 등 각종 건강문제유발로 예방차원에서 관리한다. 중요하므로 "야간작업"을 현행 특수건강진단 대상으로 포함시켜 해당 근로자의 건강장해를 조기발견하고 사후관리를 강화하기 위한 것이다.

해당 작업의 근로시간이 상시적으로 야간작업 특수건강진단 대상시간에 포함되는 경우 해당 작업에 근로자를 배치하기 전에 건강진단을 실시한다. 배치 후 6개월 이내에 첫 번째 건강진단을 실시한다. 첫 번째 실시 후부터는 1년 주기로 실시하며 이 경우 일반건강진단과 특수건강진단을 모두 한다.

1) 실시대상 및 기준

작업환경 측정실시 후 유기화합물, 소음, 분진 기타(고온, 전리방사선, 자외선, 진동 등) 노출된 유해물질의 결과에 따라 항목이 다르고 대개 유기화합물 검진이 가장 많다.

[표 6-1] 야간근로자 특수검진대상

구 분	내 용
야간근로자 특수검진대상	• 6개월간 밤 12시부터 오전 5시까지의 시간을 포함하여 계속되는 8시간 작업을 평균 4회 이상 수행하는 경우 • 6개월간 오후 10시부터 다음날 오전 6시 사이의 시간 중 작업을 월 평균 60시간 이상 수행하는 경우
실시시기 및 주기	• 배치전, 배치후 첫 번째: 6개월 이내 • 주기 : 12개월*일반건강진단과 동시 실시가능
검사항목(1차)	• 신경계 : 불면증 증상 문진 • 심혈관계 : 복부둘레, 혈압, 공복혈당, 총콜레스테롤, 트리글리세라이드, HDL 콜레스테롤 • 위장관계 : 관련 증상 문진 • 내분비계 : 관련 증상 문진

2) 유기화합물 적용대상

제98조 제3호에서 정한 특수건강검진의 대상이 되는 유해물질은 181종으로 유기화합물 109종, 금속류 20종, 산 및 알칼리류 8종, 가스상 물질류 14종, 금속가공유 1종, 허가대상물질 12종, 분진 7종, 물리적 인자 8종, 야간작업 2종을 포함한다. 이들 물질에 직업적으로 노출되면 농도나 시간에 관계없이 특수건강검진의 대상이 된다. 또한, 건강진단결과 근로자가 직업병 유소견자로 판정받았을 때 작업 전환을 하거나 작업장소를 변경한다.

[표 6-2] 생물학적 노출지표의 필수항목

구분	직업적 노출된 유해물질	생물학적 노출지표물질
유기화합물	N,N-디메틸아세트아미드	요중 N-메틸아세트아미드
	N,N-디메틸포름아미드(DMF)	요중 N-메틸포름아미드(NMF)
	메틸클로로포름(1,1,1-트리클로로에탄)	요중 삼염화초산 또는 총삼염화에탄올
	스티렌	요중 만델릭산 또는 페닐글리옥실산
	크실렌	요중 메틸마뇨산
	톨루엔	요중 마뇨산
	트리클로로에틸렌	요중 삼염화초산 또는 총삼염화물
	퍼클로로에틸렌(테트라클로로에틸렌)	요중 삼염화초산
금속류	납	혈중 연
	수은	요중 수은
	카드뮴	혈중 카드뮴
가스상 물질류	일산화탄소	혈중 카복시헤모글로빈 또는 호기중 일산화탄소

배치전 건강진단은 실시한 날로부터 유해인자별로 정해져 있는 시기에 첫 번째 특수건강진단을 하고, 이후 정해져 있는 주기에 정기적으로 실시한다.

[표 6-3] 특수건강진단의 시기 및 주기(제202조 제1항 관련)

구분	대상 유해인자	시기 배치 후 첫 번째 특수 건강진단	주기
1	N,N-디메틸아세트아미드 N,N-디메틸포름아미드	1개월 이내	6개월
2	벤젠	2개월 이내	6개월
3	1,1,2,2-테트라클로로에탄 사염화탄소 아크릴로니트릴 염화비닐	3개월 이내	6개월
4	석면, 면 분진	12개월 이내	12개월
5	광물성 분진 나무 분진 소음 및 충격소음	12개월 이내	24개월
6	제1호부터 제5호까지의 규정의 대상유해인자를 제외한 별표 12의2의 모든 대상유해인자	6개월 이내	12개월

(1) 생물학적 노출지표검사

생물학적 노출지표검사는 유해물질을 취급하는 근로자의 신체에 동 물질이 흡수(피부 또는 호흡기)되어 체내에 축적된 정도를 확인하는 검사이다.

특수건강진단 항목에는 대부분의 물질에서 생물학적 노출기준은 해당 물질이 실질적으로 체내에 흡수된 양을 의미한다. 많은 양의 유해물질이 체내에 장기간 흡수되면 건강장해를 일으킬 가능성이 높다. 유기용제 또는 중금속이 인체 내에 유입된 후 생체시료를 채취하여 원 물질 내지 그 물질의 대사 산물량을 분석하는 것이다.

일반적으로 작업장 근로자들의 유해물질에 대한 노출정도를 평가하는 방법으로 노출근로자의 혈액이나 요(Urine) 중 대사물질을 분석하여 해당 유해물질에 대한 노출의 정도를 평가하는 것이다. 따라서 생물학적 노출지표의 값이 높은 것은 '현재 건강장해가 있다' 라기 보다 '현재 있을 가능성이 높거나 앞으로 발생할 가능성이 높다' 는 뜻이 더 크다.

예) 톨루엔이 증기로 흡입되면 일부가 호흡기나 피부를 통해 간에서 다시 대사되어 뇨 중에 마뇨산의 glycine 포합체로 배설된다. 요 중 마뇨산의 참고치가 2.5g/g Cretine 기준으로 얼마나 표적장기인 간에 노출되었는지에 따라 사후관리 소견이 달라진다.

(2) 유기화합물 표적장기별 검사

표적장기별 검사는 유해물질로 인해 건강장해가 발생하는 신체기관별 이상 유무를 검사하는 방법이다. 임상검사 결과 참고 값을 표적장기에 영향을 준 것으로 의심되는 유해인자를 기준으로 판정한다. 즉, MEK (METHYL ETHYL KETONE) 취급근로자의 생물학적 노출지표(참고치)에서 요 중 마뇨산이 기준치에 초과했을 때 표적장기 즉, 간이나 중추신경계와 노출에 의해 위험이 증가될 수 있는 경우 간질환 이상, 피부질환 등에 이상 징후를 보이는 상태를 C로 판단하고, 표적장기에 뚜렷한 장해가 있는 상태를 D로 판단하는 것이다. 유해취급물질로 인한 C1과 D1은 표적장기에 영향을 준 것으로 구분한다. 하나의 유해인자가 두개 이상의 표적장기에 영향을 줄 수 있으므로 각 유해인자별로 복수의 표적장기 판정이 가능하다.

(3) 1차 검진항목

특수건강진단 대상 유해인자에 노출되는 업무에 종사하는 근로자를 대상으로 건강진단을 실시할 때에는 해당 유해인자에 대하여 유해인자 별로 정의한 1차 검사항목 전체를 반드시 실시해야 한다. 해당 유해업무로 인해 기본적 임상검사 및 임상진찰 항목과 생물학적 노출지표 검사이며 수검 대상자 모두가 반드시 받아야 하는 최소한의 기본 검사항목이다.

(4) 2차 검진항목

특수건강진단대상 유해인자의 종류에 따라 검사항목은 달라지며 1차 검사항목의 표적장기 검사결과가 참고치보다 높거나, 질환이 있다고 판단이 되는 경우 검진의사가 2차적으로 확대하여 실시할 수 있는 검사이다.

[표 6-4]

1차 검사항목	2차 검사항목
직업력 및 노출력 조사 주요표적기관과 관련된 병력조사 임상검사 및 진찰 간담도계 : 혈청지오티, 혈청지피티, 감마지피티 비뇨기계 : 요검사 10종, 소변세포병리검사 신경계 : 신경계 증상문진, 신경증상에 유의 호흡기계 : 청진, 폐활량검사 점막자극증상문진 눈, 피부 : 관련증상문진 조혈기계 : 혈색소량, 혈구용적치, 적혈구수, 백혈구수, 혈소판수, 백혈구 백분율 심혈관계 : 흉부방사선검사, 심전도검사, 총콜레스테롤, HDL콜레스테롤, 트리글리세라이드 생물학적 노출지표 검사 생식계 : 생식계 증상문진 기타	임상검사 및 진찰 간담도계 : 혈청지오티, 혈청지피티, 감마지피티, 총단백, 알부민, 총빌리루빈, 직접빌리루빈, 알파피토단백, 알카리포스파타아제, B형간염표면항원, B형간염표면항체, C형간염표면항체, A형간염항체, 초음파검사 비뇨기계 : 단백뇨정량, 크레아티닌, 요소질소 신경계 : 신경행동검사, 임상심리검사, 신경학적검사 호흡기계 : 흉부방사선, 작업중 최대 호기, 비특이기도 가민검사 눈, 피부, 비강, 인두 : 세극등현미경검사, 비강 및 인두 검사, 면역글로불린정량, 피부첩포시험, 피부단자시험, KOH검사 조혈기계 : 혈액도말검사 생식계 : 에스트로겐(여), 황체형성 호르몬, 난포자극호르몬, 테스토스테론(남) 생물학적 노출지표검사 기타

(5) 특수건강진단대상 유해인자의 종류에 따라 검사항목은 달라진다.

1차 검진결과에 따라 2차 검진이 진행되는 것이 원칙이나 경우에 따라 1차 검사결과에 이상소견이 나타나도 의사의 판단에 의해 2차 검진을 하지 않을 수도 있다. 즉, 1차 검진에서 혈뇨가 참고치를 넘었지만 의사가 문진을 통해 근로자가 며칠 전에 비뇨기과에서 초음파 쇄석술을 받았다는 기왕력을 알았을 때, 혹은 근로자의 검진 과거력에서 백혈구가 수년간 경미하게 높았지만 의사가 환자의 문진을 통해 과거 조혈기계 등 정밀검사에도 특이소견을 보이지 않았다면 의사의 판단아래 2차 검진을 받지 않을 수도 있다.

3) 소음 적용대상

노동부고시 제2008-101호(근로자건강진단 실시기준)에 의해 소음발생장소에서 업무를 행하는 근로자에 대한 순음청력검사는 소음에 대한 특수건강진단을 실시하도록 적용한다.

소음으로 인해 정신적 · 신체적으로 피해를 받을 뿐만 아니라 소음의 물리적인 성질에 따라 근로자가 어떤 상태에 있느냐에 따라 달라질 수 있다. 소음 레벨이 클수록 지속시간이 길수록 더 많은 영향을 받는다. 지속적인 소음보다 연속적으로 반복되는 소음과 충격음에 의한 영향이 더 크다.

소음에 대한 인간의 감수성은 각자 다르므로 그 사람의 건강도에 따라 달라질 수도 있으므로 남성보다는 여성이 그리고 노인보다는 젊은이가 소음에 대하여 민감하며, 그들의 체질과 기질에 따라서도 영향이 달라진다. 심신의 상태에 따라 사람이 노동하고 있을 때와 휴식을 취하든가 잠을 자고 있을 때는 소음의 크기와 영향이 크게 차이가 난다. 소음에 익숙해지든가 만성적인 사람은 웬만한 소음에 대해서는 크게 영향을 받지 않지만 어느 정도 심신의 부담이나 청력감퇴 등의 영향을 받게 된다. 큰 소리를 들은 직후에는 일시적으로 청력이 어두워지는데 이것을 일시성 청력상실 또는 일시성 난청(TTS)이라고 한다. 그러나 오랫동안 소음에 의해 차차 귀가 멀어지는 것을 영구성 청력상실 · 영구성 난청(PTS) · 소음성 난청이라고 하는데 작업장은 지속적이고 반복적으로 소음에 노출되므로 소음성 난청이 대부분이다.

소음성 난청의 특징은 4,000Hz 부근에서 난청이 된다는 점이다. 소음에 의해 순환기 계통에서는 혈압이 높아지며 맥박이 증가하고 말초혈관이 수축한다. 호흡기 계통에서는 호흡 횟수가 증가하고 호흡의 깊이가 감소한다.

소음수준이 90데시벨을 초과하는 사업장의 소음으로 인하여 근로자에게 건강 장해가 발생한 사업장은 해당 법에 따라 청력보존프로그램을 실시해야 한다.

1일 8시간 작업을 기준으로 85dB 이상의 소음이 발생하는 작업, 강렬한 소음 작업 및 충격소음작업에서 발생하는 소음에 노출되는 작업장에 대해서는 특수건강진단을 실시한다. 강렬한 소음은 배치 후 6개월 이내, 이 후 12개월 주기마다 하고, 소음 및 충격소음은 배치 후 12개월 이내, 이 후 24개월 주기마다 한다.

과거 최근 2회 연속 85dB 이하가 나왔다면 작업환경측정 주기를 1년에 1회로 변경할 수 있다. 6개월에 1회에서 8시간 시간가중평균(1일 8시간 작업을 기준으로 하여 유해요인의 측정치에 발생시간을 곱하여 8시간으로나눈 값) 80dB 이상의 소음에 대해서는 작업환경측정을 실시하여야 한다(6개월 1회, 과거 최근 2회 연속 85dB 이하: 1년 1회).

소음의 노출기준

[표 6-5]

(별표 2-1)

1일 노출 8시간 이상	90dB
1일 노출 4시간 이상	95dB
1일 노출 2시간 이상	100dB
1일 노출 1시간 이상	105dB
1일 노출 30분 이상	110dB
1일 노출 15분 이상	115dB

115dB(A)을 초과하는 소음수준에 노출되어서는 안 된다.

4) 특수검진 결과에 따른 사후관리

(1) 개별적 사후관리조치

① 건강 상담

② 보호구 지급

③ 추적검사

④ 근무 중 치료

⑤ 근로시간 단축

⑥ 근로금지 및 작업전환(법 제45조)

⑦ 직업병 확진의뢰 안내(건강진단 기관이 안내)

(2) 집단적 사후관리조치

① 보건교육

② 주기단축(동일 공정・작업 전체)

③ 작업환경측정

④ 작업환경개선(시설・장비)

⑤ 복수판정을 받았을 때

검진결과표에 근로자가 그 작업장의 공정에 있어 업무수행이 적합한지 평가구분을 정하는 것으로서 의사가 판정을 내릴 때 평가구분상 나, 다, 라의 경우에는 조치사항(사후관리 내용)을 구체적으로 명시한다.

[표 6-6]

평가구분	업무수행 적합여부 평가기준
가	건강관리상 현재의 조건하에서 작업이 가능한 경우
나	일정한 조건(환경개선, 보호구착용, 건강진단의 단축 등) 하에서 현재의 작업이 가능한 경우
다	건강장해가 우려되어 한시적으로 현재의 작업을 할 수 없는 경우
라	건강장해의 악화 혹은 영구적인 장해의 발생이 우려되어 현재의 작업을 해서는 안 되는 경우

5) 판정구분

특수검진 결과는 의사가 건강관리 구분과 사후관리 구분을 하고 판정을 낸다. 표적장기(간, 귀, 신장, 눈, 위장 등)에 검사결과 참고 값이 벗어났을 때 C는 이상 징후가 있는 상태를 판정기준으로 하고, D는 그 다음 단계인 뚜렷한 장애상태 이상을 판정기준으로 질병상태도 포함될 수 있다. 각 유해인자별로 복수의 표적장기별 판정이 가능하다.

작업장의 작업환경측정과 근로자의 특수건강검진 결과는 사후관리로 이어진다. 2차 검진 결과 D1직업병 유소견자와 C1요관찰자를 상담할 때 검진결과와 근로자 상담으로만 부족할 수 있으므로 각 근로자의 작업공정의 특색이나 분위기를 평소에 현장순회로 통해 알고 있으면 사후관리를 좀 더 구체적으로 할 수 있다. 또한 유기화합물 취급장, 소음, 진동 현장 등의 관리를 통해 근로자 검진결과 유해요인의 인과관계를 유추할 수 있다. 특수건강진단을 실시한 후 C2 판정은 건강관리 구분에서 일반질병 요관찰자를 말한다. 이때 C2 판정은 임상검사 결과 참고값을 벗어나거나 혹은 간담도계가 톨루엔, 크실렌 등이 간기능 검사에 이상이 나타났다고 했을 때 당연히 간담도계에 영향을 줄 수 있는 유해인자 모두에 대하여 C2 판정이 내려진다. 단, 다른 장기에는 이상소견이 없는 경우에 해당되며 이상소견이 있다면 각 유해인자별로 복수의 표적장기 판정을 내릴 수 있다. 산업의사가 건강구분 판정을 내릴지라도 참고로 알아두면 사후관리할 때 도움이 된다.

[표 6-7] 건강관리 구분, 한국산업안전보건공단(시행규칙 별표 13)

건강관리 구분		사후관리 구분
A		1차 검진결과 건강한 자 건강에 이상이 없으나 식생활습관, 환경개선 등 자기관리가 필요한 자
C	C1	직업성 질병으로 진전될 우려가 있어 추적조사 등 필요한 추적관찰이 필요한자(직업병 요관찰자) ex) C1 좌이소음 감각신경성 난청주의 - 보호구 착용
	C2	일반질병으로 진전될 우려가 있어 추적관찰이 필요한 자(일반질병 요관찰자) ex) C2 간장질환 주의 - 보호구 착용
	Cn	야간작업 요관찰자
D1		직업성 질병의 소견을 보여 사후관리가 필요한 자(직업병 유소견자) ex) D1양이소음 감각신경성 난청 - 보호구 착용 및 작업전환
D2		직장 가입자 중 일반질병의 소견을 보여 사후관리가 필요한자(일반질병 유소견자) ex) D2당뇨병 유질환자, 고혈압 유질환자
Dn		야간작업 유소견자
R	R1	일반검진에서의 질환 의심자 ex) R1 이상지질주의(고지혈증), 간질환주의
	R2	1차 검진결과 당뇨병, 고혈압이 의심되어 치료와 관리가 필요한자(2차 검진 대상자) ex) R2당뇨병 주의, 고혈압 주의

[표 6-8] 건강진단 결과 판정

판정유형	건강관리 구분(의사소견으로 판정)
유해물질 취급자가 뚜렷한 건강장해(간기능 GOT · GPT 중 1개가 100 이상)는 없고, 생물학적 노출 지표의 참고치가 초과되었을 때	직업병 발생의 위험이 높아 C1(직업병 요관찰자)로 판정
간독성 물질 취급근로자의 간기능이 GOT · GPT 중 1개가 100 이상, 생물학적 노출지표 참고치 초과에 대하여	간기능도 악화되고 생물학적 노출지표도 참고치를 초과하여 D1(직업병유소견자)에 해당
간독성 물질 취급근로자의 간기능이 GOT · GPT 중 1개가 100 이상, 생물학적 노출지표 참고치 이내에 대하여	의사소견에 따라 A(정상)은 나올 수 없고 관리구분을 하고 사후관리조치(추적검사 · 근무중 치료) 판정할 수 있음
납 취급근로자의 건강진단결과 혈중연	D1(직업병유소견자)로 판정
유해물질취급자가 뚜렷한 건강장해(간기능 GOT · GPT 중 1개가 100 이상)는 없고, 생물학적 노출 지표가 초과되자 재검사 후 낮은 수치에 대하여	재검사 후 낮은 수치가 나왔더라도 건강상 장해가 있을 수 있음을 알려주기 위해 C1(직업병요관찰자)로 판정

(산업안전공단, 별첨자료 2)

(1) 유기화합물 취급 사후관리

위 표에서 특수검진 결과의 생물학적 노출검사에서 톨루엔 취급근로자가 뚜렷한 건강장해는 없고 간기능 GOT, GPT 중 1개가 100 이상일 때 생물학적 노출지표인 요중 마뇨산의 참고치가 초과하는 경우 직업병 발생의 위험이 높아 C1직업병 요관찰자로 의사소견으로 나올 것이다.

또한 간독성 물질 취급근로자의 간기능이 GOT, GPT 중 1개가 100 이상, 생물학적 노출지표 참고치 초과에 대하여 간 기능도 악화되고 생물학적 노출지표도 참고치를 초과하여 D1 직업병유소견자로 판정된다.

C1 요관찰자나 추적검사로 나왔을 때 보건관리자가 수시로 현장순회를 통해서 관찰하여 D1유질환자가 되지 않도록 건강을 위협하는 요소인 유기화합물, 소음, 진동, 불완전한 작업자세, 환기상태, 조명, 정리정돈 등을 확인한다.

유기용제를 사용하는 작업장은 현장 내 화학물질 냄새의 배출통로도 잘 알고 있어야 한다. 유기용제를 사용하는 공정의 주위 밀폐 조치와 공기를 흡입하는 근로자의 호흡기 사이에 공기흡입이 잘되고 있는지 국소배기장치의 후드 개구부나 배기시설이 잘 되고 있는지 순회를 통해서 확인해야 한다. 특히 새로 입고된 화학물질의 유해성 조사와 유기용제를 사용하는 부서에 환기 등 공기배출이 잘 되고 있는지 환풍기나 배기닥트, 후드시설의 문제시 바로 조치시킬 수 있는 관련부서와 빠른 협조체계가 이루어져야 한다.

(2) 소음 사후관리

소음의 특수검진결과 의사소견에서 'C1소음성 난청주의'일 경우도 귀마개(보호구)착용은 필수이다. 관리하지 않으면 더 나빠져 'D1소음성 난청' 직업병 유질환이 나오지 않도록 철저히 관리해야 한다. 소음성 난청은 D1소음 유질환자일 때는 사후관리 의사소견에 따라 직업병 확진 의뢰 등의 조치를 취해야 한다. C1 혹은 C2일 때 관찰 대상자에 해당되어 건강상담과 보호구착용・추적검사・근로시간 단축 등의 산업의사가 낸 소견을 보건관리자는 관찰과 근로시간 단축을 할 수 있도록 해당부서간의 교류를 통해 업무의 행태를 기록해야 한다. 근무 중 치료 혹은 작업 전환도 절차를 따라야 하는데 잘 시행하고 있는지 근로자들의 보호구 착용상태를 수시로 점검하고 작업장에 비치된 보호구도 남아있는지 확인한다.

처음에는 불편해하지만 계속 착용하게 되면 습관이 생겨 나중에는 습관적으로 착용하게 될 때까지 처음에는 수시로 확인하고 지적해 주어야 한다.

제품의 모양을 매끈하게 다듬을 때 기계에서 작동하는 순간 진동과 소음 수치가 높고, 프레스 작업과 같은 압축에 의한 소음이 크게 들리는 작업환경에 익숙해진 작업자들의 한 번 나빠진 청각은 치료해도 다시 되돌아오지 않는다는 점을 인식시키고 현 상태를 유지하기 위해서라도 보호구착용은 필수적이다.

우리나라에서는 하루 8시간 근무 중 90dB을 근로자의 소음 노출한계로 정하고 있다. 만약 작업환경 측정시 소음 작업장에서 하루 8시간 근무 중 평균 소음이 85dB 이하 일 때도 프레스(압축)작업을 하는 작업자일 경우는 소음수치는 기준치를 벗어나지 않았지만 8시간 작업 내내 소음이 발생하므로 보호구(귀마개)착용이 필요하다. 처음에는 힘들어하지만 나중에는 귀마개를 착용해야 더 편안하게 느끼는 작업자가 많다.

또한 소음이 심한 작업장에서 소음과 관련 없는 공정작업을 하더라도 보호구착용은 해야 하는데 작업공정이 작업현황이면 소음이 나는 공간에서 작업시간 내내 소음과 관련 없는 일이라도 소음이 계속되는 한 공간 안에서 작업이 번갈아 왔다 갔다 하는 일이 많으므로 작업자가 전화를 받을 때 전화소리가 잘 들리지 않고 번거로워 귀마개 착용을 하지 않으려 한다.

꾸준하게 착용하는 경우가 드물기 때문에 특히 신경을 많이 써야 할 부분이다. 그래서 보통 근로현장에는 작업장일지에 시간단위마다 체크하는 보호구 착용일지가 벽에 붙어 있는데 잘 체크하도록 관리감독자에게 지도조언을 하거나 안전·보건관리자가 직접 할 수 있으면 서로 협조하여 직접 일지에 기록하도록 한다.

작업환경측정에서 소음측정이 하루 8시간 작업시 80dB 이상으로 측정결과가 나왔다고 하더라도 전년도에 근로자가 특수검진 시 청력검사에서 C1소음성 난청주의 추적검사가 나왔다면 귀마개 착용은 계속되어야 한다.

또는 근로자의 특수검진결과표를 보면 C1양측 소음성 난청주의로 나올 경우, 사후관리는 '작업 전환'으로 의사가 판정을 내렸을 때 소음과 관련 없는 작업공정이 있으면 작업 전환을 시킬 수 있지만 대부분 작업장 모두가 소음으로 가득 차 있고 작업을 전환할 장소가 없기 때문에 보호구 착용은 필수이다.

(3) 특수검진 후 사후관리 사례

① 아래 두 작업자가 일반검진을 받고 한 달 후 검진소견이 아래 표로 나왔다.

[표 6-9] 일반 질병유소견자 사후관리 소견서

성명	성별	연령	근속연수	건강구분	검진소견	사후관리 소견	업무수행 평가구분
김철수	남	54	23	D2 R2 B	고혈압 유질환자 160~100 당뇨질환의심 : 내과진료요 식전당뇨 152 이상지질 혈증관리 : 트리그리세라이드 191	근무중 치료	나
안순이	여	48	8	R1	간장질환의심 : 내과진료요 감마지티피 : 98 당뇨관리 : (식전)검사 125 이상지질혈증 관리 : 185	관리 및 추적검사요	가

위 의사소견서를 중심으로 본격적으로 보건관리자가 사후관리를 해야 한다. 건강검진 사후관리용 시트지를 만들어 보관하도록 하며 아래 내용이 담긴 내용을 두 근로자와 상담할 때 참고로 하면 된다. 위 표에서 김철수씨는 상담을 받아야 하며 건강관리실에서 혈압을 체크하고 병원치료를 받도록 한다. 얼마 후 병원에 다녀왔는지 어떤 처치가 나왔는지 들어보고 일상생활에서 식사 및 운동요법에 대한 상담 및 주기적으로 혈압을 재도록 한다.

안순이씨는 3개 이상 검진소견이 나타나므로 일단 기준치에 벗어나므로 관심을 가지고 상담을 하는 것이 좋다. 사후 관리 시 평소 술을 자주 마시는지 혹은 폐경인지 확인하고 규칙적인 식생활 습관이나 운동 등 체중관리가 잘되고 있는지 확인한다. 앞으로 관리하지 않고 평소 습관대로 불규칙하게 생활한다면 만약 감마지티피가 고활성화 되어 있을 때에는 간 기능뿐만 아니라 인슐린 대사의 방해는 당뇨병 발생에 중요한 역할을 하므로 관리하지 않으면 더 나빠질 수 있음을 설명한다. 스스로 잘 관리해서 다음해 검진 시에는 정상(A) 결과가 나올 수 있도록 본인 스스로 인지할 수 있도록 일상생활에서의 바른 습관에 대한 방향을 제시해 주어야 한다.

② 아래 두 작업자가 특수검진을 받고 한 달 후 검진소견이 아래 표로 나왔다.

[표 6-10] 특수 질병유소견자 사후관리 소견서

성명	성별	연령	근속연수	건강구분	유해인자	검진소견	사후관리 소견	업무수행 적합여부
김철수	남	54	23	D1	소음	양이감각신경성 난청 (이비인후계)	보호구 착용	나
안순이	여	4	8	C2	메틸에틸케톤 (MEK)	간장질환주의(간담도계)	보호구 착용	가

특수검진에서 김철수씨의 검진소견이 'D1양이 감각신경성 난청'인 직업병 유질환으로 일정한 조건 하에서 보호구착용으로 현재의 작업이 가능하다는 의사의 소견이 나왔다. 그런데 건강구분이 D1인데 검진소견에 작업 전환이 없는 이유를 자료를 살펴보아야 한다. 배치 전 검진결과를 확인한 후 과거 근무했던 공정, 경력, 가족력을 조사하고 상담할 때는 어릴 때 수영하다가 귀에 물이 들어간 후부터 잘 들리지 않았다든지, 오래전부터 한쪽 귀에 이명이 있어 소리가 잘 들리지 않았다거나 또한 집안내력인 경우가 있을 수도 있으므로 과거력을 상담내용에 기록해야 한다. 그리고 평소 김철수씨가 작업할 때 보호구착용을 계속하고 있었는지는 보건관리자가 평소 순회를 통해 알고 있어야 한다.

안순이씨는 'C2 간장질환주의(간담도계)'로 특수검진에서 일반질환주의로 건강관리상 현재의 조건하에서 보호구 착용을 하고 작업이 가능한 경우라고 의사 소견으로 나와 있다. 작업시 사용하는 유해인자가 메틸에틸케톤이므로 노출 위험가능성이 있을 때, 눈, 신장, 간, 호흡기에 이상을 초래할 수 있음을 인지해 두어야 한다.

만약 C1직업병 요관찰주의로 의사소견이 나왔다면 개인차를 고려하여 여러 요인들을 살펴보고 현장 주위의 환경을 둘러보고 국소배기장치가 정상 가동이 되고 있는지 환기가 잘되는지 등을 살펴야 할 것이다. 만약 열악한 환경으로 현장 내 급배기가 잘 되지 않을 때는 근로자가 보호구 착용이 불가능할 때는 의사소견에는 없지만 무리가 없다면 작업부서장과 근로자의 동의를 얻어 유기용제를 사용하지 않는 다른 공정으로 '작업 전환'을 시킬 수 있도록 보건관리자로서 의견을 피력해야 할 것이다.

③ 톨루엔, 납, 소음을 취급하는 근로자가 특수검진 및 일반검진을 동시에 실시했을 때 결과는 아래와 같이 유해인자별로 모두 나타났다.

[표 6-11]

판정	소견	조치	업무수행 적합	유해인자별 건강구분	
				유해인자	건강구분
D1	납과 그 무기화합물 (조혈기계) 주의	추적검사(개월 뒤)	나	납과 그 무기화합물	C1
	납과 그 무기화합물 (신경계) 중독	근무중 치료 유소견자		납과 그 무기화합물 (신경계)	D1
	난청 주의	보호구 착용		소음	C1
	톨루엔	필요 없음		톨루엔	A
	(일반) 간장질환주의	금주 및 운동, 추적관찰		간장질환주의	C2
	(일반) 당뇨병(2차)	근무중 약물치료		당뇨질환주의	D2

(4) 일반, 특수검진 미실시 과태료

① 회사에서 건강진단을 실시하지 않은 경우 : 미실시 근로자 1명당 1차 위반 10만원, 2차 위반 20만원, 3차 위반 30만원)

② 특수건강진단결과 근로자의 건강을 유지하기 위하여 의사가 판정한 사후관리조치에 따라 적절한 건강보호조치를 이행하지 않은 경우 : 1000만원 이하의 벌금

③ 근로자가 정당한 사유없이 사업주가 실시하는 건강진단을 받지 않은 경우 : 해당 근로자에게 과태료 부과(위반행위의 횟수에 따라 1차 위반 시 5만원, 2차 위반시 10만원, 3차 위반 시 15만원)

※ 위반행위의 횟수에 따른 과태료의 부과기준은 최근 2년간 같은 위반행위로 과태료를 부과 받은 경우에 적용

2 일반건강진단(국민건강보험법 시행령 제25조 건강검진)

모든 근로자를 대상으로 주기적으로 건강검진을 실시하며 일반인들에게 발생될 수 있는 혈압, 당뇨 등 일반질병을 조기발견하고 사후조치를 위한 검사이다.

[표 6-11] 건강검진의 실시시기 및 절차(제7조 및 제8조)

구분	검진항목	검진대상 및 시기
일반 건강검진	총콜레스테롤 및, HDL, LDL콜레스테롤	남성 만 24세 이상, 여성 만 40세 이상 4년마다
	B형간염 (표면항원, 표면항체)	만 40세
	골밀도 검사	만 54세 66세 여성
	인지기능장애	만 66세 이상 2년마다
	정신건강검사	만 40세, 50세, 60세, 70세
	생활습관검사	만 40세, 50세, 60세, 70세
	노인신체기능검사	만 66세. 70세. 80세
의료급여 생애전환기 검진	골밀도 검사	만 66세 여성
	인지기능장애	만 66세 여성 2년마다
	정신건강검사	만 70세
	생활습관검사	만 70세
	노인신체기능검사	만 66세. 70세. 80세
구강검진	치면세균막 검사	만 40세

1) 실시대상 및 기준

사무직 근로자란 공장 또는 공사현장과 동일한 구내에 있지 아니한 사무실에서 서무, 인사, 경리, 판매, 설계 등 사무업무(판매업무 등에 직접 종사자제외) 종사자를 말한다.

(1) 상시 사용하는 근로자에 대해 정기적으로 실시하며 일반 사무직은 2년에 1회 이상 검진

(2) 기타 공장 내 사무직 근로자는 1년에 1회 이상

(3) 특수건강 검진자도 포함, 1년에 1회 검진

[표 6-13] 검사항목별 판정기준 참고치[별표 5의 별첨]

표적장기	검사항목	단위	1차 검진		
			정상A	정상(B경계)	건강주의 또는 질환의심
폐결핵 및 기타 흉부질환	흉부방사선 촬영		정 상 비활동성	비활동성 폐결핵	정상 및 비활동성이외의 자(사진불량, 미촬영 등 제외
고혈압	수축기 이완기	mmHg	120 미만 80 미만	120-139 또는 80-89	140 이상 또는 90 이상
비 만	신장, 체중 허리둘레	BMI kg/m^2 cm	18.5-24.9 남 90 미만 여 85 미만	25-29.9 18.8 미만	30 이상 남 90 이상 여 85 이상
빈 혈 혈색소	남 여	g/dL	13.0-16.5 12.0-15.5	12.0-12.9 10.0-11.9	12.0 미만 10.0 미만
당뇨병	식전 혈당	mg/dL	100 미만	100-125	126 이상
이상지질혈증	총콜레스테롤	mg/dL	200 미만	200-239	240 이상
	HDL콜레스테롤	mg/dL	60 이상	40-59	40 미만
	트리글리세라이드	mg/dL	100-150 미만	150-199	200 이상
	LDL콜레스테롤	mg/dL	100 미만	130-159	160 이상
간장질환	AST(SGOT)	U/L	40 이하	41 - 50	51 이상
	ALT(SGPT)	U/L	35 이하	36 - 45	46 이상
	ϒ-GTP - 남 - 여	U/L	 11 - 63 8 - 35	 64 - 77 36 - 45	 78 이상 46 이상
신장질환	요단백		음성(-)	약양성(±)	양성(+1) 이상
	혈청크레아티닌	mg/dL	1.5 이하		1.5 초과
	신사구체여과율	mL/min	60 이상		60 미만

2) 일반검진 결과에 따른 사후관리

산업체에서 일반검진은 주로 사무직이 받는 검사로 1년 내지 2년에 한 번씩 받는 검사이다. 작업과 상관없이 주로 자기질병관리에 의존하므로 일반검진 결과는 주로 간 기능, 당뇨 등 심혈관질환에 노출되어 있는지 수치를 확인하고 의사소견이나 판정에 따라 근로자와 상담하여 식습관이나 운동, 스트레스관리에 치중해야 한다.

예를 들면 앉아서 작업하는 근로자가 많아지고 조혈기계 검사 시 이상지질혈증의 총콜레스테롤수치 288, HDL48, LDL221, 트리글리세라이드 수치가 300 정도 넘는 근로자가 있다면 2차 검진결과표에 검진소견으로 나온 결과는 'D2 이상지질혈증 유소견자"로 의사의 사후관리 소견으로 진료를 요한다고 적혀있지만 일상생활에 불편함이 없고 아프지도 않으니까 관리도 하지 않고 바쁘다는 이유로 정밀검진도 받지 않는 경우가 대부분 많다. 검진기관에서 검진결과표를 근로자 개인에게 통보하므로 몸이 몹시 아프다거나 검진결과가 아주 나쁘게 나와야 병원을 찾는 경우가 많다는 점을 명심해야 한다. 즉 보건관리자는 근로자가 병원에 갔는지 아니면 근로자 본인을 위하여 어떤 관리를 하고 있는지를 꼭 확인을 해야 한다.

상담내용은 일반검진 개인별 상담일지에 년, 월, 날짜별로 상담내용을 그대로 기록한다. 건강관리를 하지 않았을 경우 운동이나 식습관을 확인하고 조언을 해주어야 하는데 어떤 근로자는 병원에 갔더니 약물 복용한 후 몇 달 뒤 다시 병원에 내원하라는 말만 듣고 잘못된 습관(불규칙한 식습관, 운동부족, 흡연, 음주) 등을 바꾸려 하지 않는다. 1년 뒤 다시 검진 받았을 때는 혈압을 동반하여 여러 기능들의 참고치가 정상수치보다 높게 올라 더 나빠진 모습을 볼 수 있다.

근로자에 따라서 여러 가지 변수가 작용하지만 불규칙적인 식습관이나 운동을 하지 않을 경우 계속 나빠져 있을 것이라는 예측을 할 수 있고 근로자의 기초자료와 과거력을 중심으로 관찰하면 무엇이 필요한지 어떻게 하도록 말해 주어야 하는지 근로자마다 답이 다르게 나올 수 있다.

흡연이나 음주 말고도 질병이 나타나기 전에 나이가 더 들기 전에 개개인의 건강관리를 잘 지킬 수 있도록 조언해 주어도 흡연은 사업장 내 금연프로그램 없이 개인이 스스로 금연하기란 매우 어렵다. 회사차원에서 노사 간에 화합하고 실천할 수 있는 의지를 가지고 있어야 그나마 효과를 볼 수 있다. 상담을 하다보면 검증되지도 않은 약복용에 대해 매스컴을 통해 무조건 좋은 약이라면 의존하는 경향도 두드러지는데 이 또한 사후 관리할 때 정확하게 알려주어야 한다.

잘못된 습관과 질병노출을 방지하기 위해 설명하는 일은 이미 근로자가 조금 알고 있더라도 더 정확하게 말해줄 필요가 있다.

3 생애전환기 건강검진

생애주기 중 전환점인 15~18세(청소년기), 40세(중년기), 66세(노년기) 연령층을 대상으로 성별, 연령별 특성을 고려한 과학적인 맞춤형 건강검진 프로그램이며, 기존 일반검진의 단점을 보완하여 건강위험요인의 발견 및 개선 상담을 포괄하는 사전 예방적 건강검진이다.

1) 실시대상

대상은 만 15~18세 청소년은 보건소에서 직접 수행하며, 만 40세, 66세 건강보험가입자와 의료급여수급권자는 공단에서 직접 수행한다. 산업장에서 보건관리 시 직장건강보험가입자가 만 40세가 되는 근로자는 일반검진 시 공단에서 통보한 생애건강전환검진을 받았는지 확인하고 중복검진이 되지 않도록 꼭 확인해야 한다.

(1) 1차 건강진단

1차 건강진단 문진표・구강검진 문진표・암 검진 문진표・신장 및 체중・허리둘레・혈압측정・시력, 청력 진찰 및 상담・흉부방사선 촬영・요 검사・혈액검사(HDL콜레스테롤 등 12항목)・암 검진(5대암 : 위암, 유방암, 대장암, 간암, 자궁경부암)・골밀도검사(만 66세 여성)・노인신체기능검사(만 66세) – 낙상검사(하지기능, 평형성)・구강검진(치면 세균막 검사)・생활습관평가(생활습관과 관련된 흡연, 음주, 운동, 영양, 비만 등 건강위험요인을 평가하고 평가결과에 따라 생활습관 개선을 위한 상담 및 처방 등을 실시하는 것을 말한다.)

(2) 2차 건강진단

1차 건강진단결과 상담, 건강위험 평가 상담, 생활 습관 평가 및 처방, 정신건강검사 및 상담, 고혈압, 당뇨 2차 확진 검사, 보건교육 실시

4 배치전 건강진단(규칙 제204조)

특수건강진단 대상 업무에 종사할 근로자에 대하여 배치예정업무에 대한 적합성 평가를 위하여 사업주가 실시하는 건강진단을 말한다.

1) 실시대상 및 기준

특수건강진단 대상 업무에 근로자를 배치하고자 할 때 해당 작업에 배치하기 전에 실시하여야 하며, 특수건강진단기관에 당해 근로자가 담당할 업무나 배치하고자 하는 작업장의 특수건강진단대상 유해인자 등 관련정보를 미리 알려 주어야 한다.

5 수시건강진단

특수건강진단 대상 업무로 인하여 해당 유해인자로 인한 직업성 천식, 피부질환 등과 같은 직업병을 의심하게 하는 증상이나 소견을 호소할 때 돌발적으로 또는 불규칙하게 발생하거나 지속시간이 짧아 일정한 주기로 실시되는 건강진단으로 조기에 찾아내어 예방하기 위한 목적으로 근로자의 신속한 건강평가 및 의학적 적합성 평가를 위하여 실시한다.

1) 실시대상 및 기준

유해물질 또는 유해요인과 관련하여 근로자가 증상을 호소할 때 특수건강진단과 별개로 실시하는 건강진단을 말한다.

예) 더운 여름날 세척제로 주로 사용하는 트리클로로에틸렌(TCE) 세척공정인 이물질 제거 공정에서 일하던 노동자 4명이 세척제를 바꾼 뒤부터 피부 홍반 및 갑작스런 천식을 호소하는 것을 보고 순회중인 보건관리자가 사업주에게 수시검진 실시를 건의했다.

[표 6-14] 수시건강 진단

실시목적	급성으로 발병하거나, 정기적 건강진단으로는 발견하기 어려운 직업성 질환을 조기에 진단하기 위함
실시대상	① 정해진 특수건강진단 대상 유해인자에 노출되는 근로자 ② 특수건강진단 대상 업무 중 직업성 천식 또는 피부질환 유발업무 종사 근로자
실시시기	① 특수건강진단 대상 유해인자에 노출되는 근로자 중 급성으로 증상이나 희학적 소견이 발생하는 경우 ② 작업관련성이 의심되는 천식 · 피부질환 관련 증상을 효소하거나 의학적 소견을 보이는 경우
실시항목	① 특수건강진단 대상 유해인자: 특수건강진단항목에 준함 ② 직업성 천식, 직업성 피부질환: 별도로 규정
실시절차	근로자가 작업관련성이 의심되는 표적장기 관련 증상 및 의학적 소견을 보여 이를 접수한 보건관리자(또는 산업보건의)가 작업관련성을 판단하여 수시건강진단이 필요하다고 사업주에게 서면으로 실시를 건의하거나, 해당 근로자 · 근로자대표 · 명예감독관이 사업주에게 요청한 경우(사업주가 직전 특수건강진단을 실시한 특수건강진단기관의 의사에게 자문을 받아 수시건강진단이 필요하지 않다는 자문 결과서를 받은 경우에는 제외함)

6 임시건강진단

특수건강진단대상 유해인자, 기타 유해인자에 의한 중독의 여부, 질병의 이환여부 또는 질병의 발생원인 등을 확인하기 위하여 지방노동관서장의 명령에 의거 실시한다.

1) 실시대상 및 기준

(1) 지방 노동관서의 장이 필요하다고 인정하여 명령하는 근로자

(2) 동일부서 혹은 같은 유해인자에 노출되는 근로자에게 유사한 증상발생

(3) 직업병 유소견자가 발생하거나 다수 발생할 우려가 있는 경우

(4) 기타 지방 노동관서의 장이 필요하다고 판단되는 경우

ex) 2달 전에 새로 입고한 톨루엔을 취급하는 부서에서 10명 중 3명이 특수검진 결과 표적

장기별 간수치 참고치와 요중의 마뇨산 참고치가 정상을 벗어났다. 지방 노동관서의 장이 임시건강진단이 필요하다고 인정하여 사업주에게 당해 작업장 내 모든 근로자에게 다시 검진을 하도록 한다.

7 종합건강진단

종합검진은 사업주가 근로자의 복리후생 차원에서 임의로 실시하는 건강진단이다. 기본검사 외에 선택항목을 추가하고 정밀검진 등 심장초음파나 뇌 MRI, 유방암, 골다공증, 난소암 검사 등을 추가로 검사한다.

8 건강진단결과의 보고(규칙 제209조)

건강검진 후 결과를 증명하는 서류를 반드시 기관에 제출해야 한다. 개인용 건강검진 결과 통보서를 제출해야 하는 것은 아니며 사업장제출용 서식이 별도로 있다.

제7장 사업장 건강증진

1 건강증진사업의 다양성과 도출과정

건강증진사업을 하기 위해서는 먼저 산업보건사업과의 관계와 개념의 구분이 필요하다. 지금까지 산업보건사업의 대상을 직업병 예방을 통한 건강으로 인식해 온 것이 지배적이었다. 사업장 건강증진사업은 근로자 개인의 건강을 최상의 목표로 정하고 적극적인 건강사업으로 펼쳐나가며 근로자의 건강가치관을 강화하고 개개인의 건강을 지원하는 환경 만들기에 초점을 두고 추진하는 것이다. 사업장 건강증진사업이 새로운 사업이 아닌 기존의 작업환경측정 및 개선, 건강진단 및 사후관리와 연계하여 실시한다. 사업장 내외에 있는 산업보건 조직 및 인력을 최대한 활용하여 추가 부담이 크게 필요로 하지 않는다. 사업장 건강증진사업과 전통적인 산업보건사업이 구별되는 가장 큰 특징은 건강증진사업이 질병관리를 위한 의료 중심 사업이 아닌 개인과 집단의 건강관리능력을 중시한다는 점이다. 또 다른 특징은 지역사회와 사업장의 환경 및 기업문화가 건강행위에 미치는 영향을 중시하고 사업주와 근로자 및 지역사회가 하나로 결합하여 정치적 의사결정 과정을 통해 건강한 환경을 확보하고자 노력한다는 점이다. 이는 건강을 사회적 산물로 인식한다는 점에 의의가 있다. 이와 같이 사업장 건강증진사업은 기존 건강보호의 소극적 범위에서 직업병을 포함한 작업관련 질환 예방 및 건강증진 활동을 통하여 근로자의 건강한 생활습관을 긍정적으로 촉진하여 삶의 질을 향상시키고 동시에 기업에 이익을 제공하는 방법이다.

사업장에 따라서 연령층이 다양하지만 특히 숙련공이 많이 근무하고 있는 제조업체에는 고령 취업자 수가 늘어나는 만큼 만성 퇴행성질환도 많아지고 있다. 또한 장기근속자가 많은 여성 근로자의 증가로 인한 여성들의 폐경과 골다공증으로 인한 건강관리 등 여러 분야에서 환경과 질병에 관련된 취약한 부분들을 유추해 볼 수 있다. 건강을 유지하고 증진시키는 방법은 많다. 예를 들면 장기 근속자를 대상으로 취급물질과 환경호르몬과의 관계를 유추하면서 질병과의 상관관계를 연구할 수도 있고 특히 컴퓨터로 처리하는 작업이 증가하는 추세에서 컴퓨터 작업과 근골격계는 연관성이 많다. 습관적이고 잘못된 자세 등으로 인한 근육 부담작업 외에 또 다른 유해요인은 없는지 다양한 양상으로 건강증진에 접근해 볼 수 있다. 건강한 생활양식을 유도하고 참여하도록 고무시킬 수 있는 방법으로 무엇을 해야 할까 하는 자세는 보건관리자의 필수 항목이다. 금연 및 운동이나 식생활 개선 프로그램과 알코올 남용에 대한 절주 프로그램과 같은 건강증진 프로그램은 노동부의 필수 권장사항이자 교육과 사례를 통해 체험학습이 되도록 한다. 산업체에 따라서 시간이 오래 걸리거나 기간이 긴 프로그램은 별로 좋아하지 않는다. 그 시간에 생산품 하나를 더 만들어야 하기 때문에 경영마인드에 따라 자유롭게 프로그램을 진행할 수도 있고 못할 수도 있다. 사업장 건강증진으로 가장 많이 하는 프로그램이 금연 프로그램이다. 아무리 열심히 운동하고 규칙적인 식습관을 가진다해도 흡연을 하고 있다면 다른 건강증진 요소들을 활성화시킨다 해도 소용이 없기 때문에 사업장에서 금연 프로그램은 필수적이다. 적극적으로 금연을 하기 위해서는 주위의 환경이 매우 중요한데 대부분 금단증상 때문에 중간에 멈추는 경우가 많고 대개 시간이 지나면 또 다시 흡연을 하게 되므로 이를 막기 위해 금연을 지속할 수 있는 분위기를 조성해주어야 한다. 최근에 일부 사업장에는 상·벌금 제도를 두는 곳도 많아져서 다양한 event로 근로자들이 금연하도록 돕고 있다. 보건관리자가 사내 직원들을 위해 시행하는 것도 좋지만 인근 보건소에서 지속적인 금연 프로그램을 초빙하는 방법도 좋다.

그렇다면 우리 회사가 가지고 있는 문제점은 없는지 살펴본다.

계속해서 건강을 유지하고 증진시키는 방법은 없을까?

각 사업장에서 가장 많이 일어나거나 다루고 있는 작업은 무엇일까?

사무실 직원들이 가장 많이 사용하고 접하고 있는 것은 무엇일까?

이렇게 의문을 갖고 찾다보면 무언가 보일지도 모른다. 건강에 위험은 없는지 살피다보면 해야 할 항목들이 눈에 조금씩 들어올 것이다. 그렇다면 하루 종일 컴퓨터 앞에 앉아있는 직원들의 건강을 생각하게 되고 좀 더 세밀하게 살펴보고자 하는 의혹이 들 것이다. 자세와 관련된 근골격계 프로그램 외에도 각 개인의 PC 외 주위에는 복사기와 인쇄기, 에어컨, 온풍기 등등 여러 전자제품들이 종합사무실의 한 공간에 들어 차 있다면 눈과 컴퓨터, 혹은 전자파가 인체에 미치는 영향은 없을까? 등 여러 가지 생각들이 혼잡하게 들 것이다. 최대한 보건관리자가 할 수 있는 일은 현장에 있는 전자제품들과 인체에 미치는 영향은 없는지 의문을 제기하고 살피는 것이 무엇보다 중요하다. 사무실 직원들은 하루 종일 컴퓨터 앞에 앉아 있다. 좁은 공간에 칸막이를 치고 있지만 우리 눈에 보이지 않는 전자파가 혹시 근육에 무리를 주지는 않을까? 등등 호기심은 자유롭고 창의적으로 생각해 볼 수 있다. 그렇다면 장시간 컴퓨터 사용자들에게 건강과 관련된 증상에 대해 간단한 설문조사를 해볼까? 인체에 미치는 영향은 무엇일까에 대한 물음을 계속 던짐으로서 자료를 찾아보게 될 것이고 이렇게 행동으로 시도 하다보면 어느새 좀 더 가까이에서 뭔가가 보이기 시작할 것이다.

그렇다면 컴퓨터 전자파와 인체에 미치는 영향에 대해서 알아보기로 하자. 이렇게 하나씩 찾아 나가다보면 어느새 틀을 잡을 것이고 다각적으로 건강증진 관리에 다가 서 있는 자신의 모습을 발견할 수 있을 것이다.

2 컴퓨터(VDT) 작업과 관련된 유해요인 현황분석

1) 용어정리

(1) 영상표시단말기(VISUAL DISPLAY TERMINAL, VDT) 작업이라 함은 모니터 앞에서 키보드, 프린터 등을 이용해서 업무를 처리하는 모든 작업을 말한다.

(2) VDT증후군이란 게임이나 장시간의 컴퓨터 사용자와 스마트폰, 모바일 디바이스 등의 단말기를 오래보는 작업을 할 때 생기는 각종 신체적 정신적으로 나타나는 장애를 말한다.

질병원인으로는 사업장 요인, 나이와 작업습관, 과거병력 등의 근로자 요인과 작업환경, 자세, 작업강도, 작업시간 등에 따라 다르다.

증상은 눈의 피로, 두통, 손의 통증, 피로감, 어깨 움직임의 제한, 어깨의 통증, 저림 등이 나타나고 만성피로증후군으로 산업안전보건법에서 근골격계 질환으로 분류하고 있다.

(3) EMC(Electromagnetic Compatibility)는 '전자파 적합'으로 정의하며, 특정 기기로부터 나오는 전자파가 다른 기기의 성능에 장해를 주지 아니함과 동시에 다른 기기에서 나오는 전자파의 영향으로부터도 정상 작동할 수 있는 능력을 말한다(전자파 장해방지

와 전자파 내성의 적합개념). 즉, EMC는 기기간의 전자파 방출에 대한 표준이며, 전자파의 인체영향과는 무관한 개념이다.

(4) 전자파

① 극저주파(ELF=Extremely Low Frequency) 0~1kHz 가정용 전자제품, 사무용 기기들

② 초저주파(VLF=Very Low Frequency) 1~500kHz

③ 라디오파(RF=Radio Frequency) 500~3,000kHz 라디오, TV 방송용

④ 마이크로파(MW=MicroWave) 300k~300GHz 휴대폰, 레이더 장비

2) 목적

근골격계에 대해서는 산업안전보건법 제27조의 규정에 의거 영상표시단말기 VDT(VISUAL DISPLAY TERMINAL) 작업에 종사하는 근로자의 건강장해를 예방하기 위해서다. 사업주 또는 근로자가 지켜야 하는 사항을 정하며 권고하는 목적(개정 2001.1.4)에 기인하여 컴퓨터 사용 직원에 한해서 근골격의 유해요인에 대한 질병원인과 증상, 대책에 대해 상세하게 나열되어 있다.

그러나 VDT증후군이 근골격계 뿐만 아니라 전자파로 인해 심한 경우는 전신피로, 만성피로, 두통 및 육체적 권태, 감기증세, 탈모를 유발시킨다는 사례가 보고되어 있고 전자파에 대한 불안감을 가지고 있음에 컴퓨터(VDT) 작업과 관련된 유해요인 현황분석을 하기로 하였다.

컴퓨터사용자들의 작업 자세 및 전자파에 대한 간단한 설문조사를 시행했다.

3) VDT 작업관리자의 지침

영상표시단말기(VDT) 취급근로자 작업관리지침(근골격계 관련 질환예방) 사업주는 컴퓨터 단말기의 조작업무에 종사하는 근로자의 부적절한 작업자세로 인한 근골격계질환을 예방하기 위하여 높낮이 조절이 가능한 책상과 의자 및 적정한 휴식시간을 제공하여야 한다. 그리고 컴퓨터단말기 조작업무를 연속적으로 수행하는 근로자에 대하여 1회 연속작업의 시간이 1시간을 넘지 않도록 하고 연속작업 1시간에 대하여 10분 이상의 휴식시간을 주어야 한다. 또한 근로자가 동 휴식시간을 적절하게 활용할 수 있도록 적정한 휴식장소를 제공하여야 한다.

단순반복작업 등에 대한 조치에 대해서 사업주 및 근로자는 보건규칙에서 정하지 않았다 하더라도 근골격계질환의 예방을 위하여 영상표시단말기(VDT) 취급근로자 작업관리지침(노동부고시 제2000-71호) 및 단순반복작업 근로자 작업관리지침(노동부장관 제2000-72호)에서 정한 기준 등을 준수하도록 노력하여야 한다.

(1) 제13조(건강체조)

사업주는 영상표시단말기 취급근로 체조를 실시할 수 있도록 적절한 프로그램과 장소를 제공하여야 한다. 영상표시단말기 취급근로자는 작업의 능률을 향상시키고 건강장해를 예방하기 위하여 제1항의 규정에 의하여 사업주가 제공하는 프로그램에 따른 체조를 실시하여야 한다.

(2) 제14조(보건교육)

사업주는 영상표시단말기 취급근로자가 건강을 유지·증진할 수 있도록 영상표시단말기 취급근로자에게 다음 각 호에 관한 교육을 실시하여야 한다. 올바른 작업 자세, 건강체조 등 건강관리, 작업시간 및 휴식시간 활용, 조명, 채광, 반사방지 등 작업환경의 관리 등이다.

4) VDT전자파의 유해성

전자파는 전기에 의해서 공간에 퍼지는 전자기의 흐름으로 전기가 있는 곳이면 어디서나 존재한다. 전기장과 자기장 두 가지 파장을 모두 일컫는 말이며 전자파는 전계와 자계로 나누는데 전계는 전압의 세기에 의해 결정되고 자계는 전류의 크기에 비례하여 발생한다. 이중 전계는 전도성이 높은 물질로 차단할 수 있지만 자계는 차단이 어렵다. 또한 전자파는 파장과 진폭, 파형에 의해 몇 가지로 구분된다.

인체에 영향을 미치는 전자파는 극저주파(ELF), 초저주파(VLF), 라디오파(RF) 및 마이크로웨이브(마이크로파) 등으로 악영향을 미칠 수 있다.

5) 전자파 역할

(1) 자격 작용이란

근육의 수축이완 계통에 전자파가 영향을 주는 것을 말하는데 이는 주로 저주파에 의해 발생된다. 전자파의 자격 작용은 전류에 의한 신경세포나 근육세포 등의 세포막 양측에 전위차가 일정량에 달하면 흥분하고 신경계에 신호를 보내기도 하며 근육이 수축하기도 한다. 이는 국제전기기술위원회(IEC)에서 정확하게 규명한 제한값이 정해져 있어 만약 전류가 세게 흐르면 장 및 호흡을 관장하는 근육이 정상적으로 작동하지 않을 수도 있으며 근육의 수축 이완계에 영향을 주는 것이다.

- VDT(Visual Display Terminal)에서는 60Hz의 강한자계, 전자를 빠른 속도로 가속시키기 위해 수천볼트의 고압에 의한 전계, 15–30KHz의 전자파 및 미량의 X선 등의 유해전자파가 복합적으로 동시에 발생한다. TV나 VDT의 화면에 손을 가까이 하면 스파크(정전기)가 일어나는데, 이것은 화면에 고압이 형성되어 공기를 통해 인체에 전류가 흐르는 현상으로 건조한 날에 특히 심하다. 인체가 전자파에 노출되면 인체에 유도전류가 흐름으로써 세포막에 걸린 전압에 의해 정상적으로 세포막 안과 바깥을 이동하는 Na^+, K^+, Cl^- 등의 각종 이온의 흐름을 방해한다는 것이 간접적으로 규명되고 있다. 전자파에 의해 세포막 사이의 변화된 칼슘이온의 흐름이 암에 대항하여 싸우는 능력을 감소시킨다는 것으로 얇은 세포막의 낮은 전도성으로 미세한 유도전류라도 세포막 사이에는 높은 전압이 형성되어 화학적 평형을 방해한다는 것이다.

(2) 전자파에 의한 피해 사례

전자파에 장기간 노출되면 인체 내에 유도 전류가 흐르게 되어 세포막의 각종 이온의 흐름을 방해함으로써 호르몬 분비 및 면역체계에 이상, 유산 및 기형아 출산이 높다는 사례도 있다. 피부를 통해 흐르는 전기장이 습진 등의 피부질환 및 노화를 촉진시킨다는 보고와 핸드폰을 많이 사용하는 사람들 중에는 두통, 뇌 암과의 관련성도 거론되고 있다. 비디오 게임을 즐기는 학생들 중 25%가 견비통, 눈의 피로, 두통, 메스꺼움을 비롯하여 심 발작 또는 졸도에 이르기까지 여러 가지 건강상의 문제점을 호소하고 있지만 이 모든 사례들은 과학적으로 명확하게 전자파로 인한 것이라고 밝혀내지는 못하고 있다.

1995년 11월 스웨덴과 덴마크의 공동연구팀은 5mg 이상의 자계에 피폭된 어린이들의 백혈병 발병률이 정상적인 어린이들에 비해 5배나 높다는 연구결과를 유럽 암 저널지에 발표했다. VDT증후군(Visual Display Terminal)이란 컴퓨터 등의 모니터 화면을 가까이 하고 장시간 작업을 하는 사람에게서 나타나는 신체의 여러 가지 증상을 말하는데, 눈의 충혈이나 피로 외에도 심한 경우는 전신피로, 만성피로, 두통 및 육체적 권태, 감기증세,

탈모 등의 현상이 나타났다(1995, 스웨덴 덴마크 공동 보고서).

스웨덴 수도 스톡홀름 지역 중 22만V~40만V의 고압송전선으로부터 300m 이내에 살고 있는 53만 가구의 전자파와 백혈병, 뇌종양과의 역학조사(조사기간 : 1960~1985년까지 25년) 결과 그동안 저주파수 대역은 인체에 무해하다는 주장을 완전히 뒤엎는 전자파와 암과의 연관성을 입증하였다. 전자파 피폭량에 따라서 장기간 피폭될수록 백혈병, 뇌종양, 림프종양의 순서로 발병가능성이 높다는 사실이 밝혀졌다(카로린스카 연구소 보건소).

1988년 텍사스대학 의학부의 머조리 스피아즈 박사는 전자파에 피폭되고 있는 노동자가 뇌종양에 걸릴 확률은 피폭되지 않은 사람의 13배가 된다고 주장했다. 스피아즈 박사는 전자파와 암과의 역학관계 중 심각한 문제는 한 번에 많은 양의 전자파에 피폭되었을 때의 영향이 아니라 장기간에 걸쳐서 미량으로 피폭되었을 때의 영향이 더 문제이고, 세포분열이 활발한 어린시기 일수록 영향이 크다는 사실도 주장했다(텍사스 대학 의학부보고서).

연세대 의대의 의용공학교실의 김덕원 교수는 영국의 과학전문지 뉴 사이언티스트에 "아주 낮은 전자파라도 인체의 수면 사이클에 혼란을 주고 심장병, 파킨슨씨병 등과 관련된 멜라토닌 호르몬의 분비를 방해할 수 있다"는 연구결과를 게재했다(연세대의대 김덕원 교수 보고서).

(3) 왜 컴퓨터 전자파가 비교적 더욱 해로운가!

일반적으로 전기, 전자제품은 필요에 의해 사용되고 있다. 그러나 컴퓨터는 작업장에서 혹은 하루 종일 필연적으로 장시간 사용할 수 밖에 없다. 근접거리에서 사용하므로 컴퓨터 모니터는 화면이 작고, 구형일수록 전자파의 노출이 많이 발생한다. 컴퓨터를 사용할 때 인체와 모니터와의 간격을 일정거리로 유지하여 전자파의 노출을 최소한 줄일 수는 있겠지만, 마우스와 키보드는 항상 손과 밀착될 수 밖에 없어 전자파의 피해가 더욱 더 우려된다.

(4) 건강과 전자파에 대한 보고서를 살펴보면

1998년 6월 미국의 NIEHS(National Institute of Environmental Health Science; 국립환경보건 연구소)는 지난 6년 동안 500억원을 투입한 EMFRAPID(Electro-magnetic Force Research and Public Information Dissemination) 프로그램의 연구결과를 종합한 결론을 다음과 같이 도출하였다. 전자파를 발암인자 2등급으로 분류, '발암가능성이 있는 물질'로 규정했다.

6) 전자파에 대해서 반대하는 단체

전 세계적으로 전자파가 인체에 유해한지에 대한 문제에 대하여 각국의 석학, 전문가들이 막대한 연구비를 투자하여 지속적으로 연구를 수행하고 있지만 현재까지 유해하다는 확정적 결론을 내리지 못하고 있다. 유해입증이 되지도 않은 전자파를 환경오염과 같은 오염물질 범위에 포함시키는 것은 부당하며 또한 일상생활자체가 전자파 속에서 이뤄지고 있다. 전자파 자체를 유해인자로 분류한다면 이는 엄청난 사회적 파장을 불러 일으킬 것이라며 현재 전자파에 대한 국민들의 오해와 기우로 피해 보상을 요구하는 민원이 빈발하고 있음을 감안할 때, 전자파에 대한 유해입법은 막대한 사회적 비용의 발생요인이 될 것이다.

그러나 2000년대 이후로 전자파와 관련하여 현재까지 정보통신부에서 서울의대, 고대의대에서 실시한 휴대폰, 기지국 등 전자파 유해성에 대한 연구결과에는 이동전화 전자파 인체영향 연구에서는 큰 변화가 없었다. 이동전화 사용에 대한 두통 증상과 사용횟수 사이에는 통계적 관련성이 있으나 자각증상에는 영향이 없었다.

이동전화 DNA손상 보완연구 결과에도 DNA손상지표에 유의한 관련성이 고세포성 면역과 사이토카인 농도가 노출군과 비노출군 간에 차이가 관찰, 추가 연구가 필요하다. 생체영향 연구(동물 및 세포실험)에서도 휴대폰 전자파 장기 및 단기 노출결과 생존율, 세포증식, 세포자살 스트레스 반응에 대한 영향이 없으므로 전자파가 종양 촉진 인자로 작용하지 않았다는 연구결과가 나왔다.

그러나 국민들이 전자파에 대하여 불안감을 갖고 있는 것이 현실이기 때문에 전자파 인체보호 기준설정이 있어도 모호하고 전자파의 유해성에 대한 연구도, 의견도 제각각인 상태에서 기준치 자체를 정의 내리기가 어렵다고 말한다. 기준치를 확정짓기 이전에 전자파가 인체에 유해한 요소인 것만큼 만은 분명한 것 같다.

7) 연구의 필요성과 조사방법

위 서로 상반되는 단체들의 이론을 통해 현재의 연구결과에 의하면 "그 원인은 정확히 밝혀지지는 않았지만 전자파는 회피해야 할 것이다"라는 의견이 김덕원, "전자파와 건강" 연세의대 의용공학교실에서는 지배적이다.

최근 스마트폰 사용에 대해서도 정부와 이통사 간의 전자파 안정성 논란은 지금도 우리 주변에서 반복되고 있다. 또한 이통사 기지국이 아파트에 들어선 뒤 두통과 어지럼증을 호소하는 주민이 급증했다는 주장이 제기되어 전자파에 대해 소극적이라는 인식을 가지고 있다.

과학계에서는 공학과 의학, 생물학 등 여러 분야에 걸쳐 긴밀한 협력이 필요할 뿐 아니라, 비용이나 연구 진행에도 많은 제한이 따라서 연구 과정에서의 현실적인 어려움을 호소한 결과 이동통신 주파수에서 동물 및 세포실험을 하였다. 전자파의 유전자 발현과 세포증식 분석 결과 영향이 없다고 나타났지만 여전히 여론은 불안해 한다.

그렇다면 일상생활에서 혹은 작업장에서 흔한 사례와 연구도 많이 나와야 할 필요성을 느낀다. 이러한 의미에서 사무실에서 오랫동안 보고 있는 컴퓨터전자파에 대해서 근로자들은 어떻게 생각하고 어떤 증상들을 느끼고 있는지 더욱 궁금해진다.

하루 6시간 이상 컴퓨터를 사용하는 사무실 근무자 70명을 대상으로 설문조사를 했다.

8) 자료 분석

(1) Excel을 사용하여 분석하였다.

(2) 문항 1번에서 11번까지 인원수와 백분율로 산출했으며, 문항 7번의 경우 전자파 차단 보안장치를 했을 때와 하지 않았을 때 나타나는 증상의 결과를 알아보았다.

3 조사결과 및 고찰

1) 표 1에서 하루에 4시간 이상 컴퓨터 앞에서 작업하는 시간이 43%로 가장 높았으며 이는 쉬지 않고 지속적인 작업보다도 하루에 컴퓨터를 접하는 시간을 뜻하는 것으로 보인다.

컴퓨터 작업하는 시간

1번. 하루에 컴퓨터 앞에서 지속적으로 작업하는 시간이 얼마나 됩니까?		
1. 1시간	4명	6.9%
2. 2시간	11명	19.0%
3. 3시간	18명	31.0%
4. 4시간 이상	25명	43.1%
합	58명	100.0%

– 사업장건강증진 표 1 –

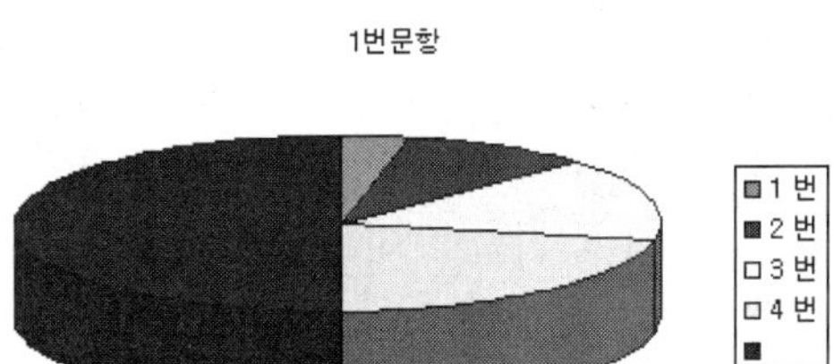

사업장건강증진 그림 1

2) 표 2는 컴퓨터와 정면으로 보고 있는 자세는 50%, 비스듬하다가 33%, 수시로 다르다가 17% 순으로 나타났다.

컴퓨터와 앉은 자세

2번. 나의 컴퓨터와 앉은 자세는 어떻습니까?		
1. 정면으로 보고 있다.	35	50.0%
2. 비스듬하다	23	32.9%
3. 수시로 다르다	12	17.1%
4. 기타	0	0.0%
합	70명	100.0%

– 사업장건강증진 표 2 –

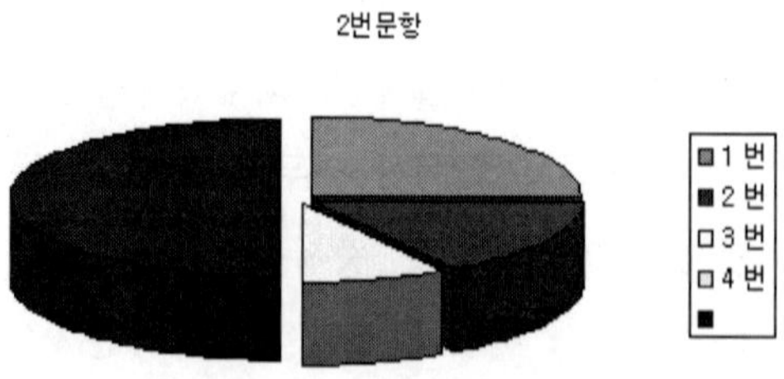

사업장건강증진 그림 2

3) 표 3은 어깨선과 이루는 각도가 110°가 40%, 70°가 36%, 90°가 17%로의 순이다. 앉은 자세에서 90°의 각도를 유지하기 위해서 의자와 책상의 길이 조절이 필요해 보인다.

4) 최근에 컴퓨터 앞에 앉으면 어깨통증이 38%로 가장 높았고, 시야흐림이 32%, 손목통증 순으로 나타났다.

어깨선과 마우스의 각도

3번. 책상위의 마우스의 위치는 앉은 자세에서 어깨선과 대충 어떤 각도를 이루고 있습니까?			
1.	110°	28	40.0%
2.	90°	12	17.1%
3.	75°	25	35.7%
4.	기타	5	7.1%
합		70명	100.0%

– 사업장건강증진 표 3 –

컴퓨터 증후군

4번. 최근에 컴퓨터 앞에 앉아 있으면 나타나는 증상이 있습니까?		
1. 두통	2	4.3%
2. 손목통증	12	25.5%
3. 시야흐림	15	31.9%
4. 어깨통증	18	38.3%
합	47명	100.0%

– 사업장건강증진 표 4 –

5) 문항 4번의 나타나는 증상으로 집중력 장애가 45%로 가장 높았고, 기억력 저하, 안면통증, 면역력 저하는 비슷한 분포를 보인다.

6) 백내장 진단을 받은 경험은 없는 것으로 나타났다.

그 후 컴퓨터 증후군

5번. 그 외 나타나는 증상이 있습니까?		
1. 집중력 장애	21	44.7%
2. 기억력 저하	10	21.3%
3. 안면통증	8	17.0%
4. 면역력 저하	8	17.0%
합	47명	100.0%

– 사업장건강증진 표 5 –

백내장 진단 경험 유무

6번. 최근에 백내장 진단을 받은 경험이 있습니까?		
1. 있다	0	0.0%
2. 없다	69	98.6%
합	70명	100.0%

– 사업장건강증진 표 6 –

7) 표 7에서 77%가 전자파 차단보안기가 없는 것으로 나타났다.

8) 컴퓨터를 사용하지 않을 때는 전원을 켜두는 것과 끄는 것이 거의 반으로 비슷한 수준으로 보인다.

전자파 차단보안기 여부

7번. 현재 사용하는 컴퓨터는 전자파 차단보안기가 착용되어 있습니까?		
1. 있다	16	23.2%
2. 없다	53	76.8%
합	69명	100.0%

– 사업장건강증진 표 7 –

컴퓨터 코드 전원 사용 여부

8번. 컴퓨터를 사용하지 않을 때는 코드를 어떻게 하십니까?		
1. 전원을 켜둔다	33	47.1%
2. 전원을 끈다	37	52.9%
합	70명	100.0%

– 사업장건강증진 표 8 –

9) 표 9에서 프린트나 복사기 사용 시 전자파가 방출된다는 사실을 모르는 직원이 59%였다.

10) 표 10에서 자신이 사용하는 컴퓨터가 몇 인치인지 관심이 별로 없는 것 같았다. 70명 중 35명만 대답했다.

컴퓨터 전자파 방출여부

9번. 프린트나 복사기 사용 시 전자파가 많이 방출된다는 것을 알고 계십니까?		
1. 알고 있다.	28	40.6%
2. 모른다.	41	59.4%
합	69명	100.0%

– 사업장건강증진 표 9 –

모니터의 크기

10번. 내가 사용하는 컴퓨터 모니터는 몇 인치입니까?		
1. 22~23인치	9	25.7%
2. 27인치	24	68.6%
3. 기타	2	5.7%
합	35명	100.0%

– 사업장건강증진 표 10 –

11) 표 11에서 전자파에 대해서 모른다가 53%이며, 2개 이상 알고 있는 직원들도 47%에 달했다. 관심은 있으나 정확하게는 모르는 것 같아 보였다.

전자파에 대한 관심

11번. 전자파에 대해서 어느 정도 알고 계시는지 아는 대로 적어 주세요.		
1. 2개 이상 안다.	33	47.1%
2. 모른다.	37	52.9%
합	70명	100.0%

– 사업장건강증진 표 11 –

12) 표 12에서는 복수 응답자를 포함하여 7번 문항에 대한 전자파 차단보안기가 착용되어 있는 경우, 문항 4번과 5번과의 관계를 알아본 결과 70명 중에서 16명만 대답했으며 그중에 어깨통증이 8명(복수응답 2명포함), 집중력 장애 7명으로 나타났다.

전자파 차단보안기 착용 시 나타나는 증상

7번 문항답안	1 번	
문항 선택답안	4문항	5문항
1번	0명	7명
2번	2명	2명
3번	3명	2명
4번	6명	3명
2, 4번	1명	0명
2, 3, 4번	1명	0명
무응답	3명	2명
소계	16명	16명

– 사업장건강증진 표 12 –

13) 표 13에서는 복수 응답자를 포함하여 7번 문항에 대한 전자파 차단보안기가 없는 경우, 문항 4번과 5번과의 관계를 알아본 결과 53명 중에서 어깨통증 24명(복수응답 12명포함), 시야 흐림 22명(복수응답 10명포함)과 집중력 장애 19명(복수응답 5명포함)으로 나타났다. 이는 표 12에서의 전자파 차단보안기가 있을 때 보다 없을 때 나타나는 증상이 시야 흐림인 경우 현저한 차이를 보이고 있음을 알 수 있다.

전자파 차단보안기 미착용 시 나타나는 증상

7번 문항답안	2 번 문항	
선택답안	4문항	5문항
1 번	2 명	14 명
2 번	10 명	8 명
3 번	12 명	6 명
4 번	12 명	4 명
1,2 번	0 명	2 명
1,3 번	0 명	1 명
1,4 번	2 명	0 명
2,3 번	2 명	0 명
2,4 번	2 명	0 명
3,4 번	4 명	1 명
1,2,5 번	0 명	1 명
1,3,4 번	1 명	0 명
2,3,4 번	1 명	0 명
1,2,3,4 번	2 명	1 명
무응답	3 명	15 명
소계	53 명	53 명

– 사업장건강증진 표 13 –

번호) 4문항 - 1. 두통 2. 손목통증 3. 시야 흐림 4. 어깨통증
5문항 - 1. 집중력 장애 2. 기억력 저하 3. 안면통증 4. 면역력 저하

4 결 론

전 직원에게 전자파 차단보안기가 지급되었다.

현대인들은 거의 모든 업무를 앉아서 컴퓨터로 작업을 하고 있으므로 그에 따른 부적절한 자세에서 오는 근골격계 유해 요인이 될 수 있어 작업설치와 꾸준한 건강 체조, 올바른 작업 자세가 필요하다.

4시간 이상 작업을 할 때, 한 시간 작업하고 10분씩 휴식을 꼭 취하도록 하며, 비스듬하게

놓인 컴퓨터의 위치는 정면으로 놓아야 할 것이다.

1) 어깨선과 마우스가 이루는 각도는 90°가 적당하며, 이번 조사에서는 110°나 70°가 많았다. 그 결과 어깨통증이 가장 많았으며 불안정한 자세(근골격계)로 인한 것인지 전자파로 인한 어깨통증인지는 확실하지 않지만 장시간 컴퓨터를 사용할 때 어깨에 무리를 줄 수 있어 통증을 유발할 수 있으며 앉은 자세에서 의자와 책상의 길이 조절이 필요해 보인다.
2) 장시간 컴퓨터 앞에 앉아 있으면 어깨통증, 집중력 장애도 있지만 특히, 시야 흐림은 전자파 차단보안 장치가 없는 대상자에게 현저히 높게 나타나 전자파 차단보안기가 요구된다.

5 제 언

1) 전자파에 대한 여러 사례가 있으나 모니터화면은 최근 모델일수록 전자파 발생이 적다. 컴퓨터 LCD모니터의 경우에는 전자파 발생이 거의 없으므로 새로 구입하거나 교체하는 경우 LCD모니터를 선택하는 것이 좋다
2) 노트북 컴퓨터는 배터리를 사용하는 경우 전자파가 거의 발생하지 않는다. 전자파는 대부분 거리에 따라 받는 영향이 큰 차이가 있으므로 될 수 있으면 일정거리 이상 떨어져서 사용한다.
3) 컴퓨터를 사용할 때 모니터로부터 60cm 이상의 거리를 유지한다.
4) 저주파로 장기간 노출될 때 전자파로 인해 근육세포를 수축시킨다면 전자파로 인한 어깨통증이 근골격계와도 밀접한 관련이 있다고 볼 수 있다.
5) 모니터의 앞면보다 옆면과 뒷면에서 전자파가 더 강하게 나오며, 가장 많이 나오는 부분은 윗면이므로 여러 대의 모니터를 작업할 때는 모니터의 옆면이나 뒷면이 자신에게 향하지 않도록 하는 것이 좋다.
6) 전원을 내리는 것 보다는 전원코드를 뽑는 것이 좋다.
7) 전자파 차단을 위해 사용하는 보안경도 접지 안된 제품일 경우에는 효과가 크게 떨어진다. 전자기기를 사용할 때는 접지를 하도록 한다.
8) PC부품을 비롯한 전자 제품에는 EMI 검증 마크와 MPRII 마크가 붙어있는 제품이 전자파가 적게 배출되는 제품이므로 모든 전자제품을 구입할 때는 EMI 검증 마크가 붙은 것으로 구입한다.

9) 눈을 깜박이지 않으면 망막 건조증으로 눈의 피로가 커진다. 눈을 거의 깜박이지 않을 때 망막이 건조해지면서 시력 저하가 더욱 가속화되므로 시선을 돌려주며 눈을 깜박인다.
10) 보안경에 비치는 반사광으로 인해 눈의 초점이 보안경 표면과 모니터 표면 두 군데로 분산되기 쉽다. 이로 인해 눈의 피로가 더욱 가속화되어 보안경을 달았으니 시력이 보호된다는 잘못된 생각은 버려야 한다. 보안경을 설치했다면 더더욱 눈 운동을 자주 해줘야 한다.

설 문 지

부서 : 이름 :

1. 하루에 컴퓨터 앞에서 지속적으로 작업하는 시간이 얼마나 됩니까?
   ① 1시간 ② 2시간 ③ 3시간 ④ 4시간 이상

2. 나의 컴퓨터와 앉은 자세는 어떻습니까?
   ① 정면으로 보고 있다. ② 비스듬하다.
   ③ 수시로 다르다. ④ 기타

3. 책상위의 마우스의 위치는 앉은 자세에서 어깨선과 대충 어떤 각도를 이루고 있습니까?
   ① 110° ② 90° ③ 70° ④ 기타

4. 최근에 컴퓨터 앞에 앉아 있으면 나타나는 증상이 있습니까?
   ① 두통 ② 손목통증 ③ 시야 흐림 ④ 어깨통증

5. 그 외 나타나는 증상이 있습니까?
   ① 집중력 장애 ② 기억력 저하 ③ 안면통증 ④ 면역력 저하

6. 최근에 백내장 진단 받은 경험이 있습니까?
   ① 있다. ② 없다.

7. 현재 사용하는 컴퓨터는 전자파 차단 보안기가 착용되어 있습니까?

① 있다. ② 없다.

8. 컴퓨터를 사용하지 않을 때는 코드를 어떻게 하십니까?

① 전원을 켜둔다. ② 전원을 끈다.

9. 프린트나 복사기 사용 시 전자파가 많이 방출된다는 것을 알고 계십니까?

① 알고 있다. ② 모른다.

10. 내가 사용하는 컴퓨터 모니터는 몇 인치입니까?(노트북 제외)

① 22~23인치 ② 27인치 ③ 기타

11. 전자파에 대해서 어느 정도 알고 계시는지 아는 대로 적어 주세요?

① 2가지 이상 안다. ② 모른다.

제8장

산업재해와 직업병

1 산업재해의 원인

산업재해(industrial accident)란 근로자가 산업현장에서 돌발적인 안전사고로 인하여 갑자기 사망, 부상, 질병에 이환되는 것이다. 산업안전보건법상의 개념은 근로자가 업무에 관계되는 건물 · 설비 · 원재료 · 가스 · 증기 · 분진 등에 의하거나, 작업, 기타의 업무에 기인하여 사망 또는 부상하거나 질병에 노출되는 것으로 급성 또는 만성적인 모든 직업성 질환에 이환되는 것을 의미하며 규정하고 있다.

1) 직접원인

재해의 1차적 원인으로 재해를 일으키는 물체 또는 행위 그 자체로 작업 중의 기계, 동력전도장치, 공구, 고열물 등에 사고를 당하는 것이다.

2) 간접원인

재해의 잠재적인 형태가 재해의 2차적 원인으로, 물리적 요인, 인적 요인, 관리요인, 심신요인 등으로 발생형태별로 추락, 전도, 충돌, 낙하, 붕괴, 협착, 감전, 폭발, 파열, 화재, 무리한 동작, 이상온도 접촉 등 유해물질의 여러 종류가 있다.

3) 재해 빈발현상

재해가 빈발하는 산업장에서 근로자가 물리적인 환경이나 심리적 요인으로 관찰되기도 한다. 재해빈발 산업체는 작업방법, 작업환경, 작업조건, 작업장 내의 규율이나 인간관계 등 안전관리체계상에서 재해원인을 많이 찾아 볼 수 있고, 재해 빈발자는 유사 업무에 종사하는 근로자 중에서 자주 재해를 일으키는 사람이다.

산업재해의 1차적 원인은 본인의 심리적인 현상이 80% 이상 달려있다. 재해를 일으키는 기계 또는 행위 그 자체로 개인의 특성이나 근무조건이 열악하거나 교대근무로 인한 수면 부족인 경우도 있지만 특별히 위험요소가 없더라도 재해 빈발자에게서 가장 많이 일어난다.

재해 빈발자는 작업공정을 바꾸고 안전교육을 시켜도 안전사고를 자주 당하는데 상담을 하다보면 대체로 개인적인 특성으로 산만하던지 사적인 일로 정서적으로 불안전한 경우가 많다.

또한 경험의 부족으로 위험군에 대한 파악이 어렵거나 공정이나 기계의 결함에 대한 지식부족, 안전지침에 대한 몰이해가 재해 발생을 부추긴다.

바뀐 작업에 대한 스트레스는 위험을 가중시키므로 특히 세밀한 작업은 숙련되고 정서적으로 안정이 되어 있는 근로자가 할 수 있도록 해준다.

간접원인으로는 근로자가 정보의 결핍으로 인해 작업자가 주변상황에 필요한 정보를 몰랐을 때 혹은 재해예방에 있어서 기술적인 부분에 있어 선임이 작업을 감독하는 태도에 문제가 있을 때, 안전교육을 대충 들었을 때, 작업 관리상 원인으로 재해가 일어날 수 있다.

예를 들면 회사에 대한 불만이나 개인적으로 집안에 문제가 생겼을 때 작업하다가 옆 작업자가 말을 걸어오면 괜히 짜증을 내거나 화를 낸다던지 단순한 작업에도 재해를 당하는 경우도 많다.

까다롭고 세밀한 작업이라고 해서 재해를 당하는 것도 아니므로 작업자의 정신력이 많이 좌우된다.

(1) 하인리히 법칙(Heinrich's Law)

큰 사고나 재해가 발생하기 전에는 반드시 그와 관련한 경미한 사고와 징후들이 대거 존재한다는 것을 하인리히가 밝힌 법칙이다.

미국의 손해보험회사에 근무하던 허버트 윌리엄 하인리히는 업무의 특성 상 수많은 사고를 접했다.

이를 분석한 하인리히는 산업재해로 중상자가 1명 발생하면 그 전에 같은 원인으로 경상자가 29명, 역시 같은 원인으로 부상을 당할 뻔한 아찔한 순간을 경험한 사람이 300명이 있었다는 사실을 통계적으로 밝혀냈다.

하인리히는 이를 1931년 '산업재해 예방 과학적 접근'이란 책을 통해 소개했고, 이때부터 그가 발견한 통계적 사실은 '하인리히 법칙'으로 알려지기 시작했다. 하인리히 법칙은 사소한 문제가 발생했을 때 원인을 분석하고 잘못된 점을 고치면 대형 사고를 방지할 수 있음을 알려준다.

사회적, 경제적 위기뿐만 아니라 모든 면에서 적용이 가능하다. 가령 예를 들면 같은 작업을 해도 사소하지만 잘 다치는 재발자는 따로 있다.

같은 원인으로 여러번 재발하면 언젠가는 크게 다칠 확률이 매우 높은데 주로 산만하다거나 불안한 근로자에게서 많이 나타난다. 심리적인 안정이 필요한 부분이다. 특히 시설이나 설비에서 문제가 없다면 정밀하고 섬세한 공정이라 하더라도 집중하면 잘 다치지 않는다.

그 외 다리붕괴 사고나 큰 건물이 무너지는 현상들도 이미 미미하게 나타나고 있었지만 안전 불감증으로 인해 미리 대처하지 못한 현상들을 우리는 흔히 볼 수가 있다. 사람에게도 마찬가지로 전구증상을 잘 관찰하여 이러한 전반적인 부분을 산업체에 주어진 유해·위험성 평가를 통해서 물리, 화학, 생물 및 작업환경측정, 건강검진을 통해서 위험요소의 모든 통로를 제거하고 각 개인의 의사소통을 통해서 산업재해를 막는 방법이 철저하게 규명되어야 한다.

2 산업피로

1) 피로의 정의 및 원인

피로는 정신적 육체적인 리듬이 깨어졌을 때 자주 생긴다. 물질대사에 중간대사물질이 축적되어 산소나 영양소가 소모하여 신체조절 생산의 양과 질의 저하로 작업능률이 떨어지고 생체기능의 변화를 가져오는 현상을 말한다.

이러한 피로현상이 나타나는 이유에는 작업공간의 작업 자세, 의자, 책상 등의 유무나 면적, 동작 공간 등이 있을 수 있고 작업방식에서도 동작순서, 조작방법, 정보표시, 작업의 흐름 등이 있으며 작업밀도로는 작업속도, 근육강도, 주의집중과 긴장도 등이 있다.

이외 환경요인에서 작업온도, 조명, 소음, 진동, 분진, 유해광선, 유해가스 작업시간이 있다. 개체요인으로는 개인차에 따라 마음의 상태, 질병, 작업숙련도, 연령, 성별 적성 등이 있다.

2) 산업피로의 증상

(1) 초기증상으로 동작이 느리고 관절의 강직과 이완이 나타난다. 차츰 맥박이 빨라지고 호흡이 얕고 빠르며 지각기능이 둔화되며 체온이 높아진다.
(2) 심해지면 혈압이 떨어지고 반사기능저하, 얼굴 부종, 근육통, 호흡곤란, 심계항진, 체온이 낮아지며 소화기장애, 두통, 협심증 등 허탈감이 나타난다.
(3) 만성적인 증상으로는 수면장애, 식욕부진, 소화기장애, 빈혈, 체중감소, 신경증상 등이 나타난다.

3) 산업피로의 단계별 현상

1단계(잠재기) : 외관상 능률이 저하되는 단계로, 스스로 자각하지 못하는 시기
2단계(현재기) : 피로증상을 확실하게 자각하고 관절통과 근육통으로 고통 받는 시기
3단계(진행기) : 본인의 의지와 관계없이 작업을 중단해야 할 정도
4단계(축적피로기) : 만성 피로가 야기되는 시기, 질환으로 발전하여 수개월 내지 수년의 요양이 필요한 시기

4) 산업피로의 대책

(1) 작업조건을 개선하여 작업의 합리화, 작업강도, 탄력적인 작업시간(유아기를 둔 여성근로자) 및 휴식시간 및 휴가의 적정화, 교대근무체제의 적정화, 불안전한 작업 자세 개선을 하도록 실질적인 도움을 준다.
(2) 작업환경의 적절한 온열조건, 환기, 조명, 소음대책, 유해물질의 밀폐화, 수면실, 수유실, 휴게실을 정비하고 깨끗하고 쾌적한 환경을 조성하도록 한다.

5) 피로의 종류

(1) 국소피로와 전신피로로 피로현상이 나타난 부위가 어느 정도 인가에 따라 상대적으로 표시한 것
(2) 피로는 하룻밤을 잘 자고 나면 완전히 회복될 정도
(3) 과로는 다음날까지도 피로상태가 계속되는 상태
(4) 곤비는 과로상태가 축적된 상태

① **정신피로** : 중추신경계의 피로로서 아주 정밀한 작업을 하거나 어려운 계산을 하는 등 정신적 긴장을 할 때 일어난다.
② **신체피로** : 주로 육체적 노동에 의한 근육의 피로로서 관련되는 부위의 동통이 특징이며 근육운동의 능력이 떨어지고 약해진다.

3 산업재해의 대책

산업재해는 대체로 건설업과 제조업에서 많이 일어난다.

특히, 중소사업장은 우리나라 전체 산업재해의 약 80~90%를 차지할 정도로 산재 위험도가 높고 안전보건 측면에서 매우 미흡한 실정이다. 물질적・정신적 여유가 없기 때문에 경제적 여건이 취약한 중소기업은 법 규정을 인지하지 못 하거나 준수하지 못하고 있다.

또한 대부분의 중소사업장은 안전보건관리자를 외부 민간기관에 위탁하고 있어, 사업장의 실질적인 안전역량 강화로 연결되기는 쉽지 않은 것이 현실이다. 안전보건 역량을 높이기 위한 사업주의 관심과 의지가 절실한 상황이다. 또한 중소기업이 외부기관에만 의존하기보다 사업주가 주도적으로 회사의 안전보건관리 수준을 진단하여 필요한 조치를 실시하고, 사업장의 지속적인 안전활동을 강화시키기 위해 실질적인 노력이 필요하다. 산업현장에서 사망사고는 2020년 기준 하루 5명씩 끊임없이 발생하고 있다. 드디어 중대재해처벌법이 2022년 1월 27일 부터 시행되었다. 이 법은 산업재해를 예방하기 위하여 현장의 유해・위험요인을 지속적으로 찾아내어 사업장에서 안전보건경영 시스템을 도입하여 개선해 나가도록 하는 예방중심의 법이다.

중대재해처벌법

1) 중대재해처벌법 적용대상

대표이사 등 사업을 대표하고 총괄하는 자

대표이사에 준하는 책임자(안전・보건에 관한 최종 결정권을 가진 자)

중앙 행정기관, 지자체장, 지방 공기업, 공공기관의 장

재해가 발생하면 반드시 재발 방지대책을 수립하고 조치를 취해야 할 의무가 있다.

중앙 행정기관이 법에 따라 시정 명령을 요구한 경우, 반드시 이를 이행

안전과 보건에 관한 법령이 잘 지켜지고 있는지 위탁 점검

점검 결과 의무가 이행되지 않은 사실이 있다면, 인력, 예산의 추가 편성 등 필요한 조치를 취해야 한다.

2) 도급, 용역, 위탁 시 안전・보건 확보의무

사업주나 법인, 기관이 제3자에게 도급이나 용역을 위탁한 경우에도 해당 제3자가 안전, 보건상 위험에 빠지지 않게 조치할 의무가 있다. 이는 사업주가 해당 시설의 실질적인 지배와 관리를 하고 있어, 해당 장소의 유해・위험요인을 파악하고 통제할 수 있는 경우에 해당한다.

3) 중대 산업재해 발생 시

경영 책임자의 의무를 다하지 않았을 때 중대 산업재해가 발생한다면, 아래와 같은 처벌을 받게 된다.

◎ 사망자가 발생했을 경우

개인 사업주 또는 경영 책임자는 1년 이상 징역 또는 10억원 이하의 벌금

법인 또는 기관은 행위자 처벌 외에 10억원 이하의 벌금 부과

또한 중대재해가 고의 또는 중대한 과실로 일어났다면, 피해자에게 손해액의 5배 이내에서 배상책임을 질 의무까지 있다.

처벌 대상 및 내용		손해 배상	적용범위	시행시기
사업주 및 경영책임자	안전 및 보건 확보의무를 위반한 법인이나 기관	사업주 또는 경영책임자 등이 고의 또는 중대한 과실로 안전 및 보건의무를 위반하여 중대재해를 발생하게 하는 경우, 손해액이 5배를 넘지 않는 범위 내에서 배상책임	상시근로자 5인 이상의 사업(사업장)의 사업주 또는 경영책임자 등	• 상시근로자 50인 이상 사업장 : 공포 후 1년이 경과한 날부터 시행 • 상시근로자 50인 미만 사업장 : 공포 후 3년이 경과한 날부터 시행
• 사망자 발생한 경우 '1년 이상의 징역 또는 10억원 이하의 벌금' • 부상 및 질병 발생한 경우 : 7년 이하의 징역 또는 1억원 이하의 벌금	• 사망자 발생한 경우 50억원 이하의 벌금형 • 부상 및 질병 발생한 경우 : 10억원 이하의 벌금형			

4 산업재해와 직업병 구분

산업재해는 업무상의 사유에 따른 근로자의 부상, 질병, 장해 또는 사망을 의미하며 신체적 외상이 발생하는 사고 즉, 눈으로 확인 가능한 사고이다.

즉, 건축 중인 건물 위에서 안전모를 착용하지 않아 나무가 떨어져 머리에 부딪치면 업무상 재해를 당하는 것이 산업재해이다. 부상당한 작업자가 평소에 안전사고에 대비하고 안전모를 착용했으면 가벼운 부상이나 충분히 비껴나갈 상황이 되었을 줄 모른다.

이렇게 작업 중 재해는 원인이 비교적 뚜렷하여 재해가 발생하면 의학적 처치나 재활 및 보상이 해당 근로자에 대한 적절한 절차가 순조롭게 이루어진다. 발생원인의 분석을 통해 같은 사고가 다시 발생하지 않도록 적절한 대책을 수립할 수 있다.

이 과정에 있어서 안전모를 착용하도록 교육을 했지만 재해를 당했다면 안전관리자가 혹은 경우에 따라서는 보건관리자가 위험요소에 대비한 안전교육 기록이 남아 있어야 한다.

업종별

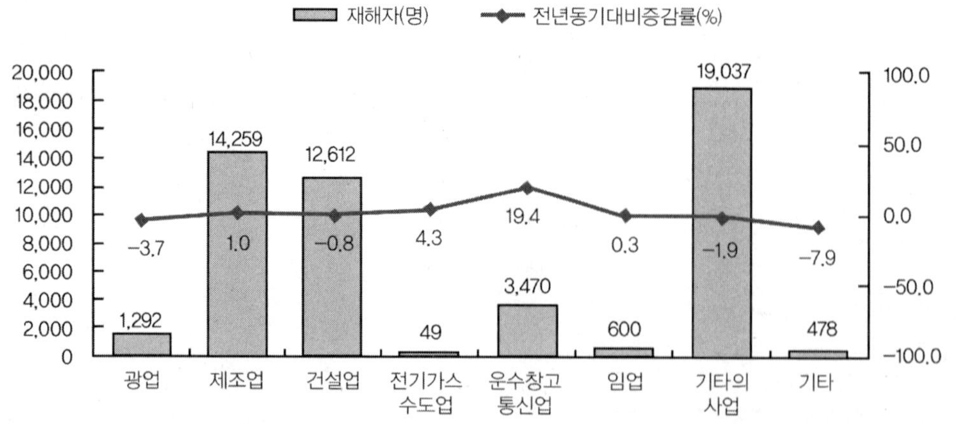

- 재해자는 기타의 사업(36.8%), 제조업(27.5%), 건설업(24.3%)에서 많이 발생
- 제조업의 경우 기계 기구 · 금속 · 비금속광물제품 제조업(6,959명), 화학 및 고무제품 제조업(1,501명), 식료품 제조업(1,434명) 순
- 기타의 사업은 도소매 · 음식 · 숙박업(8,937명), 시설관리 및 사업 지원 서비스업(3,838명), 전문 · 보건 · 교육 · 여가 관련 서비스업(3,401명) 순
- 사망자는 건설업(311명, 28.2%)에서 가장 많이 발생하였으며, 특히 5인~49인 사업장(122명)에서 많이 발생
- 제조업 및 기타의 사업은 5인~49인 사업장(각 116명, 98명)에서 가장 많이 발생

재해자 현황 : 기타의 사업은 도 · 소매업, 보건 및 사회복지사업, 음식 · 숙박업 등.
기타는 어업, 농업, 금융 보험업임.

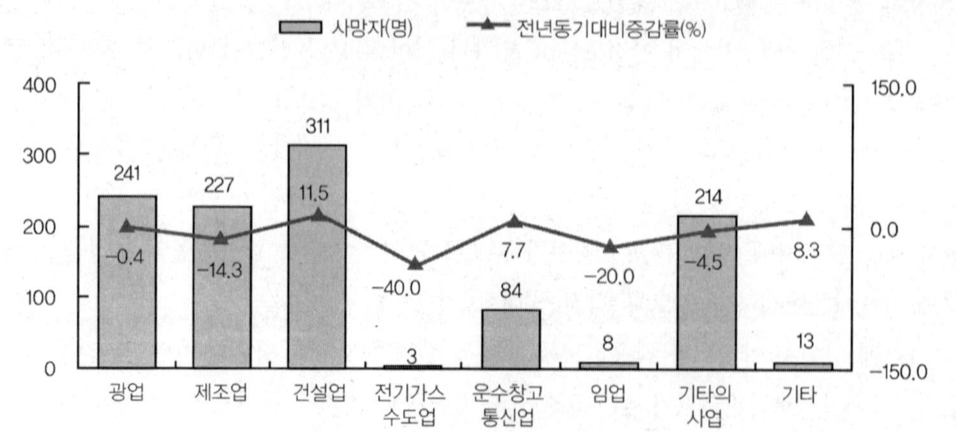

[그림 8-1] 2020년 전체 산업재해 발생현황

직업병

직업병이란 그 직종이 갖고 있는 특정한 요인으로 인해 그 직종에 종사하는 사람에게만 발생하는 특정한 질환이다. 일정한 직업에 종사함으로써 작업조건이나 작업방법이 직접적인 원인이 되거나 이와 관련하여 발생하는 질병으로 산업재해처럼 돌발적인 사고가 바로 나타나지 않는다.

1) 직업병의 특성

(1) 열악한 작업환경에 장기간 노출된 후에 발생
(2) 폭로시간과 첫 증상이 나타나기까지 긴 시간적인 차이가 있음
(3) 인체에 대한 영향이 확인되지 않은 새로운 물질이 많음
(4) 임상적 또는 병리적 소견이 일반 질병과 구분하기가 어려움

직업병은 그 직업에 종사하고 있으면 누구든지 이환될 가능성이 있는 점이 특징이며, 작업환경에서 근로의 과중한 만성적인 경과를 거쳐 발병한다.

산업현장에서 발생하는 유해물질과 질병의 인과관계가 뚜렷한 경우에는 이를 진단하고 예방할 수 있으나 산업이 발달함에 따라 새로운 물질과 생산 공정에 의하여 새로운 신체장애로 발견되기도 하고 현대의학 기술로도 찾아내지 못하는 직업성 질환이 아직도 많다.

2) 직업병 발생요인 분류

(1) 직업병 발생의 외적인 요인

직업병 발생의 외적인 요인으로 외상, 동상, 소음, 온도의 영향, 각종 유해물질, 전염성 병원체 등 이외에 영양장해와 주로 광부에게 진폐증이나 소음작업에서 일하는 근로자에게 생기는 소음성 난청 등이 있다.

그리고 중금속이나 유기용제를 취급하는 근로자에게 각종 화학물질이나 유기물질에 노출되는 근로자는 천식에 걸릴 수 있으며, 또한 화학물질 중에는 발암물질이 많아 폐암을 일으키기도 하며 중독증을 일으키기도 한다.

(2) 직업병 발생의 내적인 요인

체질에 따라 생체상이나 기능상의 질병이 생길 수도 있는데 이에 직접 작용하거나 또는 이것이 원인이 되어 새로운 질병이 발생하는 경우 질병이 업무상이 아니라는 것을 판정하는 것은 외적 원인에 의한 경우에는 쉽지만 내적 원인과 그 밖의 원인이 합친 경우에는 쉬운 일이 아니다.

예를 들어 반도체를 생산하는 회사에서 백혈병으로 사망한 작업자들의 산재 소식은 명확한 구분을 못하고 있다.

3) 작업관련성 질환(Work – related disease)

직업관련성 질환은 직업적 유해인자가 병을 일으키는 한 원인이기는 하지만 직업과 관련이 없는 개인적인 특성과 생활환경, 사회적 요인 등 다양한 원인으로 발생하는 질병이다. 직업적 유해인자가 비직업적 요인과 함께 작용하여 질병을 일으킬 수도 있다. 또한 과거에 열악한 환경에서 근무했던 경험이 최근에 발병했을 수도 있는 일이다. 질병 발생을 앞당기거나 악화시킬 수도 있다. 즉, 업무적인 요인과 업무외적인 요인이 복합적으로 작용하여 발생하는 질병이 작업관련성 질환이다.

1985년에 세계보건기구(WHO) 산하 산업보건전문위원회에서는 작업관련성 질환으로 고혈압, 허혈성 심장질환, 만성호흡기질환, 근골격계질환, 업무스트레스로 인한 행동변화(Behavioral response)와 정신신체질환(Psychosomatic disease) 등의 예방을 강조했다.

우리나라에서도 작업관련성 질환이 전체 업무상 질병에서 차지하는 비중이 크게 증가하여 1996년에는 진폐증이나 소음성 난청과 같은 직업병이 전체의 61%를 차지했는데 2003년에는 작업관련성 질환인 뇌심혈관질환이 65%를 차지했다.

특히, 열악한 환경에서 많이 일어나며 인과관계를 밝히기가 어렵고 다른 곳에 취업 중에 발생하기도 하지만 대부분 오랜시간이 지나서 나타나는 경우가 많다.

예를 들면 38세인 A씨는 1년 전에 인원이 500명 정도의 제조업 경비실에 입사를 했다. 입사하기 전에 물류회사 창고에서 생산품 나르는 일을 7년 동안 했었다. 최근 일반검진 결과에서 X-Ray상 비결핵성 석회화가 나왔었는데 일상생활을 유지하였다. 하지만 계단을 오를 때 숨이 차는 것 같다고 했다. 입사시 경비실 근무이므로 배치전 검진은 받지 않았다. 본인은 얼굴이 화끈거리는데 제삼3자가 볼 때는 창백하게 보였다. 식사며 운동도 규칙적으로 잘 하는 긍정적이고 활발한 성격을 지니고 있는 A씨였다. 한번은 숨이 계속차고 헛기침이 나와 병원에 가서 가슴 엑스레이와 객담검사를 했는데 검사결과가 오래 걸렸다. 몇 개월 뒤 내과전문의의 조언을 듣고 PET-CT를 찍었는데 폐암이 이미 척추까지 전이되어 척추가 새까맣게 찍혀 나와 있었다. 응급으로 입원치료 받았지만 결국 6개월 만에 세상을 떠나게 되었다. 이럴 경우 전적회사 물류창고에서의 근무가 꺼림직 하지만 증거가 없다면 일반질병인지 직업병인지 구분이 애매하다.

폐암의 원인규명이 어디서부터일까? 비 흡연자가 자연방사선의 일종인 라돈에 의해, 혹은 물류회사때 미세먼지 노출로 되는 경우도 있지만 이처럼 직업관련성 질환의 일반적 특징으로서는 업무와 관련이 없는 질환과 구분하기 어려운 비 특이적이거나 다요인적인 부분이 있다.

잠복기의 무증상 기간이 존재할 수도 있고 유해요인에 노출되어 질병 발현의 강력한 예측인자일 수도 있다. 개인차에 따라 다를 수 있어 진단율이나 보고율이 낮고 진단에 있어서 사회적인 여러 판단이 개입될 수도 있다. 그러므로 산업체에서는 신입사원을 채용할 때 작업환경에 잘 적응할 수 있는지 신입사원 검진이 필요하다.

나중에 기왕력을 보게 될 때 기초자료로 쓰일 수 있고 보건관리자가 일반·특수검진 혹은 종합검진 후 각 개인별로 건강할 때부터의 기초자료를 만들어서 배치전 검진결과부터 관리를 해 놓으면 도움이 된다.

정상결과인 경우는 더욱 분발해서 예방과 건강증진을 위한 교육의 일환으로 올바른 건강관리 인식을 심어주고, 검사결과 참고치에서 겉도는 근로자는 더욱 노력해서 질병에 노출되지 않도록 하며, 질병 요관찰이나 일반질병이 있는 근로자에게는 정도에 따라 배치전환, 시간단축, 병가휴가 및 치료 등의 조치를 취해야 할 것이다.

4) 직업병의 예방

(1) 생산기술 및 작업환경을 개선하여 유해물질이 발산하는 것을 미연에 막아 안전하고 쾌적한 작업환경을 만들어 준다.

(2) 근로자를 채용할 때부터 배치 전 검진을 하고 유해물질로 인한 이상소견은 되도록 조기 발견하여 적절한 조치로 강구한다.

(3) 작업환경관리 뿐만 아니라 개인위생을 철저히 함으로써 근로자가 유해물질에 노출되지 않도록 한다.

(4) 구체적인 직업병 예방대책은 대체(substitution), 보호(protection), 점검(inspection), 청결(cleanliness), 교육(education)으로 구분되며 교육을 제외한 각 예방대책항목은 작업환경 뿐만 아니라 근로자에게도 똑같이 적용한다.

위험한 장소에서의 도장 작업은 일을 하는 시간을 단축하고 교대로 일을 하는 등의 조치로서 안전대책을 세운다. 작업자에게는 도료나 시너의 취급방법을 철저하게 준수케 하고 또는 중독일 때의 응급조치법을 잘 보이는 곳에 게시해 둔다.

용제증기를 흡입하여 자 타각 증상이 나타나면 응급조치를 하고 중독된 장소를 개방하여 신선한 공기를 주입하고 증세가 보다 중할 때에는 인공호흡이나 산소흡입 등을 하고 바로 의사의 진단을 받게 한다.

5 직업병의 건강장해

1) 고온

(1) 열사병은 더운 환경에서 격한 활동을 오랜 시간 동안 해야 하는 직업이다. 체온조절 중추신경장애로 열이 발산되지 못하고 체내에 축적되어 땀 분비가 없거나 피부가 건조하면서 뜨거우며 의식불명에 빠져 고열과 사지가 축축해진다.
생리적 지표허용기준은 심부온도 38.5℃와 맥박수 125 이상이며 얼음물과 마사지를 해준다.

(2) 일사병은 강한 햇빛에 오랫동안 노출되어 생기며 건조하면서 뜨거우며 신체에서 열이 나며 피부 자체는 차갑고 매우 축축하다.

(3) 열 경련은 발한이 심할 때 염분이 부족하고 근육을 계속적으로 사용하여 근육경련을 일으키고 땀을 많이 흘리므로 식염수를 투여하고 시원한 곳에서 휴식을 취하도록 한다.

(4) 열 피로는 무거운 물체를 들어 올리거나 다리 쪽에 힘을 계속 가할 때 하체의 혈관 이완으로 혈액이 아래쪽으로 몰리면서 심박출량과 순환량의 저하, 졸음이 오게 된다.

2) 저온

(1) 국소작용은 오래 앉아 있다거나 서 있을 때 다리만 붓는 경우, 찬 공기로 인해 얼굴, 사지, 코끝에서 흔히 나타나는 노출부위에 발생한다.
(2) 참호족, 침수족은 발가락이나 손가락이 습하고 차게 되어 심할 때 찬 기온으로 모세혈관 수축, 혈관이완, 국소피부 발적, 냉통, 감각마비가 나타나며 조직과 신경의 퇴화 발생과 급성 일과성 염증반응으로 나타난다.
(3) 동상은 조직이 동결되어 1도(통증), 2도(수포)이며 아주 심하면 3도(괴사)를 일으킨다. 초기에 적절한 처치는 40도 내외의 물에 20~30분간 담가 급속 온열 치료를 한다.

3) 이상 저기압

비행기를 타거나 고지대에 등산을 할 때 저 산소 분압으로 나타난 장해를 의미한다. 이명, 난청, 귀의 통증, 심계항진, 호흡곤란, 경련, 혼수 등 저산소증이 나타난다.

그 예방으로는 등반속도를 줄이거나 고농도 산소를 투여하는 것 등이 있다.

4) 이상 고기압

잠수나 잠함 작업을 할 때 질소와 산소의 작용으로 인한 장해가 발생하며, 산소분압(2기압 이상) 증가 시 산소중독, 3기압에서 자극작용, 4기압에서 마취작용이 일어난다.

감압병(잠수병)은 고압환경에서 작업 후 급히 정상기압으로 돌아올 때 급격한 감압으로 혈관 내 또는 조직 속에 녹아있던 질소가 기포화 되어 색전을 형성한다. 하지의 근육통, 관절통, 마비 등을 동반하는 증상이 있다.

그 예방으로는 단계적 감압절차로 천천히 올라오며 산소공급을 하는 것이다.

5) 전리방사선(x-ray)

물질의 원자, 분자에 작용해서 전리를 일으킬 수 있는 방사선을 전리방사선이라고 한다.

(1) **급성방사선장애** : 소화불량, 구토, 전신장애(급성 방사선 증), 국소(급성 방사선 피부염)
(2) **만성방사선장애** : 전신(만성 빈혈), 국소(난치성 궤양성 피부염)

(3) 방사능 중독 : 라듐 중독

(4) 만성장애 : 악성 신생물(백혈병 포함), 백내장, 노화촉진, 수명단축

(5) 태아장애 : 기형, 유전적 장애(염색체 이상과 유전자 변이)

6) 비전리방사선

(1) 자외선(100~400nm)

색소침착으로 비타민 D를 형성, 살균작용을 하며 과다 조사일 때 모세혈관 투과성 증가, 부종, 수포가 나타난다. 증상으로 결막 충혈, 눈 통증, 백내장, 피부암이 있다.

차단대책으로 검은색 보호안경, 차광안경, 보호용 크림이 있다.

(2) 가시광선(400~760nm)

조명이 어두울 때 정신적 불쾌감, 근육긴장, 눈 피로, 시력감퇴, 광부의 안구 진탕증, 과잉조명일 때 시력장해, 시야협착, 망막변성, 광선공포증, 두통이 나타난다.

(3) 적외선(760~6,000nm)

적정수준일 때는 혈관확장, 혈액순환 촉진, 진통작용이 오고, 과다 조사일 때는 열 중증, 피부화상, 초자공 백내장 등이 온다. 차단대책으로 방열판, 방열장치, 방열면, 황색 보호안경 등이 있다.

7) VDT증후군

정신 신경계, 눈의 피로, 근육계(경견완 증후군), 유해광선장해, 정전기로 인한 피부발진이 나타나며 예방대책으로 작업환경 개선, 작업시간, 작업공간 조절을 한다.

8) 유해가스에 의한 질환

(1) 질식제

① 단순 질식제 : 수소, 헬륨, 탄산가스, 질소, 에탄, 메탄

② 화학적 질식제 : 일산화탄소, 청산, 아닐린, 메틸아닐린, 황화수소
③ 마취제 : 아세틸렌, 에틸렌, 에틸에테르, 프로판, 아세톤
④ 전신 중독제

9) 석면에 의한 질환

폐암, 후두암, 위암, 대장암, 흉막(폐와 내부 흉벽의 바깥측 내벽)에서 가장 흔히 발생하지만, 복막(복강 내벽), 심장, 심낭막(심장 주위를 둘러싸는 주머니) 또는 고환집막에서도 나타날 수 있다.

석면 분진에 의한 석면폐증은 폐포벽에 석면이 축적되어 폐의 간질성 섬유화를 일으키는 병이다. 폐의 섬유화가 광범위하게 진행되어 폐의 탄력성과 순응도가 감소된다. 섬유화가 진행되면 호흡곤란, 청색증, 폐암을 일으키고 폐포벽과 간질의 두께가 증가하여 산소의 확산기능이 감소된다. 질병이 진행될 때까지 신체 증상은 거의 없으며, 차츰 객담을 수반하는 기침, 호흡곤란, 체중감소 등의 증상을 호소한다. 치료법은 없고 늑막의 종양인 중피암으로 인해 석면 노동자의 7~10%가 사망하며 예방으로는 방진마스크나 환기를 한다.

사업주는 석면을 취급하는 작업장에 근무하는 근로자의 건강장해를 예방하기 위하여 다음과 같이 조치를 하여야 한다.

석면 취급 작업계획을 작성하고 석면해체・제거작업의 절차 및 방법, 석면 흩날림 방지 및 폐기방법, 근로자 보호조치에 따라 작업을 수행하여 석면분진이 퍼지지 않도록 항상 젖어 있어야 한다. 석면을 사용하는 장소는 다른 장소와 격리시켜 분진이 흩날리지 않는 방법으로 제거되어야 한다.

'관계자 외 출입금지' 경고표지를 출입구 등 근로자가 보기 쉬운 장소에 게시하여야 한다. 방진마스크 또는 송기마스크, 고글형 보호안경, 신체를 감싸는 보호의 및 보호신발 등 개인보호구를 착용하며 석면을 함유한 폐기물은 새지 않도록 불 침투성의 자루 등에 밀봉하여 보관・운반하여야 한다. 특별히 규정되어 있는 것을 제외하고는 산업보건기준에 관한 규칙 제227조 내지 제241조의 안전보건조치를 준용한다.

6 유기용제 중독 건강장애

유기용제는 탄소를 함유하고 있는 유기화합물로 피용해 물질의 성질을 변화시키지 않고 다른 물질을 용해시키는 물질이다. 취급 업종은 염료, 합성세제, 유기안료, 의약품, 농약, 향료, 조미료, 사진약품, 폭약제조, 금속코팅, 고무, 가죽 등으로 성질이 실온에서는 액체이며 휘발하기 쉽고, 유지류를 녹이며, 스며드는 성질로 피부에 흡수되므로 작업 시 피부노출을 피해야 된다.

1) 중독증상

◎ **일반중독증상** : 모든 유기용제가 가진 증상(두통, 흥분, 피로, 마취작용 같은 신경계증상, 폐수종, 기관지염)

◎ **특이증상** : 그 유기용제만 갖는 증상

(1) **벤젠** : 피부, 호흡점막 마취작용, 조혈기능장애, 백혈병
(2) **톨루엔** : 두통, 현기증, 피부, 점막자극
(3) **클로로포름** : 눈, 구강, 코, 자극, 호흡곤란, 오심, 간장장해, 진전
(4) **메탄올** : 시신경장해, 두통, 구토, 경련
(5) **사염화탄소** : 두통, 현기증, 설사, 피부염, 피로감, 구토
(6) **에틸에테르** : 졸음, 의식불명, 마취작용, 신경마비

2) 응급처치

(1) 용제가 있는 작업장소로부터 격리
(2) 장갑을 끼고 용제 묻은 의복을 벗기기
(3) 호흡이 어려울 경우 인공호흡

7 중금속 중독

1) 납 중독(Pb)

(1) 호염기성 과립 적혈구 증가로 수명이 짧음
(2) 소변 중 코프로폴피린(어린적혈구 시체는 초기 진단으로 소변검사 실시)
(3) Hb 감소로 피부가 창백
(4) 구강에 암청색의 청회색선 발생
(5) **초기증상** : 피로, 수면장애, 두통, 관절통, 근육통, 변비, 위통, 식욕감퇴, 말초신경과 중추시신경장애, 신장 기능장애, 흥분, 정신착란
(6) **납중독 예방** : 분진발생을 가능한 억제(물을 뿌린다)

2) 수은(Hg) 중독

(1) **침입경로** : 기도, 폐포 흡수(80%), 피부 흡수
(2) **특징적 증상** : 구내염, 근육진전, 정신이상
(3) **초기증상** : 두통, 구토, 복통, 설사, 소화불량, 뇌 조직 침범
(4) **치료** : 급성 중독 시 우유와 계란의 흰자위
(5) **예방** : 바닥을 축축하게 하고 바닥을 경사지게 만들어 수은을 모이게 만든 후 물을 채움

3) 크롬(Cr) 중독

(1) 안료, 내화제, 인쇄잉크, 착색제, 유리, 도자기의 유약
(2) **건강장해** : 코 점막에 염증, 비중격천공, 기관지천식, 기관지염, 폐암, 알레르기성 비염
(3) **예방** : 국소배기장치, 공정의 자동화, 호흡보호구, 보건교육

4) 카드뮴(Cd) 중독

(1) **이따이이따이병** : 구토, 설사, 급성위장염, 두통, 체중감소, 착색뇨, 폐암, 전립선암
(2) **예방** : 작업환경 유지, 개인위생, 작업장 내 음식물 섭취와 흡연 금지

5) 비소

폐암, 림프암, 간암, 구강암

6) 아연

7) 생물학적 요인

(1) **바이러스에 의한 직업성 질환** : 광견병, 뉴캐슬병(New Castle Disease)
(2) 리케치아에 의한 직업성 질환
(3) 클라미디어에 의한 직업성 질환
(4) 세균에 의한 직업성 질환
(5) 진균에 의한 직업성 질환
(6) 기생충에 의한 직업성 질환

8) 기타 사회적 인자

출퇴근 교통조건, 공장소재지, 가정환경 등 인체에 유해한 주위환경에 항상 노출되어 있는 지역

8 직업과 관련한 정신질환

실제로는 정신질환이 흔하지만 겉으로는 크게 드러나지 않는 것처럼 직업과 관련된 정신질환도 상당히 많을 것으로 예측할 수 있다.

정신질환의 범주가 치매나 정신분열증처럼 심각한 상태를 보이는 것만이 아니라 불면증 등 수면장애, 불안증, 강박증, 공포 또는 공황장애, 우울증, 인격장애, 적응장애, 만성피로증후군과 알코올중독증 등을 포괄하는 넓은 범주로 생각하면 질병의 원인과 경과가 자신의 일터에서 시간을 거의 보내는 직업과 관련될 수밖에 없다. 현행 업무상 질병 인정기준에 부합되는 정신과적인 질병이 많을 것으로 보인다. 게다가 직업상 받는 스트레스에 대한 연구가 일부 선진 국가에서 이루어져 현재 활용되고 있고 주야간 교대와 같은 작업 전환이 주는 건강장해가 연구・보고되면서 정신건강에 대한 관심이 높아지고 있어 앞으로 사회문제가 될 가능성도 커지고 있다. 그러나 아직도 우리나라에서는 정신질환이 직업과 관련하여 문제가 되는 것은 특수한 상황이나 결과에 제한되어 왔다. 망간중독과 유기용제 중독이 있다. 망간을 함유한 용접봉을 만드는 공장에서 급성으로 망간에 중독되어 정서적 불안정과 난폭한 행동, 의식혼란이 오고 평행감각을 잃어 걷지 못하게 되는 등 신경증상이 환각과 악몽과 함께 나타난다. 유기용제 중독은 일반적으로 술 취한 사람과 같은 몽롱한 증상을 보이며 종종 산업체에서 문제가 된 것처럼 불면증, 피로, 악몽, 불안증, 우울증으로 자살에 이르기도 한다.

9 직업병 관련법

현행 산재보험법 등에 명시된 7종의 법정 발암물질은 1963년 법 제정 이후 한 번도 개정되지 않았으며 산재 보상 기준으로 공식 인정받는 발암물질은 방사선 피폭, 크롬, 벤젠, 석면, 염화비닐, 실리카, 검댕과 타르 등 다음과 같은 7종이다.

1) 산재보험법 시행령에 규정된 직업성 암

(1) 방사선 피폭에 의한 혈액암

(2) 검댕과 타르 등 석유화학물질에 의한 상피암, 유리규산 분진에 의한 규폐증 : 돌가루(채석장), 섬유 증식증, 폐결핵

(3) 염화비닐에 의한 폐암

(4) 타르에 의한 폐암

(5) 크롬에 의한 폐암

(6) 벤젠에 의한 조혈기계암

(7) 석면에 의한 악성 중피종(흉부와 복부에 붙어있는 막)

Environmental and Industrial Health

부 록

제1장 뇌 · 심혈관질환 발병위험도평가
제2장 직무스트레스 요인
제3장 전자파 유해성에 대한 해외연구결과

제 1 장 뇌 · 심혈관질환 발병위험도평가 (KOSHA CODE H-46-2008)

뇌 · 심혈관질환 발병위험도평가라 함은 작업관련 뇌 · 심혈관질환 발병 위험인자인 생활습관요인, 건강상태요인 등을 조사하여 향후 뇌 · 심혈관질환으로 진전될 가능성을 예측해 보기 위한 평가 방법을 말한다.

뇌 · 심혈관질환은 뇌 및 심장에 공급되는 혈액이 혈관계 이상으로 인하여 순환이 원활하지 못하여 발생되는 질환을 통칭하여 말한다. 우리나라는 매년 10만명 이상 발생하며 20~30%는 사망하며 생존자도 정신적, 신체적 장애로 고통을 받고 있으며 40-50대 사망률이 높다. 뇌 · 심혈관질환은 고혈압치료, 금연, 건전한 음주문화, 식이요법 등을 통해 예방이 가능하다.

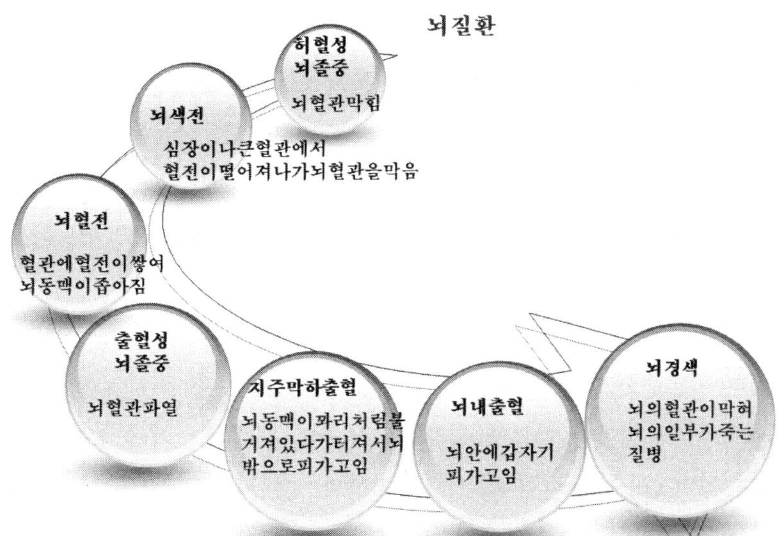

[그림 1-1]

1 뇌 · 심혈관질환 증가 원인

인구의 고령화와 도시화, 공업화로 인한 환경오염이 전 세계적으로 퍼져있으며 서구화된 식생활과 운동부족으로 성인병의 증가는 날로 늘어만 가고 있고 직장인의 위험인자는 스트레스와 흡연, 과음에 노출되어 있는 상태이다.

1) 뇌 · 심혈관질환의 위험인자

(1) 뇌졸중 발생률이 연령에 따라 급격히 증가하여 뇌졸중 환자의 2/3 이상이 65세 이상 노인에 많다.

(2) 여성보다 남성에서 약 1.3배 정도 자주 발생하며 고혈압, 당뇨병, 흡연과 같은 뇌졸중 위험인자가 있는 경우 여성이 상대적으로 더 위험하다.

(3) 고혈압은 뇌졸중의 가장 중요한 위험인자이며 뇌졸중 이외에도 심장병, 신장병 등 많은 질환의 원인이 된다. 성인 인구의 약 20%가 가지고 있는 흔한 병이다. 뇌졸중환자의 약 70%가 고혈압이 원인이다. 일반적으로 고혈압이 있는 사람은 그렇지 않은 사람에 비해 약 4~5배 정도 뇌졸중에 더 잘 걸린다.

(4) 뇌졸중 환자의 10%가 당뇨병 환자이며 동맥경화증을 유발한다.

(5) 혈중의 총콜레스테롤, 중성지방, 저밀도콜레스테롤(LDL)이 높거나 고밀도 콜레스테롤(HDL)이 낮은 경우 뇌졸중 및 관상동맥질환 위험도가 증가한다.

(6) 폐경은 골다공증과 더불어 동맥경화증이 빨리 오고 진행속도도 빠르다.

(7) 흡연

(8) 음주는 장기간 마실 경우 고혈압을 일으켜 동맥경화를 촉진시키고 뇌출혈 위험도 증가시키며 기온변화가 심한 계절에 과음은 위험하다.

(9) 스트레스가 과도해지면 혈압이 올라가고 혈관이 수축되어 계속적으로 스트레스를 받게 되면 동맥경화증에 걸릴 위험이 증가한다.

(10) 심장질환 및 혈관질환

뇌졸중 발생위험을 증가시키며 특히 심방 세동은 뇌경색의 중요한 위험인자 5배 증가

[표 1-1] 뇌 · 심혈관질환 발병위험도 평가 절차

〈별표 1〉 뇌 · 심혈관질환 발병위험도 평가 절차 개요
〈별표 2〉 뇌 · 심혈관질환 발병위험도를 위한 건강진단항목
〈별표 3〉 뇌 · 심혈관질환 발병위험도 평가자료 종합조사표
〈별표 4〉 뇌 · 심혈관질환 발병위험도평가 제1단계 : 고혈압 분류(WHO-ISH, 1999)
〈별표 5〉 뇌 · 심혈관질환 발병위험도평가 제2단계 : 뇌 · 심혈관질환 발병위험인자 개수 셈하기 (WHO-ISH, 2003)
〈별표 6〉 뇌 · 심혈관질환 발병위험도평가 제3단계 : 치료전략수립을 위한 발병위험도 판정 (WHO-ISH, 2003)
〈별표 7〉 뇌 · 심혈관질환 발병위험도평가 결과에 따른 고혈압 치료전략(WHO-ISH, 1999)
〈별표 8〉 고혈압 없이 고지혈증만 있을 때의 치료원칙
〈별표 9〉 뇌 · 심혈관질환 발병위험도 판정결과에 따른 근무상 조치
〈별표 10〉 뇌 · 심혈관질환 발병 고위험군 판정자 중 작업전환 고려가 필요한 현재 종사업무

2 위험군 파악을 위한 건강진단 실시 관리

1) 고위험군을 파악하기 위한 방법은 설문조사, 면접, 게시판 활용 등 여러 가지 방법이 있지만 건강진단 결과를 이용하는 것이 가장 좋은 방법이다.
2) 뇌 · 심혈관질환의 위험요인 중 하나인 고지혈증이나 당뇨병의 건강진단 결과를 정확히 하기 위하여 검진 당일 금식을 지켜야 한다.
3) 여러 가지 이유로 건강진단을 받지 못하는 경우가 많은데, 건강진단을 받지 않은 사람들의 경우 다른 건강진단 결과로 대치하거나 보건관리자가 직접 면담과 검사를 수행하여 고위험군에 속하지 않는지를 확인하여야 한다.
4) 건강진단 결과는 전산으로 관리하여 과거 자료와 비교할 수 있도록 하는 것이 바람직하다.

3 뇌 · 심혈관질환 예방교육 실시

1) 뇌 · 심혈관질환에 대한 예방교육은 사업장의 전체 근로자를 대상으로 한 것과 고위험 근

로자를 대상으로 한 것으로 구분하여 실시하는 것이 바람직하다.

2) 전체 근로자를 대상으로 하는 것은 뇌・심혈관질환 총론에 해당하는 것으로 뇌・심혈관질환의 정의, 원인, 증상 및 합병증, 고위험군 및 평가방법 등을 개략적으로 설명하고, 고위험군에 들어가지 않도록 예방하는 방법을 교육하는 것이 필요하다.

3) 고위험군은 위험요인에 따라 소규모로 조직하여 교육하는 것이 필요하다. 교육 내용은 기초질환의 중요성과 관리 방법을 교육하고, 생활개선 요법에 대한 것을 교육하는 것이 좋다. 소규모로 운영하는 것이 바람직하며, 구체적 사례와 경험을 서로 나누며 교육하는 것이 좋다.

4 뇌・심혈관질환 고위험작업 및 작업조건에 대한 조치 건의

1) 뇌・심혈관질환을 유발할 수 있는 위험요인이 있고, 이런 위험요인을 가진 근로자에게 특히 위험한 고위험 작업이나 작업조건이 존재한다. 따라서 이런 위험요인을 가진 근로자는 뇌・심혈관질환을 발병시킬 수 있는 작업이나 작업조건에서 근무하는 것을 제한해야 한다.

2) 그러나 이러한 제한이 고용불안을 야기시킬 수 있기 때문에 신중을 기해야 하고, 위험요인이 있지만 잘 관리되고 있는 근로자는 그에 맞게 업무를 배분해야 한다.

3) 개별 근로자의 경우는 업무적합성 평가를 통해 작업조치를 건의하는 것이 바람직하며, 업무적합성 평가는 경험 있는 산업의학 전문의에게 맡기는 것이 좋다.

5 건강증진 프로그램 수립 및 추진

1) 건강증진 프로그램은 뇌・심혈관질환 예방이 아니더라도 많은 근로자들이 관심을 갖는 부분이지만 실제 사업장에서 수행되고 있는 건강증진 프로그램의 대부분은 뇌・심혈관질환 예방과 관련이 있다.

2) 많은 근로자가 참여할 수 있는 건강증진 프로그램은 생활습관을 개선하는 것이 좋고, 사업장의 많은 근로자들이 관심을 갖는 것을 우선적으로 수행하는 것이 좋다.

3) 구체적인 건강증진 프로그램 선정, 계획 수립 및 추진은 연간 사업계획 수립 및 추진을 참조한다.

6 뇌 · 심혈관질환 발병위험도 평가 및 사후관리

1) 뇌 · 심혈관질환 발병위험도 평가는 KOSHA CODE H-46-2008 '직장에서의 뇌 · 심혈관질환 예방을 위한 실무형 발병위험도 평가 및 사후관리지침'에 따라 매 2년마다 수행하도록 되어 있다.
2) 실무형 발병위험도 평가는 일반건강진단 결과를 활용하여 별도의 추가 검사 없이 수행할 수 있다.
3) 뇌 · 심혈관질환 발병위험도 평가결과에 대한 사후관리는 발병위험도가 저위험군 이상이 모든 근로자에게 해당되며, 발병위험도 평가에서 나타난 위험요인을 개선하는 것이 우선이다.
4) 위험요인 중 기초질환과 생활습관에 관한 사후관리는 개별 근로자에 대한 근무 상 조치는 산업의학 전문의에게 업무적합성 평가를 의뢰하여 수행하는 것이 바람직하다.

7 뇌 · 심혈관질환 위험군 기초 건강관리 DB 구축 및 관리

1) 뇌 · 심혈관질환의 위험요인은 단기간에 제거할 수 없는 만성질환이나 생활습관과 관련이 있다.
2) 따라서 뇌 · 심혈관질환의 위험요인이 있는 근로자를 관리하기 위해서는 개인별로 장기간에 걸쳐 관리해야 하기 때문에 개인별 데이터베이스를 구축하여 관리할 필요가 있다.
3) 개인별 건강 데이터베이스는 개인정보이므로 관리를 철저히 하여야 한다.

8 뇌 · 심혈관질환 예방분야 전문지식 습득과 보건소 등 지역사회 자원 활용 노력

1) 근로자의 신뢰를 얻기 위해서는 개인적 친분과 전문지식이 필요하다. 그러나 인터넷의 발달로 관심이 있는 사람들은 거의 전문가에 이를 정도의 의학지식을 갖고 있는 경우도 있다.
2) 따라서 근로자들이 갖고 있는 의학지식을 뛰어 넘는 전문지식이 필요하며, 이를 위해서 이 분야의 새로운 전문지식을 습득하도록 노력해야 한다.
3) 전문지식 습득을 위하여 보건관리자에 대한 교육이나 학술 집담회 등을 참석하는 것이 바람직하고, 회사에서는 이를 보장해 주어야 한다.
   사업장, 특히 중소기업 사업장에는 뇌 · 심혈관질환 예방사업을 수행하기에는 인적, 물적 자원을 구하기 어렵고, 있다고 해도 제한적이다.
4) 그러나 사업장은 크기에 따라 근로자 수가 어떤 교육을 하기에 적당한 규모의 조직이고, 소속 근로자들은 비슷한 교육 정도와 사회경제적 지위로 구성되어 있어 보건사업을 수행하기에 적합하다.
5) 보건소에서는 지역사회 보건사업의 일환으로 뇌 · 심혈관질환 예방사업이나 금연, 비만관리 등의 건강증진 사업을 수행하고 있기 때문에 사업장의 요구와 일치하는 경우가 있다. 이런 경우 보건소의 전문 인력과 금연패치 등의 자원을 활용할 수 있기 때문에 사업장에서 뇌 · 심혈관질환 예방사업을 구상하는 사람이라면 보건소의 지원을 알아보는 것이 좋다.
6) 뇌 · 심혈관질환 예방 프로그램을 운영하기 위한 전문 인력의 경우 보건관리대행 또는 건강진단 기관 및 민간 의료기관의 협조를 얻어 운영할 수도 있으므로 민간 기관을 이용하는 방법을 적극 모색하는 것이 좋다.

9 근로자와 사업주의 뇌 · 심혈관질환 예방 적극 참여 유도

1) 뇌 · 심혈관질환 예방에는 사업주와 해당 고위험 근로자의 적극적인 참여가 필수적이다.
2) 사업주의 지지를 얻기 위해서는 뇌 · 심혈관질환 예방사업이 궁극적으로는 회사의 경영에 보탬이 된다는 것을 주지시켜야 한다.

3) 이를 위해서 뇌·심혈관질환의 성과를 보여주어야 할 필요가 있는데, 단기 효과뿐만 아니라 알려진 장기효과를 포함해서 성과를 주지시켜야 한다.
4) 예방사업을 통해 얻을 수 있는 편익은 뇌·심혈관질환 예방에서 얻어지는 산재보험 발생 감소와 같은 직접 편익뿐만 아니라 뇌·심혈관질환 발생에서 오는 숙련직원의 감소로 오는 생산성 감소와 같은 간접편익, 근로자를 위해서 보건사업을 수행하는 것을 통해서 얻어지는 기업 이미지 향상과 근로자의 만족도 증가와 같은 간접편익을 모두 포함하는 것이 좋다.
5) 근로자의 참여를 유도하기 위해서는 뇌·심혈관질환 및 건강증진에 대한 관심을 높여야 한다.
6) 전체 근로자의 관심 증대를 위해서 집체 교육이나 홍보를 꾸준히 실시하는 것이 중요하다.
7) 고위험 근로자의 관심을 증대시키기 위해서는 건강진단 결과와 연계해서 상담하고, 뇌·심혈관질환 발병 위험도 평가를 이용하여 설명하는 것이 좋다. 또한 개인적인 관심보다는 소규모 그룹을 형성하여 동질성을 갖도록 유도하는 것이 개인적 관심을 증가시키고 예방사업 참여를 유지하는데 도움이 된다.

10 관리자의 뇌·심혈관질환 예방 관리수칙

연간 사업계획 수립 및 추진은 연간 사업계획은 일반적인 산업보건 사업과 관계를 고려해서 산업보건 사업의 일환으로 실시하여야 하지만, 별도로 수립할 수도 있다.

연간계획은 뇌·심혈관질환 예방사업을 새로 시작하는 경우와 이전 사업을 연속해서 실시되는 경우로 나누어 볼 수 있다.

1) 연간계획 수립 절차

(1) 뇌·심혈관질환 예방사업을 새로 시작하는 경우

① 사업장에서 뇌·심혈관질환의 문제점과 문제의 크기를 파악
② 사업장의 요구와 중요성(사업장의 문제 및 문제의 크기)에 따라 금년에 실시할 건강증진 프로그램 선정

③ 구체적 사업계획 및 추진계획 수립

④ 사업 추진

⑤ 결과 및 성과 평가

⑥ 사업계획에 대한 피드백

(2) 뇌 · 심혈관질환 예방사업을 연속 사업으로 수행하는 경우

① 전년도 성과 평가

② 사업장의 요구도 및 중요성(문제점 및 문제의 크기) 재파악

③ 프로그램 계획 수정

④ 사업 추진

⑤ 결과 및 성과 평가

⑥ 사업계획에 대한 피드백

2) 사업장 요구도와 중요성

(1) 사업장에서 뇌 · 심혈관질환의 문제점은 뇌 · 심혈관질환 발병 위험요인을 갖고 있는 근로자(고위험 근로자)와 뇌 · 심혈관질환 발병을 촉진할 수 있는 작업환경 및 작업조건(고위험 작업)이 될 수 있다.

(2) 문제의 크기는 위험요인이 있는 고위험 근로자의 수와 고위험 작업에 노출되는 근로자의 수가 된다.

(3) 고위험 근로자는 일반적으로 고혈압, 당뇨병 및 고지혈증 근로자와 흡연, 비만, 운동부족 등 생활습관을 가진 근로자로 볼 수 있으며, 일반건강진단 결과 및 설문조사, 동료근로자의 의뢰 등을 통해서 파악할 수 있다.

(4) 고위험 작업은 과로 및 스트레스가 심한 작업을 말하지만, 일반적인 경우보다는 고위험 근로자의 경우 특별히 관심을 가져야 하기 때문에 고위험 작업에서 근무하는 고위험 근로자를 파악하는 것이 더 중요하다.

(5) 사업장의 요구도는 설문조사, 면접조사, 동료의 의견 및 경영자의 요구 등으로 파악할 수 있으며, 중요성은 사업장과 개인에 미치는 영향의 크기로 판단할 수 있다.

(6) 뇌 · 심혈관질환 예방사업의 수행 평가를 위해서는 사업 목표를 설정하여야 한다.

(7) 뇌 · 심혈관질환 예방사업은 다른 보건사업과 같이 단기간에 성과를 이룰 수 없는 특징

이 있다. 따라서 이 사업의 목표는 단기 효과를 평가할 수 있는 방법으로 목표를 설정하는 것이 좋다.

· 고혈압은 평균 수치가 낮아지는 것도 좋은 평가방법이지만 정상인지 여부가 중요한 의미를 갖고, 혈압의 정도에 따라 위험도가 달라지기 때문에 개선과 악화가 의미를 갖는다. 따라서 뇌·심혈관질환 발병위험도 평가에 나타난 고혈압의 단계에 따라 개선 또는 악화되었는지를 파악하여 평가하는 것이 좋은 방법이다.

제2장 직무스트레스 요인
(제259조 KOSHA CODE H-42-2006)

근로자의 직무스트레스 요인을 측정하는 표준화된 도구와 그 사용방법을 제시하는 데 그 목적이 있다. 스트레스란 본래 물리학에서 사용된 용어로서 어떤 물체에 외부압력이 가해질 때 그 물체의 내부에서 발생하는 압박상태를 말하며, 의학적 개념에서 시작하였고 직무에서 받는 압박을 직무스트레스로 인해 발생되는 우울, 불안, 심리학적 신체증상, 일의 과부하, 역할갈등 및 긴장, 직무 불안정성, 직장 내에서의 대인관계, 조직풍토 및 문화에 대한 부적응 등 자기 신뢰감의 상실, 사회적 역기능, 부적응, 수행능력 상실 그리고 일반적인 건강상태 등이 주로 다루어지고 있다.

1 직무스트레스 요인(Job stressor)

근로자의 능력이나 자원, 요구와 일치하지 않음으로써 근로자에게 유해한 신체적 또는 정서적 반응을 초래하는 업무적 요인을 말한다. 조직적 스트레스가 주축이 되어 그 외 개인적인 사생활에서 간접적으로 나타나는 불안감 중에 배우자 사망이나 집안에 어려움이 처했을 때 가장 직무스트레스에 영향을 미친다.

1) 환경적 요인

(1) **경제적 요인** : 경제상태, 경기동향
(2) **정치, 사회적 요인** : 정부의 입법 활동, 정책방향, 인권운동, 복지정책, 노동운동
(3) **기술 요인** : 기술변화는 작업수행 방법 변화, 경쟁력 대상

(4) 내부 환경 요인 : 산재, 독극물 취급 위험

2) 조직적 스트레스 요인

과업요구는 직무특성이 반영된 직무설계는 스트레스 경감, 직무만족도 제고, 정신적 불안 및 긴장을 감소하는 방향을 전환하도록 모색한다.

정책과 절차는 비효율적 성과관리는 격려를 하고 참여적 의사결정을 하도록 보상을 줌으로써 동기부여 시킨다. 관료적인 수직적 관계보다 자율적인 분위기에서 수평적인 의사소통은 보다 스트레스를 경감시킬 수 있다.

3) 집단적 스트레스 요인

(1) 집단 응집력 부족
(2) 협력적 지원 결여
(3) 역할 갈등은 병립할 수 없는 두 가지 이상의 요구가 동시에 개인에게 주어짐으로써 발생
(4) 역할 모호성은 서로 모를 때 발생
(5) 집단 갈등

2 측정 항목

측정도구는 모두 43개 문항으로 구성되며, 〈별표 1〉에 제시되어 있다. 43개 문항으로 측정하고자 하는 직무스트레스 요인은 물리적 환경, 직무 요구, 직무 자율, 관계 갈등, 직무 불안정, 조직 체계, 보상 부적절, 직장문화 등 8개영역이다.

1) 물리적 환경

근로자가 노출되고 있는 직무스트레스를 야기할 수 있는 환경요인 중 사회 심리적 요인이 아닌 물리적 환경 요인을 측정하며 소음, 열 냉기, 환기불량, 부적절한 조명, 공기오염・작업

방식의 위험성・신체부담 등이 이 영역에 포함되고, 측정도구의 1~3번 문항이 여기에 해당된다.

2) 직무 요구

"직무 요구" 영역에서는 직무에 대한 부담 정도를 측정하며, 업무부하, 작업속도, 작업과정에 대한 통제, 교대근무, 시간적 압박・중단 상황・업무량 증가・책임감・과도한 직무부담・직장 가정 양립다기능이 이 영역에 포함되고, 측정도구의 4~11번 문항이 여기에 해당된다.

3) 직무 자율

"직무 자율" 영역에서는 직무에 대한 의사결정의 권한과 자신의 직무에 대한 재량활용성의 수준을 측정하며, 기술적 재량・업무예측 가능성・기술적 자율성・직무수행권한이 이 영역에 포함되고, 측정도구의 12~16번 문항이 여기에 해당된다.

4) 관계 갈등

"관계 갈등" 영역에서는 회사 내에서의 상사 및 동료 간의 도움 또는 지지부족이 스트레스 요인이 되는지를 평가하는 것을 의미하며 회사 내에서의 상사 및 동료 간의 도움 또는 지지부족 등의 대인관계를 측정하며, 동료의 지지・상사의 지지・전반적 지지가 이 영역에 포함되고, 측정도구의 17~20번 문항이 여기에 해당된다.

5) 직무 불안정

"직무 불안정" 영역에서는 자신의 직업 또는 직무에 대한 안정성을 측정하며, 구직기회・전반적 고용 불안정성이 이 영역에 포함되고, 측정도구의 21~26번 문항이 여기에 해당된다.

6) 조직 체계

"조직 체계"라 함은 조직의 전략 및 운영체계, 조직의 자원, 조직 내 갈등, 합리적 의사소통 등이 직무스트레스 요인으로 작용하는지를 평가하는 것을 의미한다.

영역에서는 조직의 전략 및 운영체계 · 조직의 자원 · 조직 내 갈등 · 합리적 의사소통 결여 · 승진가능성 · 직위 부적합을 측정하며, 측정도구의 27~33번 문항이 여기에 해당된다.

7) 보상 부적절

"보상 부적절" 영역에서는 업무에 대하여 기대하고 있는 보상의 정도가 적절한 지를 측정하며, 기대 부적합 · 금전적 보상 · 존중 · 내적동기 · 기대 보상 · 기술개발기회가 이 영역에 포함되고, 측정도구의 34~39번 문항이 여기에 해당된다.

8) 직장 문화

"직장 문화" 영역에서는 서양의 형식적 합리주의 직장문화와는 다른 한국적 집단주의 문화(회식, 음주문화) · 직무갈등 · 합리적 의사소통체계 결여 · 성적 차별 등을 측정하며, 측정도구의 40~43번 문항이 여기에 해당된다.

3 평가 방법

1) 직무스트레스 측정 방법

직무스트레스 요인은 〈별표 1〉에 제시된 측정도구(43개 항목)를 이용하여 자기기입식으로 조사한다.

2) 직무스트레스 평가점수 산출 방법

각 문항별로 '전혀 그렇지 않다' '그렇지 않다' '그렇다' '매우 그렇다'로 응답하도록 되어 있고, 각각에 대해 1-2-3-4점 또는 4-3-2-1점을 부여한다. 〈별표 1〉에 제시되어 있듯이 점수가 높을수록 직무스트레스 요인이 많은 문항은 1-2-3-4점의 순으로 점수를 부여하고, 점수가 높을수록 직무스트레스 요인이 적은 문항은 4-3-2-1점의 순으로 점수를 부여하는 것이다.

각 영역별로 합산한 직무스트레스 요인 점수는 다음에 제시한 공식에 의거하여 100점 만점으로 환산한다.

3) 영역별 환산점수 = (해당 영역의 각 문항에 주어진 점수의 합 - 문항 개수) × 100/(해당 영역의 예상 가능한 최고 총점 - 문항 개수)

별표 1, 2를 참조하여 조사를 한다.

〈별표 1〉 한국인 직무스트레스 요인 측정도구 〈별표 2〉 직무스트레스 요인 환산점수에 대한 참고값 및 점수의 의미

4 결과에 대한 해석

직무스트레스 요인의 영역별 환산점수는 〈별표 2〉에 참고로 제시된 한국 근로자의 성별 중앙값과 비교하여 상대적인 평가를 내릴 수 있다. 또한 회사에서 집단적으로 측정을 실시하였다면 회사 전체의 측정 중앙값을 산출하여 〈별표 2〉의 양식에 기록해 놓고 부서별 평가를 위한 상대적 비교의 참고 값으로 사용할 수도 있다.

8개 직무스트레스 요인 하부 영역 중 특정 영역에 대해 부서의 직무스트레스 요인 환산점수가 회사 중앙값에 비하여 높거나 〈별표 2〉에 제시된 한국 근로자의 참고 값보다 높다는 것은 비교집단에 비해 해당 직무스트레스 요인에 상대적으로 더 많이 노출되고 있다는 의미이다.

5 결과에 따른 조치

직무스트레스 요인에 노출된다 하더라도 개인의 대처능력이 뛰어나거나 스트레스를 이겨

낼 수 있도록 주변에서 도와주는 사람이 있다면 그 상황을 스트레스라고 인식하지 않으며 스트레스반응이 나타나지 않는다. 즉, 비교집단에 비해 직무스트레스 요인에 상대적으로 더 많이 노출되고 있다고 해서 반드시 직무스트레스 증상이나 징후가 나타나는 것은 아니다.

그러나 근로자의 직무스트레스로 인한 건강장해나 업무성과 저하를 미리미리 예방하기 위해서는 비교집단에 비해 상대적으로 직무스트레스 요인에 더 많이 노출되고 있는 부서의 직무스트레스 요인을 줄여주거나 소속 직원들의 직무스트레스에 대한 대처능력을 키워 주는 등의 적극적인 노력이 필요하다. 사업주는 이 법과 산업재해예방을 위한 기준을 준수하며, 당해 사업장의 안전보건에 관한 정보를 근로자에게 제공해야 한다. 또한 근로조건의 개선을 통하여 적절한 작업환경을 조성함으로써 근로자의 신체적 피로와 정신적 스트레스 등으로 인한 건강장해를 예방하고, 근로자의 생명보전과 안전 및 보건을 유지 증진하도록 국가에서 시행하는 산업재해 예방시책에 따라야 한다.

6 직무스트레스에 의한 건강장해 예방

사업주는 장시간 근로, 야간작업을 기계의 조작 및 감시 작업 등 직무스트레스가 높은 작업종사 근로자의 건강장해 예방을 위하여 아래 사항의 조치를 하여야 한다.

1) 직무스트레스 요인평가 및 개선대책 마련, 시행
2) 작업량, 작업일정 등 작업계획 수립 시 근로자 의견 반영
3) 작업과 휴식 적정배분 등 근로시간과 관련된 근로조건 개선
4) 근로시간 이외의 근로자 활동에 대한 복지차원 지원
5) 직무스트레스 요인 등에 대한 근로자 주지
6) 뇌심혈관질환 발병위험도 평가 및 건강증진프로그램 시행

7 직무스트레스 관리 요령

1) 우선 직무에서 받는 스트레스 자체를 받아들여야 한다.

2) 조직 속해서 과제를 수행하려면 당연히 고민을 해야 하는 과정이다.

3) 조직 내에서 필연적으로 발생하는 스트레스는 당연한 것으로 받아들인다.

4) 스트레스를 익숙해지고 적절한 수준으로 관리해야 한다.

5) 스트레스를 무조건 외면해서는 한계를 넘어설 수 없다.

6) 스트레스는 어떻게 받아들이느냐에 따라 그 결과가 크게 달라진다.

제3장 전자파 유해성에 대한 해외연구결과 (휴대폰, 기지국 등)

<table>
<tr><th colspan="2">세계보건기구(WHO)와 국제기구, 미국・영국 등 선진국의 경우</th></tr>
<tr><td>1. 일본 연구 결과</td><td>• 일본 동경대의 Ugawa 교수팀은 10명의 자원자에게 30분 동안 휴대폰의 전자파를 노출시키고 전자파가 인체 대뇌운동피질에 미치는 영향분석실험결과

• 전자파에 노출된 그룹과 그렇지 않은 그룹 사이에 MEP의 변화를 감지하지 못했으며 운동 피질신경에 단기적인 영향은 없음
※ MEP(motor evoked potential) : 운동신경 유발 전위

• 일본 나고야대학의 Shirai교수 연구팀은 총 500마리의 실험용 쥐에 휴대폰 전자파(W-CDMA, IMT-2000)를 2년 동안 장기노출 시키고 중추신경계 종양 발달에 미치는 영향에 대해 분석하였음

• 노출장치의 쥐 뇌평균 SAR은 저노출군의 경우 0.67W/kg, 고노출군은 2.0 W/kg 이었으며, ENU라는 발암물질을 이용해 종양을 발생시키고, 전자파가 종양의 발달에 미치는 영향을 관찰

• 실험결과 1.95㎓ W-CDMA에 노출된 암컷쥐의 종양발생률과 그 개수가 약간 증가하였으나 통계적으로 유의한 결과를 보이지 않았음

• 현 실험에서 W-CDMA나 IMT-2000의 전자파에 2년 노출되는 것은 뇌종양의 발생을 촉진하거나 영향을 미치지 않는 것으로 결론내림

• 일본 미쯔비시화학안전연구소의 Hirose박사 연구팀은 이동전화기지국에서 복사되는 전자파가 hsp27유전자의 인산화에 미치는 영향을 분석
※ hsp(heat shock protein) : 열충격 단백질

• 인체세포를 SAR 0.08~0.8W/kg의 W-CDMA 대역(2.1425㎓) 전자파에 2~48시간 노출시키고 DNA칩 분석과 multiplex-assay를 통해 분석한 결과 기지국과 유사한 낮은 세기의 RF 전자파는 hsp27 유전자의 인산화나 발현에 영향을 미치지 않는 것으로 나타남</td></tr>
<tr><td>2. 이태리 연구 결과</td><td>• 이태리 로마대학의 Curcio 교수 연구팀은 휴대폰 전자파가 인체에 미치는 신경생리학적 영향에 대한 지난 10년 동안 32편의 연구결과를 종합적으로 검토한 논문을 발표함</td></tr>
</table>

2. 이태리 연구 결과	• GSM 휴대폰의 RF 전자파가 수면 시와 비수면시의 EEG(뇌파), 유발된 대뇌활동, 대뇌의 대사(metabolism) 및 흥분성(excitability)에 미치는 영향 검토 • 검토결과 휴대폰의 RF 전자파가 저주파수로 복조(demodulation)되는 과정에서, 혹은 복조된 저주파가 피질 자극성을 변화시켜 생리적으로 영향을 주고 신경세포를 활성화할 수 있는 것으로 보고함 • 이태리 생체의공학 연구소의 Parazzini 박사는 26명의 자원자를 대상으로 GSM 휴대폰 전자파가 심박수 변화에 미치는 영향에 대해 분석함(Bioelectromagnetics, February 2007) • 900㎒ (2W) 전자파 노출결과 심박수에 통계적으로 유의한 영향은 발견되지 않음 • 이탈리아 국립연구회의 피오렌조 마리넬리 팀에서 백혈병 세포를 1㎽(900㎒) 전력에 48시간 노출시킨 결과 휴대폰 전자파가 DNA를 손상시키고 암세포를 증식시킨다는 연구결과를 제출한 바 있음 • 본 연구결과에 대해 전문가 검토의견 • Marinelli 연구는 호기심을 자극하나 다른 연구팀이 동일한 연구를 수행하였을 경우 같은 결과를 얻을 수 있다고 확신하기 어려움(Davide De Pomerai 교수(영국 Nottingham 대학)) • 실험실내의 세포실험보다는 동물실험 결과에 더 신뢰를 가져야 함(Colin Blakemore (영국 Oxford 대학 생리학자))
3. 독일 연구 결과	• 독일 Christian-Albrechts 의대의 Fritzer 박사 연구팀은 900㎒ GSM 주파수 전자파에 10명의 자원자를 노출시키고 전자파의 장기노출과 단기노출이 수면과 인지기능에 미치는 영향을 분석(Bioelectromagnetics, May 2007) • 실험결과 건강한 젊은 남성을 대상으로 한 이번 실험에서 전자파가 수면이나 인지기능에 미치는 영향을 발견하지 못함 • 독일 ITEM(Fraunhofer-Institute of Toxicology and Experimental Medicine) 연구소의 Tillman박사 연구팀은 GSM과 DCS(PCS) 전자파에 1170마리의 쥐를 전신노출시키고 전자파가 암 발생에 미치는 영향을 분석함(Bioelectromagnetics, April 2007) • 2년간 하루에 2시간, 주 5일 동안 전신 SAR이 최대 4.0 W/kg인 전자파에 노출시킨 결과 전자파가 건강에 미치는 어떠한 유해한 영향도 발견하지 못했으며, 종양의 발생에 미치는 누적영향도 없음
4. 영국 연구 결과	• 영국 Royal Hallamshire 대학의 Barker 박사는 120명의 자원자를 대상으로 한 실험을 통해 GSM 휴대폰과 TETRA(TRS)의 전자파가 혈압, 심박수, 카테콜라민(교감신경작용에 영향을 미치는 화합물) 레벨 등에 미치는 영향에 대해 분석(Bioelectromagnetics, September 2007) • 1998년 유사한 실험에서 혈압상승이 관찰되었음에도 불구하고 보다 많은 자원자가 참여한 이번 측정결과 전자파노출에 의한 영향은 발견되지 않음 다른 실험결과를 종합할 때 휴대폰 전자파 노출이 혈압상승에 미치는 영향은 없다고 결론지음

정부통신부 자료

참고문헌 Reference

- 고용노동부(2007). 고시 제98호-15호 단순반복 작업 근로자작업지침. 산업안전보건법편람 : 노문사.
- 고용노동부(2007). 사업장보건관리 편람.
- 고용노동부(2009). 개정 산업안전보건법.
- 고용노동부(2013). 개정 산업안전보건법.
- 고용노동부(2021). 개정 산업안전보건법.
- 고용노동부(2020). 산업재해 사고사망 통계 발표.
- 고용노동부(2021). 산업안전보건공단 안전보건 기술지침.
- 김경웅 외(2006). 토양오염복원기술. 신광문화사.
- 김광렬 외(2009). 인간과 환경. 동화기술.
- 김덕원 등(1995). 각종 전자파에 의한 인체의 노출 : 역학조사를 위한 전자파 측정, 대한의용생체공학회, 제16권, 제2호.
- 김덕원 등(1996). 과천송전선로 전자계 조사보고서. 과천시.
- 김덕원(1996). 전자파공해, 수문사.
- 김덕원(1997) 전자파 유해론과 소송케이스, 전자장의 생체 영향에 관한 워크숍, 한국전자파학회.
- 김미경(2019). 미세먼지의 유해환경. 한국환경관리학회
- 김복현, 유근우, 양재경, 김승섭, 전태성(2007). 폐수처리실무관리. 동화기술.
- 김유근 외(1999). 대기오염개론. 시그마프레스.
- 김유근, 문승의, 안중배, 이화윤, 하경자(1999). 대기환경의 탐색. 형설출판사.
- 김주영, 방두연, 김정수, 김재건 공저(2010). 개정 환경위생학 KMS.
- 나정연(2020). 경유자동차 친환경 흡·배기 다기관 및 DPF Cleaning을 통한 고효율 배기가스 및 미세먼지 저감 방안에 대한 연구
- 노동부(1997). VDT 취급 근로자 작업관리 지침. 노동부 고시 제97-8호.
- 대한산업의학회(2002). 산업의학 진료의 실체. 계축문화사.

- 머조리 스피아즈(1988). 텍사스 대학 의학부보고서.
- 민경찬(2009). 전자파(EMC)환경공학. 한국기술연구소.
- 박주형(2018). 실내 공기 중의 미세먼지. 한국공업화학회
- 서영민(2001). 산업위생관리기사. 산업기사. 성안당.
- 서울의대, 고대의대, 원자력병원(2007)전자파 영향 및 표준화연구전자파학회. 정보통신부.
- 서울의대, 고려의대(2004). 이동전화 전자파인체영향 연구. 정보통신부.
- 서춘희 외(2014). 근로자 직무스트레스 예방활동 지침개발연구
- 스웨덴과 덴마크의 공동연구팀(1995). 스웨덴&덴마크 공동 보고서.
- 신동천, 김덕원(1997). 전자파 인체권고기준 설정을 위한 조사연구. 환경부.
- 양동인, 남기창. 권민경. 김덕원(2010). 감성과학.
- 에이머 윌러스, 에드캣멀 지음, 윤태경 옮김(2014). 창의력을 지휘하라.
- 오병석, 지성갑(2022). 산업안전보건법 중대재해처벌법
- 유해화학물질연구회(1991). 유해화학물질편람. 동화기술.
- 이승원, 김성중, 이미란(2012). 폐기물처리 기사 산업기사. 성안당.
- 전세진(2008). 수질오염개론. 신광문화사.
- 전자파학회(2001). 전자파 생체영향 및 표준화 연구. 정보통신부.
- 정기호(1998). 환경화학. 자유아카데미.
- 조순자 외(2012). 지역사회간호학. 현문사.
- 조옥진(2002). 어려운 사람 불편한 관계 어떻게 대할 것인가?
- 한국산업간호협회(2007). 개정 산업간호 직무지침.
- 한국산업간호협회(2009). 산업보건관리 심화(사단법인).
- 환경부(2011). 먹는 물 수질기준 및 검사 등에 관한 규칙
- 환경부(2011). 환경통계 지정 폐기물 분류 및 처리현황.
- ALLAN M. JONES 지음 역 송승달 외(2001). 환경생물학. 동화기술교역.
- C. J. Portier(1998). Assessment of Health Effects from Exposure to Power-Line Frequency Electric and Magnetic Fields, NIEHS Working Group Report.
- Paul Epstein. Changing Planet, Changing Health. 황성원 역(2012). 기후가 사람을 공격한다. 푸른 숲.
- Reiter David philip(2008). The Greenhouse Effect.

찾아보기 Index

(ㄱ)

가스상 물질 44
가스상 물질류 297
가시광선 40
가역성 독성반응 251
가연성 유기용제 290
간담도계 308
간장질환 199
간장질환주의 307, 308
간척사업 131
감각온도 30
감압병 347
감염성폐기물 158
감음성 난청 264
감작반응 250
감정노동자 179
개구부 266
개선계획 수립 233
건강 상담 302
건강검진 사후관리 200
건강관리 194
건강관리 응급조치 264
건강관리실 181
건강구분 판정 303
건강보험가입자 312
건강장해 207
건강증진사업 317
건강증진프로그램 372
건강증진활동 200
건강진단 295
건설폐기물 150
건조단열감률 32
검사항목 297
검역법 17
검정합격품 263
격리 293
경고표지 349
경영정보시스템 172
경작업 229, 270
고급산화법 147
고도처리 138
고분자 물질 133
고엽제 129
고온장애 270
고위험군 360
고주파음 265
고지혈 198
고혈압 197
고형물질 134
곡풍 34
공병 보증금제 154
공유결합 73
공해방지법 42
과도한 힘 219
과민반응 250
과불화탄소 38

관계 갈등 369
관리 및 추적검사 307
관리감독자 210
광분해반응 54
광알레르기성 장애 40
광화학 스모그 53
광화학반응 45
교육자 186
구루병 41
국소배기장치 258, 261
국소작용 347
국소적 독성 251
국소피로 339
국제노동기구 177
군집독 27
귀덮개 216
귀마개 216
규폐증 273, 353
근골격계 부담작업 221
근골격계 유해요인조사 173
근골격계 증상조사표 232
근로금지 302
근로시간 단축 302
근로자 위원 207
근로자의 자세 220
근무 중 치료 302, 307
금속류 297
급기 258
급성노출 250
급속여과 77
기업규제완화정책 200
기온역전 32
기타 제조업 180
기화열 73

(ㄴ)
난개발 121
난류 125
난류확산계수 64
난분해성 161
납과 그 무기화합물 308
내담자 197
너트 작업 293
네온 24
노말헥산 255
노사협의회 207
노인성 치매 61
노출경로 249
노출빈도 250
노출작업 287
뇌·심혈관질환 발병위험도평가 357
누적 외상성 질환 219

(ㄷ)
다발성 말초신경증 254
다이옥신 114
단순반복작업 321
단시간 노출기준 281
단열팽창 36
대기경계층 64
대기권 21
대기오염 41, 170
대기오염물질 57
대기청정법 18
대류 현상 73
대류권 22
대사 251
대사물질 298
대수층 80

대순환 82
대처능력 371
대치 292
덕트 258
독성물질 249
독성작용 113
돌봄 199
돌연변이 246
동물성 플랑크톤 130

(ㄹ)

런던 스모그 사건 55
리베팅 작업 293

(ㅁ)

마뇨산 299
마스크 착용 174
만성 퇴행성질환 317
만성노출 250
망막변성 40
매연농도 71
매연저감장치 69
먹이 사슬 교란 125
먹이사슬 118
메탄 99
면(지역)오염원 65
몰드 241
무균수술법 17
물질안전보건자료 203
미세먼지 174
미스트 47
밀도 73
밀도차 84
밀폐공간 273
밀폐공간 평가 274

(ㅂ)

반복 작업되는 작업 234
반복노출 250
반복성 219
반응물질 54
발암성물질 205, 246
방독마스크 259
방독면 256, 264
방사능 물질 131
방음벽 215
방제작업 129
방진 215
방진마스크 272
방향족탄화수소 129
배기 258
배기구 258
배설경로 250
배출가스 70
배출허용기준 107
배치전 건강진단 295, 298, 313
백화현상 123
벤젠 253
보건 207
보건관리대행제도 178
보건관리업무 200, 203
보건관리자 169, 193
보건교육 201, 302
보상 부적절 370
보호구 179
보호구 착용 307
보호구 지급 302
복사성 역전 32
복사역전 37
복원기술 117
봉입 80

부담작업 유해요인 219
부등가열 36
부상 139
부식성 폐기물 157
부영양화 105
부유물질 74
부적절한 작업자세 219
분리막 146
분진 272
불용해질 74
불쾌지수 30
브로모디클로로메탄 98
브로모포름 98
비가역적 독성반응 251
비생물 환경 15
비생물권 13
비열 36
빈산소층 106

(ㅅ)
사업장 순회점검 182
사업장폐기물 149
사용자 위원 207
사후관리 303
산성비 60
산소 24
산소결핍현상 24
산소중독 24, 347
산업간호사 188
산업보건 167
산업보건의 183
산업안전보건위원회 181, 207
산업안전보건체계 208
산업위생 189
산업위생관리기사 183
산업위생전문가협의회 280
산업재해 167, 176, 335
산업폐기물 112
산업폐수 128
산업피로 176, 337
산욕열 17
산풍 34
산화 56
산화 환원 145
산화구법 142
산화법 81
살균소독 74
살균제 113
살수여상 135
살충제 113, 115
상담자 186, 196
상등액 76
상비약 196
생물학적 노출지표검사 298
생물학적 처리 135, 138
생물학적 처리방법 134, 141
생식세포 246
생애전환기 건강검진 312
생태환경 13
생활개선 요법 360
생활습관 360
생활폐기물 150
선 오염 65
성층권 22
성층현상 84, 85
세계 야생보호기금 115
세계보건기구 167
세계자연보호기금 163
세계조화시스템 288
세균학 16

소규모 산업장 200
소독 78
소음 노출공정 267
소음관리 204
소음발생 작업장 215
소음성 난청 264
송기마스크 257
송풍기 258, 293
수계상태 89
수소불화탄소 38
수시건강진단 295, 313
수온약층 84
수질오염 89, 95
순환층 84
순회 189
스크린 139
스트레스 관리 179
슬러지 76
습식공법 292
시력장애 40
시야협착 40
식물성 플랑크톤 130
신체접촉 스트레스 219
실시시기 및 주기 297
심층순환 125

(ㅇ)
아르곤 24
아만성 노출 250
아질산 38
안구진탕증 40
안전·보건관리자 173
안전보건 통합체계 167
안전보건경영체제 170
안전보건관리책임자 208
안정대기 125
알루미늄 87
알츠하이머병 61
암모니아 46, 50
압축기 269
야간근로자 특수검진대상 297
양이감각신경성 난청 307
업종별 199
여과 77, 139
여과지 135
연교차 28
연구자 187, 214
연방대기오염방지법 18
연안 오염 130
연직 성분비 23
열 경련 346
열 피로 346
열사병 346
열섬현상 42
열염해류 125
염소 51
염소소독 주입법 90
염소화탄화수소 98
염소화합물 97
염화수소 50
영상표시단말기 319
영양염 농도 126
영양염류 105
예비조사 275
오염원 216
오존 38
오존 살균처리법 91
오존층 62
옥시단트 57
옥외 170

온열 요소 29
완속여과 77
외부식 257
외적인 요인 343
요중 마뇨산 305
용승 106
용해도 123
용해열 73
원생동물 133
위생보호구 294
위험 평가 도구 285
위험물질 관리 215
위험성평가 208, 217
유기성 독성 물질 128
유기화학물질 217
유기화합물 297
유리규산 272
유전장애 40
유해 위험성 193
유해물질취급 217
유해요인 217
유해요인 기본조사표 232
유해요인 수준평가 220
유해요인 원인분석 231
유해위험요인 208
유해인자 278
유해제조업 180, 189
육불화황 38
응고 75
응집 75
의료폐기물 150
의사 178
의사소통 170, 192
이동배출원 65
이따이이따이병 52, 128
이산화탄소 24, 26
이상 고기압 347
이상 저기압 347
이온교환 145
이화학적 환경 15
인간공학 222
인간공학기사 183
인간공학적 자세 219
인간공학적인 자세 244
인위적 배출원 65
일교차 28
일반질환주의 308
일사병 346
일산화탄소 27
일시성 난청 301
임시 작업 279
임시건강진단 295, 314
입자상 물질 44

(ㅈ)

자격 작용 321
자격자별 183
자외선 39, 53
자외선 살균처리법 91
자정능력 126
자정작용 23
작업 전환 306
작업공정 203
작업관련성 질환 344
작업능률 176
작업대 204, 220
작업위치 220
작업장 상황조사 230
작업전환 302
작업현장 197

작업환경개선 220, 302
작업환경관리 170, 245
작업환경측정 178, 275, 302
작업환경측정결과 275
잔량 115
잔류 113
잠복기 259
잠재적인 의사소통 192
잠함병 25
장갑 179
장기설 17
장기폭기법 142
장애 40
재해 245
재해 빈발현상 336
재해자 342
저감대책 68
저기압세력권 37
저장탱크 294
적란운 34
적외선 40
적조현상 106
적합성 평가 313
전(前)염소 처리 98
전구물질 63
전사적 자원관리 172
전신적 독성 251
전신피로 339
전체환기 258
점오염원 65
정기검진 295
정기교육 202
정밀 작업 229
정수처리 74
정적인 부담 223
정체전선 37
정체층 85
정화기술 119
제초제 113, 163
제트기류 35
조류 103
조명 271
조직 체계 369
조직물류 159
조혈기계암 354
주기단축 302
주기성분 19
중간권 22
중간대사물질 337
중금속 오염 116
중대재해처벌법 339
중등작업 229, 271
중량물 216
중작업 229, 271
중피종 354
중화 144
지구생태계 122
지브로모클로로메탄 98
지정폐기물 150
지표수 83
지하수 83
지형성 역전 32
직무 불안정 369
직무 요구 369
직무 자율 369
직무스트레스 요인 367
직무스트레스 측정 방법 370
직업병 176, 343
직업병 유소견자 256
직업병 유질환 308

직업병예방 275
직업성 질환 335
직장 문화 370
직접배출 175
진동 219, 267
진폐증 272
질소 24, 25
질소산화물 41, 48
질식재해 274
집단적 사후관리조치 302

(ㅊ)
차음 215
참고치 300
참호족 347
채용시 교육 202
청력보존프로그램 301
청력손실 264
청정기술 147
초미세먼지 64, 67
촉진자 186
총점수 236
최고허용농도 281
추적검사 302, 306
축산오염 116
출입 금지 표시 274
출입허가제 실시 274
충격음 267
취급물질 190
측정 245
침강성 역전 33
침사법 139
침수족 347
침전 76
침전법 139
침착기전 272

(ㅋ)
카드뮴 52
카복시헤모글로빈 27
쾌감대 29
크롬 52
클로로포름 98

(ㅌ)
탄화수소 49
탈 질소화 135
토양복원기술 119
토양오염 111
톨루엔 175, 253
퇴적물 86
트리할로메탄 98
트리할로메탄류 98
특별교육 202
특별안전보건교육 204
특수건강진단 295
특정대기유해물질 51

(ㅍ)
팔꿈치 각도 228
폐기물 149
폐기물 부담금 154
폐기물처리 149
폐수처리 133, 137
폐알칼리 156
폐암 343
포름알데히드 51
포식자 125
포위식 257
폭기 145

폭로시간 343
플랑크톤 106

(ㅎ)

하인리히 법칙 336
한국산업안전공단 179
한류 125
항고혈압제 197
항상성 14
해양오염 121
해양의 산성화 124
허용농도 280
허용한계 26
헨리의 법칙 123
헬륨 24
헬멧 179
현장순회 198, 303
현장점검 작업환경 214
혈뇨 300
혐기성 박테리아 87
혐기성 처리 141, 143
호기성 미생물 101
호기성 처리 133
호기성 처리법 141
호소 84
화력발전소 65
화학물질 190
화학물질 노출기준 49
화학적 처리기술 144
화합물 52
확률성분 19
환경 207
환경 재앙 14
환경관리기사 172
환경대처기술 121
환경보전 19
환경보전법 42
환경영향평가 69, 107
환경적 요인 367
환경파괴 61
환경호르몬 161
환경호르몬 67종 115
환원 56
활성슬러지법 138, 141
활성염소 95
황사 58
황산동 106
황산암모늄 46
황산염 38
황산화물 58
황화수소 51
회전원판접촉법 143
후(後)염소 처리 98
후드 257
후드 개구부 258
훈연 47
휘발성유기화합물 69, 246
흡수 251
흡음벽 215
흡착 145
흡착제 74

(1)

1군 발암물질 67
1차 검진항목 299
1차 오염물질 44
1차 처리 134
1차침전지 135

(2)
2차 검진항목 299
2차 오염물질 44
2차침전지 135

(A)
Al^{3+} 87
algae 103

(B)
BOD 100

(C)
C1소음성 난청주의 305, 306
Cd 52
CH_4 99
$CHBr_2Cl$ 98
$CHBr_3$ 98
$CHBrCl_2$ 98
$CHCl_3$ 98
Chlorate 97
Chlorite 97
Cl_2 51
COD 102
Cr 52

(D)
D1 직업병유소견자 305
D1소음성 난청 305
DDT 115
DO 100
DPF 69

(E)
ESH위원회 170, 213
Eutrophication 105

(F)
Formaldehyde 51
fume 47

(G)
GHS 288

(H)
H_2S 51
HC 49
HCHO 51
Hcl 50
heptachlor 115
HFCs 38
Homeostasis 14

(I)
industrial accident 335
Isolation 293

(K)
Kata냉각력 30

(L)
LA 스모그 사건 33, 55

(M)
MEK 254, 299
miasma theory 17
mist 47
MSDS자료 264

(N)

N.P 105
N_2 26
N_2O 26
NH^{2+} 26
NH_3 26, 46, 50
NH_4 26
$(NH_4)_2SO_4$ 46
NO 26
NO_2 26
NO_2^- 26
NO_3 26
NOx 48

(O)

Ozone layer 62

(P)

PAN 53
PCB 129
PFCs 38
pH 104
pH 5.6 60
pH 7.6 124
pH 8.2 124
PM 10 45
PM 2.5 45
primary treatment 134

(R)

red-tide 106

(S)

SF6 38
SO_3 48
SOx 58
SS 104
Substitution 292

(T)

THM 98
Toluene 175

(U)

UV-A(320~400nm) 39
UV-B(280~320nm) 39
UV-C(100~280nm) 39

(V)

VDT 319
VDT증후군 319, 320, 348
VISUAL DISPLAY TERMINAL 319
VOCs 64, 69

(W)

WHO 16, 167

김 정 미

◆ **학력**
부산 가톨릭대학교 간호학과
부산대학교 환경대학원 환경과학 이학석사
부경대학교 환경공학 박사수료

◆ **현**
동서대학교 보건행정학과

◆ **전**
한국 직업건강협회 부울경 지부장
한국 직업건강 간호학회 이사

◆ **저서**
감성으로 다가서는 병원서비스

환경과 산업보건<제2판> 값 25,000원

2018년 3월 2일 제1판1쇄 발행
2023년 3월 10일 제2판1쇄 발행

저 자 : 김 정 미
발 행 인 : 주 영 일
발 행 처 : **계 축 문 화 사**

서울특별시 종로구 통일로12길 16-17
우편번호 03029
TEL : 735-2257 · 738-9746
FAX : 723-9025
E-mail : gyechuk@hanmail.net
홈페이지 : http://gyechuk.co.kr
1973. 10. 31 등록번호 제300-1973-8호
ISBN 978-89-5629-720-0 93510